宫廷理筋术

——四肢——

主　编　王锡友　刘焰刚

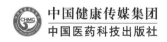

中国健康传媒集团
中国医药科技出版社

内 容 提 要

宫廷理筋术是重要的推拿流派之一，起源于清代上驷院绰班处。通过几代人不懈的努力，宫廷理筋术不断传承和发展，其理论日益完善并有很大的创新。宫廷理筋术汇集了蒙族、满族、汉族的正骨理筋技术，具备了完整的理论和临床学术体系。本书阐述了宫廷理筋术对肩、肘、腕、髋、膝、踝等部位常见筋伤的诊治内容，立足于每部分的肌肉、韧带损伤及关节错缝，先论述病患之处的解剖结构、发病诱因以及检查手段，后阐明诊断及鉴别诊断、治疗手法及注意事项。诊治流程系统、规范且丰富，融合了宫廷理筋手法精粹与现代诊疗手段。本书配有大量的系统解剖结构图及医学影像图，以图释意，清晰明了，与现代骨伤科临床诊疗与教学相并轨。本书适合中医骨伤科学、运动医学、康复医学等临床医务人员使用，也可供相关从业者研究及参阅。

图书在版编目（CIP）数据

宫廷理筋术 . 四肢 / 王锡友，刘焰刚主编 . —北京：中国医药科技出版社，2024.5

ISBN 978-7-5214-4384-4

Ⅰ.①宫… Ⅱ.①王…②刘… Ⅲ.①四肢-按摩疗法（中医） Ⅳ.①R244.1

中国国家版本馆 CIP 数据核字（2023）第 223088 号

美术编辑 陈君杞

版式设计 南博文化

出版 **中国健康传媒集团** | 中国医药科技出版社
地址 北京市海淀区文慧园北路甲 22 号
邮编 100082
电话 发行：010-62227427 邮购：010-62236938
网址 www.cmstp.com
规格 710×1000mm $^1/_{16}$
印张 17 $^3/_4$
字数 309 千字
版次 2024 年 5 月第 1 版
印次 2024 年 5 月第 1 次印刷
印刷 天津市银博印刷集团有限公司
经销 全国各地新华书店
书号 ISBN 978-7-5214-4384-4
定价 **98.00 元**

获取新书信息、投稿、为图书纠错，请扫码联系我们。

编委会

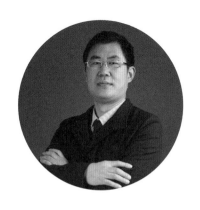

王锡友

主任医师，硕士研究生导师，北京中医药
大学东直门医院推拿疼痛科主任，第五批
国家名老中医学术经验继承人，臧福科教
授全国名老中医工作室继承人，北京中医
药"薪火传承3+3工程"孙呈祥教授名医
工作室继承人。

社会兼职：

中华中医药学会疼痛分会副主任委员兼秘书长

中华中医药学会推拿分会常务委员

中国民族医药学会推拿分会副会长

中国中医药信息学会治未病分会副会长

中国民间中医医药研究开发协会软组织诊疗专委会内热针学组副主任

世界中医药学会联合会中医疗养研究专业委员会常务理事

世界中医药学会联合会适宜技术理事会理事

北京医学会市级"枢纽型"社会组织专家委员会委员

北京中医药学会疼痛专委会主任委员

北京中医药学会推拿专委会副主任委员

北京中西医结合学会宫廷正骨学术研究专委会副主任委员

北京中西医结合学会疼痛专委会副主任委员

北京中医疑难病研究会睡眠协作委员会常务委员

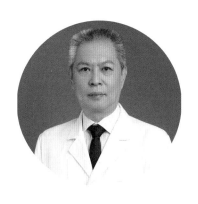

刘焰刚

北京中医药大学东直门医院推拿疼痛科主任医师、教授，推拿临床硕士研究生导师。

1979年入北京中医学院（现北京中医药大学）中医系学习，1984年起在东直门医院推拿科工作，师承臧福科先生，从事推拿临床医疗、教学及科研工作，积累了丰富的临床医疗、教学经验。

临床上擅长以传统推拿手法（宫廷理筋术）治疗骨伤科软组织损伤类疾病及内脏杂病。

曾应邀参加中央电视台（《中华医药》《健康之路》栏目）及北京电视台（《养生堂》栏目）、天津、山东、四川等电视台举办的推拿治疗颈、腰椎病科普节目。主编《颈椎病》《腰椎间盘突出症中医治疗》《临床筋伤推拿》《内科推拿学》《妇科推拿学》等。

骨伤科学是中医学伟大宝库中一颗璀璨的明珠，包括了骨折、脱位和伤筋。筋伤与骨折，皆为有形之疾患，最急切之图，莫如及时恢复其伤损，而后以药力促其痊可，故精于此道者，无不重视手法的运用。诚如《正骨心法》所云："夫手法者，谓以两手安置所伤之筋骨，必素知其体相，识其部位，一旦临证，机触于外，巧生于内，手随心转，法从手出，或拽之离而复合，或推之就而复位，或正其斜，或完其缺……筋之弛纵、拳挛、翻转、离合虽在肉里，以手扪之，自悉其情，法之所施，使患者不知其苦，方称为手法也。"简言之，操手法之精巧者，术后即能愈其多半，无待于药石。因手为血肉之体，只要心灵手巧，可由一己之卷舒。高下急徐，轻重开合，曲尽宛转运用之妙，则斜者正，拘者舒，血气通畅，筋骨得以完全康复，远胜单凭器械加以拘制者多矣。

随着医疗发展，疾病谱转变，人民工作生活方式改变，伤筋病越发增多。筋伤病的治疗以"手法与药物并重"，刘寿山先生结合《医宗金鉴》的八法，将理筋手法发展归纳为"戳、拔、捻、捋、归、合、顺、散"的治筋八法，提出"七分手法，三分药"，以强调手法的重要性。对于筋骨损伤强调中医整体观念，谓伤虽自于外，病已及于内；伤虽在于筋骨，病已及于血气。故治外伤，当明内损；治筋骨，当虑气血。每临一证，既要辨患者之为青年、老年或妇女，亦要知其为脑力劳动或体力劳动。青年气血充盈，老年气血渐衰，妇女犹有经产的特殊生理。动脑者多缺乏锻炼、体力劳动者形体坚实。这样，受伤必因其体质不同而各有所异。伤筋者要看对骨骼有无影响。因此，对于筋骨疾病，既要有整体观，又要有辨证法，使外科不离于内科，心法与手法并重。

按摩作为伤科学之要法，由来已久，治疗骨关节损伤及后遗症，有着药物疗法无法比拟的效果。按摩是中国最古老的医疗方法，早在公元前14世纪就有"按摩"的文字记载。按摩、推拿，古称按跷、案抚等，是我国劳动人民在长期与疾病斗争中逐渐总结认识和发展起来的。当今世界，以按摩、针灸为代表的非药物疗法由于其无毒、无副作用而为人们所崇尚信赖。

东直门医院推拿科历时40余年几代人的努力，总结、整理刘寿山正骨经验的理筋部分，逐渐形成"宫廷理筋术"的理论、技术及临证实践。刘焰刚和王锡友作为宫廷理筋的传人，勤求古训、博采众法，身怀瑰宝而不自秘，知救伤扶困，当群策群力，普济病患，故应不辞艰辛，著宫廷秘传绝技，编著成《宫廷理筋术》，其内容划分为颈、胸背、腰、肩、肘、手、髋、膝、踝等不同部位，又将每部分细分肌肉肌腱炎症与损伤，韧带损伤与滑囊滑膜炎症以及关节损伤。执简驭繁、中西并进、言简意赅、深入浅出、理实俱丰，诚手法治疗之先河。但愿本书的内容能使更多的学者和同道从中得到裨益，欣然作序。

朱立国

中国工程院院士
中国中医科学院首席研究员

推拿疗法历史悠久，源远流长，为保障人类健康做出巨大贡献。中医巨著《黄帝内经·素问·异法方宜论》中，有"中央者，其地平以湿，天地所以生万物也众。其民食杂而不劳，故其病多痿厥寒热。其治宜导引按跷，故导引按跷者，亦从中央出也"的记载。其描述的生产生活场景与发达社会高度接近，说明推拿最早应用于内科，随着分科越来越精细，到了明清时期，伤科推拿和小儿推拿逐渐兴起。

创新的前提是传承，本书所介绍的宫廷理筋术，历史脉络清晰，真正体现了代代有传承、代代有创新。宫廷理筋术是我国知名推拿流派之一，源于清代宫廷，可上溯至清代宫廷上驷院绰班处。上驷院为清代内务府所属三院之一，其前身是清十三衙门中的御马监，顺治十八年改为阿敦衙门，康熙十六年改名为上驷院。上驷院绰班处正骨理筋手法仅在清宫内传授，学习者必须为满蒙族后裔，学习采取拜师学艺、口传心授的方法。清政府被推翻后，绰班处御医文佩亭在北京东城开诊，才使得宫廷手法得以在民间流传。1923年，文佩亭收早逝知交刘文福儿子刘泉为义子，赐号"寿山"，按满族方式口传心授，将绰班处的正骨理筋手法传授于他。20世纪50年代，刘寿山先生进入北京中医学院（现北京中医药大学）筹建骨伤科，臧福科、刘佑华、孙呈祥等成为刘老弟子。1978年，东直门医院创立推拿科，众弟子又将宫廷正骨手法中推拿理筋的内容整理总结，经过几代人的完善，最终发展成为宫廷理筋术推拿流派。

《宫廷理筋术》推拿经验，集中了几代传人的毕生所学之精华，作者多为刘寿山老再传弟子，既原汁原味的保留宫廷正骨理筋手法，又博采众家之长，还有个人临床经验之发挥。书中有宫廷理筋术流派手法的详细讲解，图文并茂，亦有推拿理论上的系统阐述，理实俱丰。此外，该书摒弃门户之见，发扬兼容并蓄的精神，除中医推拿手法以外，对于现代解剖知识、肌肉筋膜理论、康复理论等，都能做到为我所用，做到了中西医汇通。

推拿手法，具有鲜明的中医特色，以其见效快，疗效稳定、舒适度高、副作用少而被患者所接受。《医宗金鉴·正骨心法要旨》所言："一旦临证，机触于外，巧生于内，手随心转，法从手出。"阅读－理解－掌握－实践，希望每个人都能成为"大内高手"，让患者在无痛下解除病痛。

本书付梓之际，邀我做序，感谢锡友主任及团队对我的鼓励与信任，让我们紧紧把握中医药发展的大好时机，积极投身中医药事业，也希望有更多的临床推拿佳作问世，共同推动学科发展，造福更多患者。

中华中医药学会推拿分会主任委员

长春中医药大学原校长

在漫漫历史长河中，中医学的璀璨瑰宝始终熠熠生辉，而宫廷理筋术正是这瑰宝中的一颗明珠。它起源于清代太医院特设上驷院绰班处，历经数代医家的传承与创新，终成为治疗骨伤科疾病的珍稀技艺。宫廷理筋术的独特之处在于它结合了中医学的深邃理论与实际临床实践，形成了一套系统完整的诊疗方法。

四肢是人体完成主动运动的关键部分，维系着身体的平衡。然而，由于各种原因，如劳损、外伤、姿势不当等，四肢常常易受伤或出现病变。因此，对于四肢疾病的诊断与治疗，是医学领域中一项极为重要的课题。本书以《刘寿山正骨经验》为蓝本，将四肢筋伤分为急性损伤和慢性损伤两大类，并根据骨膜、骨间盘纤维环、关节囊以及肌肉筋膜和韧带等产生疼痛的解剖结构细分为相应的筋伤种类。在治疗过程中，宫廷理筋术采用轻巧柔和的手法，既注重解决当前的疼痛症状，又着眼于恢复四肢的正常生理功能，确保患者获得全面康复。

本书旨在系统总结和整理宫廷理筋术在四肢疾病中的应用与实践。在西医学的背景下，我们融合了病理、生理、解剖学、运动医学、康复医学及医学影像学等西医学的理论和基础内容，为读者提供更为全面的理解和学习。这不仅是对中医学的传承，更是对西医学的补充与发展。

本书的编撰者王锡友、刘焰刚主任医师作为宫廷理筋术的传人，秉持着守正创新的精神，将宫廷理筋术的精髓完整地呈现于书中。全书层次清晰、语言精练、图文并茂，既便于专业人士的学习与实践，也为广大读者提供了一个了解和学习宫廷理筋术的平台。

在此，我们要感谢东直门医院推拿科的几代传人，他们历时四十余年，总结、整理刘寿山正骨经验，为宫廷理筋术的理论和技术体系奠定了坚实基础。正是他们的努力与付出，使得这一技艺能够薪火相传，造福更多的患者。

同时，我们也要感谢那些为本书提供资料、校对内容的专家学者们。他们的严谨治学态度和深厚的专业知识为本书的编撰提供了宝贵的支持与帮助。尽管我们力求内容的完整与准确，书中难免存在不足之处。我们恳请各位专家和广大读者予以批评指正，以便再版时进行修改和完善。

最后，我们希望《宫廷理筋术（四肢）》能成为广大学者和患者学习与康复的有益参考。愿本书的内容能让更多的患者从中受益，愿宫廷理筋术这一传承技艺能够继续发扬光大，传承不息。

编者

2024 年 4 月

目 录

宫廷理筋术（四肢）

绪　　论

一、历史源流

推拿作为中医学的重要组成部分，迄今已有几千年的历史。早在殷墟甲骨文中即有腹部有病用手治疗的记载。现存最早的医学典籍《黄帝内经》中就有关于按跷的详细论述，在此时期也出现我国最早的推拿按摩专著《黄帝岐伯按摩经》。在《金匮要略》中也有"四肢才觉重滞，即导引、吐纳、针灸、膏摩，勿令九窍闭塞"的记载，说明汉代对于膏摩手法已非常重视。晋代葛洪在《肘后备急方》中记录了捏脊疗法，唐代更是有了最早的按摩推拿教学体系，并将按摩科从业者分为按摩博士、按摩师、按摩工、按摩生等。明代杨继洲的《针灸大成》载有四明陈氏所著的《小儿按摩经》，这也是现存最早的按摩推拿专著，清代吴谦则在《医宗金鉴》中将伤科手法进行了具体的总结与分类。推拿学也正是在这样悠久历史的传承之下不断发展，并成为中医学独具特色的组成。

推拿学科由于专业的特殊性，强调手法的口传心授，多以师带徒的方式传承，最终形成了诸多流派，彼此之间互相交流、争鸣，促进了推拿学的发展和进步，宫廷理筋术便是其中具有鲜明特色的一支。流派最早可追溯到清初，该时期满蒙八旗骑兵常发生坠扑跌折、骨断筋伤，急需骨伤科医生为其治疗。故此时期涌现了不少卓越的蒙古族医学家，以精于正骨、接骨较多。因为草原游牧民族生活的特点，人们经常会遭遇跌伤、断骨、脱位等情况，所以蒙古族医生很注意对骨伤科和外科医学的研究和实践。

绰尔济就是当时最著名的蒙古族骨伤科医生。据《清史稿》载："绰尔济，墨尔根氏，蒙古人，天命中，率先归附。"绰尔济先后在三次重要的战争中，以高超的医术抢救多名清军将领。绰尔济在当时，将其卓越的医术传授给广大满蒙八旗士兵，培养了大批的骨伤科医生，满语称之为"绰班"。随着不断发展，习自满蒙八旗"绰班"的骨伤科医生遍布全国各地。清顺治初年（1644）设御马监，十八年（1661）改名为阿敦衙门，康熙十六年（1677）改为上驷院。因为绰班医生主要随同骑兵一起调动，并为受伤的将士治伤，所以隶属上驷院管辖。据《清史稿》载："上驷院兼管大臣，无员限。卿二人，正三品。其属蒙古医生长三人，正六品。副蒙古医生长二人，八品。绰班长二人，初无品级。雍正元年定正七品……"说明从顺治年间到康熙、雍正年间，上驷院内一直设置"绰班"御医职位。

《医宗金鉴》是清乾隆七年（1742）由吴谦等人奉旨编著的官修医学全书，该书为内府藏书，并征集天下家藏秘籍及世传经验良方，分门别类，删其驳杂，采其精粹。书成，清政府规定此书为皇宫御医之必修，《医宗金鉴·正骨心法要旨》为上驷院的绰班御医的医学教材。书中所阐述的学术思想，标志着清代上驷院的蒙满绰班御医在理论认识上的统一；《医宗金鉴·正骨心法要旨》语言高度凝练，内涵深奥，该书成书标志着上驷院蒙满绰班御医宫廷手法理论体系的完备。

二、现代发展

上驷院蒙满绰班御医宫廷手法经历了十几代御医的传承积累，历来只在清宫内传授，学习者首先必须为满族后裔，其次要拜师学艺，以口传心授的方法完成教学，故而清宫以外的黎民百姓都只闻其名，未享其妙。直至清政府被推翻后，当时绰班处御医文佩亭先生在北京东城开诊，才使得该宫廷手法技术普及于民间，其神奇疗效亦得到京城百姓的赞许和认可。文佩亭师从德寿田老先生，德寿田老先生是生活于道光、咸丰、同治、光绪年间上驷院绰班处的著名蒙古医生长（职位名）。德寿田于咸丰、同治和光绪年间将手法传授于弟子怀塔布、桂祝峰、景隆、荣志、崔海峡等人，其中桂祝峰为蒙古医生长，桂祝峰门下弟子有文佩亭、连坠、桂林、惠昌、增厚、崔连庆、德顺等人。1923年，文佩亭收早逝知交刘文福儿子刘泉为义子并纳旗入徒，赐号"寿山"，按传统口传心授的方式将绰班处的宫廷正骨理筋学术思想和方法传授于他。

刘寿山（1904—1980），原名刘泉，其父在世时与文佩亭交情深厚。因16岁丧父，在增寿堂学徒，3年后被文佩亭收为义子，并纳入旗下、收入师门，拜师宴上，文佩亭赐刘泉号"寿山"。后刘寿山搬进文佩亭家中，文佩亭授其宫廷理筋正骨手法及《医宗金鉴·正骨心法要旨》，并教他天天习武练功，苦练身、法、步。寿山恪守恩师所授，诚心、诚意、勤奋，日夜陪侍在文佩亭左右。凡是来找文先生治病的，都先由寿山诊治，手法日渐成熟，人称"绰班刘"。1949年刘寿山秉承先师遗训，在东直门北新桥宜贞堂挂牌应诊。1959年应邀到北京中医学院（现北京中医药大学）任教。刘寿山以发扬中医学、培养骨伤科人才为己任，将自己毕生临床经验传授于学生，出版《刘寿山正骨经验》《简明中医伤科学》等学术著作，奠定了宫廷理筋术学术体系的基础。

他在继承前人经验的基础上，归纳宫廷理筋术的治疗手法为"推、拿、续、整、接、掐、把、托"的接骨八法；"提、端、挪、正、屈、挺、叩、掐"的上髎八法；"戳、拔、捻、搏、归、合、顺、散"的治筋八法；"提拿、点、推、揉、打、劈、叩、抖"的舒筋八法。宫廷理筋术丰富了中医伤科的治疗手法，更重要的是在手法治疗疾病的理论与技巧方面，积累了丰富而独到的经验。

在宫廷理筋术的学术体系中，将外界环境、人体与局部损伤看作有机的整体，基于四诊、八纲、三焦、六经、脏腑、经络、筋骨、气血的理论进行辨证施治。强调伤虽自于外，病已及于内；伤虽在于筋骨，病已及于血气，故"治外伤当明内损；治疗筋骨，当虑气血"。在辨证过程中，特别注重脏腑与其所主筋骨、气血生理病理的关系。"七分手法，三分药"是宫廷理筋术治疗伤科疾病的主导思想，强调"治筋喜柔不喜刚"，认为"肝主筋，肝喜条达疏泄，肝以柔而条达为顺，筋以柔韧为常"。在施治中必须顺其生理，以柔治刚，切不可盲目粗暴，强拉硬扳，加重病情或造成再度损伤。

刘寿山弟子臧福科、孙呈祥等人整理宫廷正骨理筋经验并向临床推广。在此基础上发展并创立"振腹疗法""九步八分法"等，出版《大成推拿术》《软组织损伤治疗学》等著作，奠定了其在推拿、骨伤的学术地位。

三、学术体系

1978年东直门医院创立推拿科，众弟子又将宫廷理筋手法中推拿理筋的内容整理总结，经过几代人的发展与完善，最终成为宫廷理筋术推拿学术流派，手法轻盈、柔和，别具一格，并将核心技法"轻、柔、透、巧"四字诀充分体现和发扬其中。

1.治疗观念

宫廷理筋术流派在学术认识上提倡"筋以柔韧为常"的观念，要求在施治中必须顺其生理，以柔治刚，切不可盲目粗暴，强拉硬扳；必须遵循"准备、治疗、结束"治疗三阶段，并创制了"戳、拔、捻、捋、归、合、顺、散"治筋八法，以"按摩舒筋，复其旧位"，手法看似轻巧柔和不觉其苦，实则力透筋骨，功及内脏。注重中医整体观念，以四诊、八纲、脏腑、经络、筋骨、气血的理论进行辨证施治。在辨证过程中，特别注重脏腑与其所主筋骨、气血的相互关系，认为外力和气候属外因范畴，但体质与七情伤气是不可忽视的内因。

2.理筋原则

"治筋八法"为理筋总原则，强调在所有治疗中贯穿此核心总则，具体八法包括以下。

（1）戳拔："戳法"即戳按，指用手指或手掌在伤处用力按压。"拔法"是使肢体或关节做被动伸展的相对牵引动作。戳法与拔法连续运用称为拔法戳按，戳法与屈法连续运用称为戳法屈转。

（2）捻散："捻法"即揉捻，医者用指腹或整个手掌，或用大、小鱼际，掌根等部位，在患者身体各个部位上做均匀、和缓的揉捻动作，揉捻时的力量由轻至重，使感觉由皮肤而渐达深部筋肉层。"散法"实际上是做快速的揉捻动作，其所用的力及作用范围比捻法要大。

（3）捋顺：由肢体的近端捋向远端称为"捋法"，多用于肢体的外侧；由肢体的远端推向肢体的近端称为"顺法"，多用于肢体的内侧。捋顺两种手法经常连续运用，或同时交替进行。

（4）归合："归法"是用两手掌或两手指相对归挤，而"合法"则是在归挤的同时，两手掌或两手指稍向上提，并沿肢体表面滑动做逐渐合拢动作。

一般在施术前，要有一定准备，如先用点穴法，以疏通局部气血、解除局部肌肉的痉挛及止痛。点穴法是以局部取穴和远端取穴相配合，由近及远，循经取穴。摇晃法是施术前准备，又和施术紧密相联在一起的一种手法，即医者拿住肢体的远端，以关节为轴，使肢体作被动的旋转动作及屈伸运动。一般在摇晃手法的基础上，结合而进行戳、拔、捻、挦、归、合、顺、散等手法，从而完成一个完整的治疗。

3.理筋要领

在临床治疗中，宫廷理筋术强调"轻、柔、透、巧"四大要领。

轻：即强调手法轻柔和缓。手法轻重拿捏以自然、舒适为度，轻盈中治愈疾病，方可见宫廷理筋术之真功。但轻而不浮，力量向内向里渗透，推拿以"得气"为度，即患者局部产生酸、麻、胀、热、串的感觉，但不感觉痛，讲究"法之所施，患者不知其苦"。此要领对于医者自身手法感觉、手下功力要求都极高，手下差之毫厘，疗效则谬以千里。

柔："柔"是指手法本身要柔和，与"轻"相辅相成。"柔"才能使受术者无明显疼痛感而放松，而放松一则有利于手法力量的渗入而直达病所，二则有利于气血流通。无论手法轻重，均要求不加妄力和拙力。宫廷理筋术一再强调"治筋喜柔不喜刚"，根据中医理论"肝主筋，肝喜条达疏泄，肝以柔而条达为顺，筋以柔韧为常"，在施治中必须顺其生理，以柔治刚，切不可盲目粗暴，强拉硬扳，加重病情或造成再度损伤。

透：是指施法绵绵不绝，一气呵成，力的起止均要缓加缓减，手法的变换要互相叠加、照应，环环相扣，力气才不致突然中断。患者症状产生的原因之一便是气血不畅，所以手法的目的之一就是促进气血的流通，外力不绝则气血行走无碍，如是反复疾病可愈。此要领仍是强调手下功力，做一个手法，不论点穴、挦顺、归合，只需在操作部位反复几次，患者便可自觉施术部位热气流转，环环不息，疼痛立消。

巧：此为技巧之巧。在手法治疗中，使患者、患肢、患处处于哪个角度哪个位置最利于施术，如何发力，发多大力都有巧妙之法。如颈椎复位，要求前倾、侧倾各有其正确角度，而只做前倾未做侧倾，就无法使力达到以患椎为支撑点的目的。力点不对，再用力椎体也不会移动。而腰的侧位斜扳，所摆的旋转度不合适，常常是费力而达不到目的。在力的应用上如何用巧劲，用得好常常可事半功倍。此外，筋喜柔不喜刚，手法忌粗暴，施术者手法本身要精巧，才能使患者减少疼痛而不至于妨碍气血流通。这个"巧"常常是靠用力的角度、用力的时机来体现的，需要口传心授加上长期练习方可掌握。

宫廷理筋术流派特色鲜明，经过东直门医院推拿科历时几十年多代人的努力，流派有完整的理论体系，临床治疗有多种手法与套路，此次将经验总结编著成《宫廷理筋术（四肢）》，针对四肢筋伤中的肩、肘、腕、髋、膝、踝等部位的常见问题加以论述，同时又将每部分细分为肌肉肌腱炎症与损伤，韧带损伤与滑囊滑膜炎症以及关节损伤，从解剖、病理到传统手法，提出中西医结合的诊疗方法，希望以此让更多的人从宫廷理筋术这种传统的非药物疗法中受益。

第一章　相关概念

一、筋

"筋"是中医概念，筋色白而质地坚韧，附于骨而聚于关节，是连接肌肉、骨、关节的一类组织，即俗话讲的"白的是筋、红的是肉"，对关节、肌肉的运动有约束和保护作用。

筋与西医学中"软组织"的概念含义基本相近。基本包括解剖学运动系统中除骨以外的所有软组织，涵盖关节软骨、关节囊（纤维层与滑膜）、关节韧带、肌肉、肌腱、筋膜、滑囊、腱鞘等。涉及这些组织的损伤，都可以称之为筋伤。在中医学观念中，筋伤属于骨伤科范围，是骨伤科疾病的一个组成部分。中医学骨伤范围包括三部分，即骨折、脱位、筋伤。从字面意思上讲，中医"筋伤"相当于西医学中的软组织损伤，门诊分科也贴近于西医学的骨科或运动医学科。

人体是一个有机的整体，运动系统更是把这一点表现得淋漓尽致，"牵一发可动全身"，任何一个局部的损伤或变化，都可以引起整体的变化。在相关机制方面，中医常以经络、经筋等理论解释，西医学多以腱膜链解释。

本书主要介绍宫廷理筋术能够治疗的常见四肢筋伤病。在老百姓眼中，骨折、脱位是大病，一定要治，即"没钱借钱也要治，不但要治，而且要养，不然会有后遗症，影响生活质量"。与骨折和脱位相比，筋伤病则不算什么，可治可不治。因此很少有人能完成系统治疗与功能锻炼，从而遗留部分功能障碍，给人留下"筋伤不能彻底治好"的假象。但在骨伤科、推拿科临床中，却流传着"宁治十个脱位，不治一个骨折；宁治十个骨折，不治一个伤筋"说法，明确了筋伤病治疗的不易。大多数筋伤病，只要经过及时、系统的专业治疗并配合正确、系统的功能锻炼，功能活动基本不受影响。

二、与中医筋伤病相对应的西医学病名

（一）软骨炎

指在关节软骨上出现的损伤。多指原本质地柔软、表面光滑的软骨上出现裂隙、局部破损或碎裂，常见病症如关节盂唇损伤、髌骨软化症、半月板损伤、关节软骨炎等。

（二）筋膜炎

筋膜炎也称肌纤维炎，病变部位位于肌肉筋膜上，属于无菌性炎症。筋膜属于肌肉的三个辅助结构之一，筋膜有浅筋膜与深筋膜之分，筋膜炎主要出现在深筋膜上。深筋膜是透明的结缔组织膜，可以分为肌内膜（肌纤维膜）、肌间膜、肌外膜。深筋膜的作用主要有两个，一是分隔不同的肌纤维、肌束或者肌肉，使它们在各自收缩时更自由。二是紧束被其包裹的肌纤维、肌束或者肌肉，从而使它们在共同收缩时更协调有力。

肌内膜也叫肌纤维膜，包裹在每条肌纤维周围，主要起分隔作用，从而使相邻肌纤维在各自运动时自成一体，相互之间运动自如而无牵扯。肌间膜分隔不同的肌束（如股四头肌的四条肌束），对包裹的肌束起紧束作用，对相邻的肌束起分隔作用。肌外膜为包裹在肌肉的外面的膜，主要起紧束肌肉的作用，同时分隔不同的肌肉。肌内膜和肌间膜主要起分隔作用，使不同的肌纤维、肌束、肌肉在各自收缩做功时更自由。肌间膜和肌外膜主要起紧束作用，使被包裹的肌纤维在共同做功时更协调、有力。

各种内因（如运动过度）或外因（外力）导致筋膜产生的无菌性炎症（水肿、渗出或者微小破损），均属于筋膜炎。

筋膜之间的水肿、渗出、出血、破损及后续出现的继发粘连是筋膜完成修补及形成筋结的主要原因。

（三）肌腱炎

是指由于过度运动及其他原因导致肌腱或肌腱与骨（膜）连接处发生的无菌性炎症，通常伴有不同程度的撕裂，多发生在关节周围。

病变部位主要位于肌腱或肌腱与骨膜的连接部位，属于无菌性炎症。

（四）骨膜炎

多由直接外力引起，造成骨膜与骨皮质之间发生无菌性炎症或出血，也可由细菌感染、肿瘤侵犯骨膜等原因引起。病变部位位于骨膜与骨皮质之间，属于炎性反应或出血、血肿。

（五）撕脱性骨折

多是在外力的作用下，导致部分骨皮质与其下方的骨质分离，此时骨膜可能发生断裂。病变部位位于骨质上，以骨皮质不连续为特征为主。

（六）骨髓水肿

病变部位主要位于骨松质，主要是由于病变组织血管过多、灌注过度及水分外渗等因素造成的，以骨基质水肿、纤维组织增生及炎性细胞浸润为主要病理影像学（MRI）征象。一过性骨质疏松、应力性骨折、感染等原因均可以导致骨髓水肿。

（七）骨髓炎

是指由于细菌感染引起骨质破坏的骨疾病，常见致病菌有金黄色葡萄球菌、表皮葡萄球菌、链球菌等。病变部位在骨质，属于有菌性感染。

（八）滑膜炎

是指关节囊内层滑膜的无菌性炎症，多由于运动过度或外伤等原因引起，以关节积液为主要临床特征。滑膜炎病变部位主要在关节囊的滑膜层。

（九）滑囊炎

指滑囊的无菌性炎症，主要由于运动过度引起，多发生在关节周围。滑囊分内、外两层，外层由纤维结缔组织构成，极坚韧，有保护滑囊的作用；内层是滑膜组织，滑膜上分布着丰富的末梢毛细血管，可以产生适量的黏液并完成新陈代谢，黏液充盈在滑囊腔中，使滑囊具有弹性。

滑膜多数位于肌腱与骨之间或肌腱与肌腱之间，具有缓冲压力、减少摩擦、保护肌腱的作用。滑囊炎病变部位主要在滑囊的滑膜层，故滑囊炎也属于滑膜炎。

（十）脊髓水肿

脊髓水肿也称脊髓变性，指脊髓发生的无菌性炎症，多来源于脊髓的各种感染、外伤等。在影像学（MRI）诊断中表现为T_2高信号影。

一般来说，脊髓水肿属于早期病变（急性），有可逆性；脊髓变性属于慢性病变，病程多数较长，不可逆。水肿及变性的判断，需结合病史及影像学资料进行对比。病变部位位于脊髓，属于无菌性炎症。

（十一）腱鞘炎

腱鞘炎也称腱鞘囊肿，指腱鞘由于自身主动运动过度或在外力作用下发生的无菌性炎症，多发生在手、足掌面摩擦较多的部位。

炎症可以单纯发生在腱鞘上，通常表现为腱鞘积液、肿胀，一般称为腱鞘炎；炎症也可以同时发生在与肌腱（腱鞘）相邻的韧带（横韧带）上，表现除腱鞘积液、肿胀外，还可同时伴有韧带肥厚，一般称狭窄性腱鞘炎，典型表现为"扳机指"。

腱鞘属于肌肉的辅助结构，是包裹在长的肌腱周围的鞘管，由内外两层构成。内层称脏层，由滑膜构成，上面分布着丰富的末梢血管，能分泌少量黏液；外层叫纤维层，由结缔组织构成，极坚韧。由滑膜层分泌的黏液充盈在脏、壁两层之间，使脏、壁两层之间可以（些许）相对运动，具有保护肌腱免受过度摩擦的作用。如果腱鞘积液过多，内压过大，则有可能从周围韧带的缝隙中隆凸出来，在皮下形成表面光滑的凸起，称为腱鞘囊肿。

第二章　肩部筋伤

一、概述

（一）肩部构成

肩部由肩胛骨、锁骨、肱骨共同构成，肩部包含盂肱关节、肩锁关节、胸锁关节与肩胛胸壁关节，是连接胸部与上肢的重要枢纽（图2-1-1）。

肩部重要的骨性标志有肩胛骨上的肩峰、喙突、肩胛下角，肩胛的内侧缘、肩胛内上角，肩锁关节，肱骨大结节（位于肩峰下）、肱骨小结节（位于喙突外2.5cm下方）等。

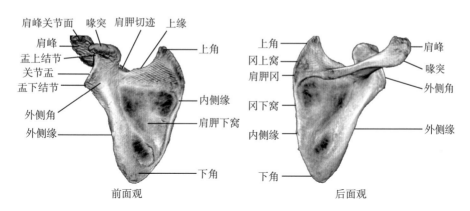

前面观　　　　　　　　　　　　后面观

图2-1-1　肩关节结构图

肩关节（盂肱关节）是人体活动度最大的关节，主要由肩胛骨的肩盂与肱骨的肱骨头组成，外面有关节囊包绕，周围有负责完成肩关节各种运动的肌肉附着，肌肉有筋膜、滑囊等组织保护。

（二）肩（肱）关节的功能活动范围

中立位（0°）为上臂自然下垂，肘窝向前。功能活动下可外展90°、内收40°~45°、前屈135°、后伸45°、外旋45°、内旋135°、上举90°。外展超过90°为上举，需肩胛骨旋转和肩胛胸壁关节外旋才能完成。

前屈主要由三角肌前部肌纤维、胸大肌锁骨部、喙肱肌、肱二头肌完成。后伸运动主要由三角肌后部肌纤维、背阔肌完成，胸大肌胸肋部、大圆肌、肱三头肌也参与其中。外展主要是由三角肌中部纤维及冈上肌完成。内收主要由胸大肌、背阔肌完成，有大圆肌、三角肌前后部纤维、喙肱肌、肱三头肌长头参与。

外旋主要由冈下肌、小圆肌、三角肌后束完成。内旋主要由肩胛下肌完成，有大圆肌、三角肌前束、胸大肌、背阔肌等参与。严格说来，许多运动实际都是复合在一起的。哪个动作活动受限或者不能完成，除外骨及关节的问题，必然与完成这一动作的主动肌或者拮抗肌有关，即主动肌无力或者拮抗肌不放松。

（三）肩部筋伤概念

肩部筋伤包括了肩部除骨折、脱位之外的所有肩关节周围软组织损伤，广义概念是肩关节周围软组织炎，简称肩周炎，与部分人群认为的"肩周炎"就是"五十肩""冻结肩"的狭义概念不同。

（四）肩部筋伤特点

肩部筋伤（肩周炎）属于运动系统疾病，因此具有运动系统疾病的共同特征，即肩关节周围疼痛及功能活动受限。

（五）肩部常见筋伤病

为了做到正确诊断，我们应该从解剖学角度入手分析，肩关节周围存在着哪些软组织，就可能出现哪些软组织的疾病。肩关节关节囊、韧带、肌腱的相互关系如下。

1.关节囊包含滑膜层、纤维层。

2.在关节囊外层，有肩袖加强。

3.在关节囊外面，有稳定关节的韧带。

4.在肩袖外面，分别有三角肌、肱三头肌、肱二头肌、喙肱肌、胸大肌、背阔肌、大圆肌等肌肉。

5.在肌腱上，有腱鞘保护肌腱。

6.在肌腱与骨之间，有滑囊保护肌腱。

由内而外（或由外而内）逐层分析就会发现，盂肱关节的构成除肩胛骨的肩盂和肱骨的肱骨头外，还包含有关节囊、关节周围韧带、维持关节稳定并完成关节各种运动的肌肉及其辅助结构如滑囊、腱鞘等，这些结构都有可能出现损伤。所以，肩部筋伤涵盖的范围很广，实际包括韧带损伤、关节错位，肌腱损伤（肌腱周围炎、腱鞘炎、肌腱钙化、肌腱撕裂或断裂、肌腱滑脱等）以及滑囊炎等。

常见的肩部筋伤如下。

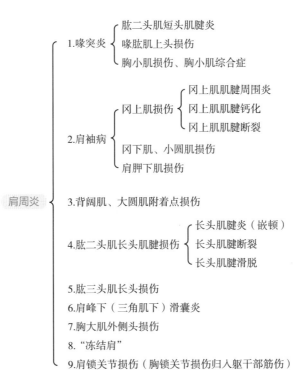

二、喙突炎

（一）定义

喙突炎泛指以喙突部位疼痛、压痛并伴有肩关节功能活动障碍为主要临床症状的一类肩部常见筋伤病。由于喙突上附着有许多肌腱、韧带，所以喙突炎又可归属为肌腱炎、韧带损伤等范畴。

（二）大体解剖

喙突是肩胛骨前方的鸟喙状突起，位于锁骨外侧端内下方。在体表容易摸到，是许多肌腱、韧带的附着处（图2-2-1）。

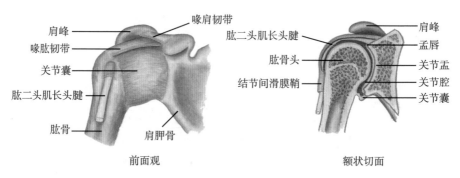

前面观   额状切面

图2-2-1 肩关节解剖

1.韧带

喙突上主要附着有喙肩韧带、喙肱韧带和喙锁韧带，喙锁韧带又分为外侧的斜方韧带和内侧的锥状韧带。三条韧带主要起加强肩部骨骼连结、稳定肩关节及肩锁关节的作用。日常生活中上肢以肩关节为轴进行各种肩部活动时，韧带虽然受力，但非强大外力（直接暴力）不容易使之造成损伤，损伤发病率相对较低（详见后面肩锁关节损伤）。

2.肌腱

在喙突上分别有肱二头肌短头、喙肱肌上头、胸小肌上头附着，在上肢完成主、被动运动及扩胸、呼吸运动时受力相对集中，容易出现损伤，损伤发病率较韧带损伤高，可分别称为肱二头肌短头损伤、喙肱肌损伤及胸小肌损伤，由于病变部位都位于喙突之上，且治疗方法相近，故一般多笼统称之为喙突炎。

（1）肱二头肌短头

肱二头肌短头附着于喙突之外下方，相当于中医经络之肩内陵穴的外下方，肌（腱）纤维斜向外下方走行，过肩关节前方，在肱骨中部与长头会合，形成肱二头肌肌腹，再向下走行经过肘关节前方，大部分以肌腱形式止于桡骨粗隆，小部分以腱膜的形式止于尺骨上端。

受肌皮神经（臂丛，C_{5-7}）支配。收缩做功时主要有屈肩及屈肘的作

宫廷理筋术（四肢）

用，短头兼有使上臂内旋的作用，所以短头做功多，损伤机会多。

肱二头肌短头在肌肉主动收缩时（有喙肱肌辅助）损伤较少，在受到过度被动牵拉时容易出现损伤，具体动作如上肢过度外旋（反手倒水）、过度后伸背手上提（摸对侧肩胛骨）、过度外展外旋高举后伸（投标枪前半程动作）。急性轻度损伤以局部水肿、渗出为主；中度损伤可以伴有部分腱纤维的撕裂伤，短头由于有喙肱肌的保护、加强，所以完全撕脱伤少见。

慢性期局部继发纤维化，导致肌腱与相邻组织之间出现不应有的粘连，肌腱有效长度缩短，导致肩关节功能活动范围缩小。

（2）喙肱肌

喙肱肌上端起于喙突尖外上方，相当于肩内陵穴外上方，肌（腱）纤维斜向外下，过肩关节前面，止于肱骨中部。

受肌皮神经（C_{5-7}）支配。喙肱肌主要是辅助肱二头肌短头做功，具有加强肱二头肌短头功能的作用，收缩时辅助肱二头肌短头，完成屈肩及使上臂内旋的动作，由于该肌没跨过肘关节，所以没有屈肘的作用。与肱二头肌短头相比，属于辅助肌且没有屈肘作用，所以损伤的机会亦较肱二头肌短头少。喙肱肌损伤的病因病理与肱二头肌短头损伤极其相似。不同点在于喙肱肌损伤的压痛点在喙突尖上部而肱二头肌短头损伤的压痛点在喙突尖下部，这是鉴别诊断的要点。

（3）胸小肌

胸小肌上端起于喙突尖靠内侧，相当于肩内陵穴靠内侧，肌纤维斜向外下，止于第3~5肋的上缘，受胸前神经（C_5~T_1）支配，收缩时主要作用是使肩胛骨内收及提肋，以帮助完成吸气动作。在胸小肌与肋骨之间，存在一个间隙，即胸小肌间隙，间隙内有臂丛神经的分支通过。

胸小肌损伤主要出现在上肢过度外展后伸（超外展）状态下，此时肩胛骨后移，肌肉两端附着点的距离相对增加，一旦超过胸小肌的固有长度及耐受能力，自然出现损伤。此外，过度的呼吸运动，咳嗽、打喷嚏也有可能损伤胸小肌。急性期主要是胸小肌紧张、痉挛，以炎性水肿、渗出为主；慢性期肌腱附着点可继发纤维化、粘连，导致肌肉肌腱有效长度缩短，外展后伸运动（超外展动作）范围下降。

综上所述，由于附着在喙突上的三条肌肉走向、功能不同，所以损伤的机制自然各自不同；又由于肌肉周边比邻的组织结构（血管、神经）不同，所以临床症状特点必然有所差异（图2-2-2）。因此，喙突炎的细分如下。

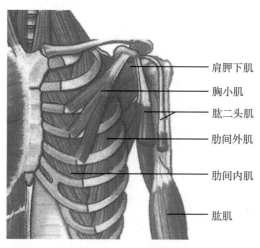

图2-2-2　肩部肌肉分布

（三）病因病理

1.病因

（1）喙突部位突然遭遇直接撞击，造成肌腱、韧带损伤，以无菌性炎症为主。

（2）由于肌肉主动收缩或遭遇过度被动牵拉，造成肌肉附着点出现不同程度的损伤。既可以是急性外力损伤，也可以是慢性劳损积累。

2.病理

损伤的病理机制分为以下几种。

（1）损伤力量相对较轻时，仅出现肌腱附着点（筋骨连结处）的无菌性炎症，局部水肿、渗出，形成肌腱炎，有部分研究认为是肌腱旁的滑囊炎。

（2）损伤力量较大时，可以出现小部分纤维组织断裂，但剩余部分仍可以胜任正常生理活动，对人体有影响但不大，仅构成肌腱牵拉伤。

（3）损伤力量过大时，出现肌腱纤维大部分断裂，影响正常生理活动，构成肌腱撕裂伤。

（4）损伤力量超大，肌腱完全断裂，构成肌腱断裂。

（5）损伤力量超大，肌腱牵拉骨膜，造成骨膜及骨皮质被撕裂，构成撕脱性骨折。

（6）病情反复发作（慢性劳损）或急性损伤失治、误治迁延不愈，局部渗出继发纤维化、粘连，形成"筋结"。

急性外力损伤时，虽然外力方向相同，但力量大小不同，可以引起完全不同的临床病理结果如肌腱炎、肌腱撕裂、肌腱断裂等，出现完全不同的临床表现。

（四）临床特征

1.有明显外伤史

虽然三条肌肉损伤的动作基础不同，但都存在急性或慢性损伤史，即可以因一次较大的外力引起，也可以是多次较小外力损伤的积累。

2.疼痛

疼痛主要集中在肩关节前内侧（关节缝内侧），可以自喙突延伸至肌腹甚至下附着点。肱二头肌短头损伤时可以牵及肘关节，喙肱肌损伤只涉及上臂，胸小肌损伤可累及胸部。

3.压痛点

压痛点位于喙突，即肩内陵穴位置。急性期压痛点可触及肿胀感，拒按，稍用力过度则疼痛加剧；慢性期压痛点可触及大小不一、硬度不等的"筋结"，喜按，力度适宜时有疼痛减轻感或舒适感。急性损伤时肌肉多出现紧张、痉挛，触诊僵硬；慢性期可以出现肌肉萎缩。

三条肌肉损伤的具体压痛点位置略有差异，肱二头肌损伤时位于喙突尖外下方、喙肱肌损伤位于喙突尖外上方、胸小肌损伤位于喙突尖偏内侧。

4.功能活动

肩关节功能活动明显受限，以患肢外旋高举后伸动作受限为主，如向外上方伸衣袖、脱套头衫等。慢性期主要是肌肉在受到过度被动牵拉时产生剧痛，主动收缩时不痛，被动牵拉时疼痛。急性损伤时，肌肉在主动收缩（如抗阻力屈肩）时及受到过度被动牵拉时均感到疼痛加剧，主动收缩时产生疼痛，被动牵拉时也产生疼痛，常因疼痛而不愿活动，以避免损伤加剧。

喙肱肌急性损伤时，在伸肩时（被动牵拉状态下）及主动屈肩时（主动收缩）均出现疼痛加剧，但负重屈肘时不痛，喙肱肌仅跨过肩关节而不跨过肘关节，屈肩时参与做功而屈肘时不参与，所以只出现负重屈肩疼痛加剧而负重屈肘时疼痛无变化，这是其与肱二头肌短头损伤的区别点之一。

肱二头肌短头跨过肩、肘关节，负重屈肩、屈肘时都在做功，所以都可以出现疼痛。胸小肌损伤时，疼痛向胸部放射，深呼吸、咳嗽、打喷嚏时可以诱发或加剧疼痛，故患者尽量避免做上述动作，或在咳嗽、打喷嚏前先用手按住胸小肌以免诱发肌肉疼痛。若胸小肌纤维肿胀、痉挛变粗或由于上肢位于超外展姿势，引起胸小肌间隙变小，刺激、挤压行于其间的臂丛神经，则会引起上肢神经放射痛的症状，构成胸小肌损伤综合症，属于脊柱部筋伤当中胸廓出口综合征的范畴。出现胸小肌损伤综合症时，上肢超外展试验阳性。

5.特殊体征

上肢超外展试验即躯干前凸，双手尽量后伸（如短跑冲刺撞线姿势），此时胸小肌与胸壁贴近，胸小肌间隙变小，正常状态下不会刺激、压迫行于其中的臂丛神经，没有特殊感觉，为阴性。如果诱发出臂丛神经放射痛，则为阳性，提示臂丛神经受到胸小肌的刺激。

6.影像学检查

单纯喙突炎在X线片中无阳性征象，但可以借此排除骨骼病变（骨折、肿瘤）。局部软组织超声检查可以发现局部水肿或筋结。

7.鉴别诊断

急性喙突炎的疾病区分相对容易，不同疾病之间压痛点与功能障碍差异较大（表2-2-1）。

表2-2-1　急性喙突炎的鉴别诊断

损伤肌肉	压痛点	功能障碍
喙肱肌损伤	喙突尖上部及肌腹	负重、屈肩时疼痛，屈肘无疼痛
肱二头肌短头损伤	喙突尖下部及肌腹	负重、屈肩、屈肘时均疼痛
胸小肌损伤	喙突尖偏内侧及肌腹	超外展时剧痛

以上疾病慢性损伤时，均只出现被动牵拉痛，且压痛点均位于喙突，区别困难，只能借助压痛点的具体位置及肌腹的紧张程度加以判断，如损伤的肌腱肌腹会出现僵硬或萎弱，也可借助MRI明确损伤部位。由于胸小肌损伤、喙肱肌损伤与肱二头肌短头损伤的治疗相似，在"以痛为腧"的治疗原则下，疗效不受影响，所以临床上可不必细分。

（五）鉴别诊断

1.单纯喙突炎应与"冻结肩"相区别

前者压痛点局限在喙突，功能活动受限的方向单一，用"一条肌肉肌腱损伤变短"可以解释发病机理；后者压痛点广泛，至少存在两个以上的压痛点，功能活动受限的范围比较多，用"一条肌肉肌腱损伤变短"不能解释发病机制。

2.胸小肌损伤综合症应与神经根型颈椎病相鉴别

二者都可以引起臂丛神经放射痛，但诱发的动作完全不同，前者为上肢超外展动作，后者多为屈伸颈椎及颈椎间盘受到挤压时诱发的神经放射痛。

3.胸小肌损伤综合症还应与其他胸廓出口综合症相鉴别

斜角肌损伤综合症所诱发的神经放射痛，其压痛点位于胸廓出口部位（斜角肌附着处，缺盆穴），引起神经放射痛的动作主要为斜角肌抗阻力收缩或受到过度牵拉。胸小肌综合征的压痛点位于喙突或胸小肌肌腹上，诱发动作是上肢超外展。

（六）治疗对策

1.手术治疗

出现撕脱骨折、肌腱断裂伤、肌腱撕裂伤后，未断部分不能胜任正常生理活动时，建议手术治疗。

2.保守治疗

肌腱炎、肌腱小部分牵拉伤（可胜任基本生理活动）急性期及慢性期，可以保守治疗。

受各种外界因素如工作性质、经济能力的限制，不同患者对预后的要求不一样，有些患者（如运动员）需要解剖学恢复，功能不受任何影响；有些患者则要求只要能维持正常生活就行。

3.急性期治疗

筋伤病急性期的治疗原则是一致的，即理筋续断、消肿止痛，改善局部血液循环，尽量减少渗出并促进炎性水肿的吸收、消散；使损伤的纤维断端尽量靠近，加快损伤组织的修补，缩短病程。根据损伤的不同程度，一般持续治疗3~14天。

（1）制动休息

应避免肌肉主动收缩及肌腱受到被动牵拉，因为任何微小的外力都可以造成损伤部位的再次牵拉，加重病情，导致炎症加重或炎症变撕裂、撕裂变断裂。必要时可以采取外固定（绷带、护具、石膏等）。

（2）凉血止血、消肿止痛

1）利多卡因氯己定气雾剂

损伤后立刻外用，建议每15~30分钟使用1次，损伤2小时之内使用效果最好，疼痛和肿胀可明显减轻或消失。损伤超过8小时后则效果欠佳，因为此时出血已经停止，也可以使用云南白药喷雾剂等类似产品。

2）冷敷

利用周围触手可及的冷敷资源进行冷敷，如冰块、冰箱内冷冻物、冷水等，以冰水混合物最佳，冰与水的比例为1∶2。每次冷敷15~20分钟，间隔10分钟后再次冷敷，防止局部冻伤。该方法只适用于出血期，即损伤后2小时内。

出血期即血液从血管内流向血管外组织间隙，这一时间实际上很短，当血管外组织间隙内压力与血管内压力持平时，出血过程停止。在凝血机制的作用下，血液在几分钟之内即开始凝结，8小时左右凝固基本不可逆。

在8小时以内，出血虽然停止但尚未凝结牢固，此时不能施加任何可以引起纤维组织之间间距产生变化的外力（如揉、捻、弹拨等手法），否则会破坏凝血过程而影响断裂组织纤维的修补，凝血过程可以看做是断裂组织修补的过程。

3）药物

若疼痛明显，可以口服布洛芬、洛索洛芬、洛芬待因等非甾体消炎类药物，中成药常用七厘散、云南白药等。也可以外敷膏药，既有治疗作用，又有固定作用，如701跌打镇痛膏。

4）手法

急性期提倡"一推二按三固定"。首先选用推法（从健侧推向患侧），使断端尽可能靠近，以利于损伤组织修补（理筋续断）；继用压痛点长按法，施术5分钟，促进止血止痛；手法后必须实施外固定，防止再次损伤，加快组织修补。也可以采用压痛点指颤法，施术15~20分钟，以散瘀消肿。

急性期不可以使用任何能引起组织纤维之间相对位置产生变化（间距改变）的手法，如揉、弹、牵、摇等，纤维受到任何外力牵拉都可以导致损伤加重，导致再次出血，或导致单纯无菌性炎症变成牵拉伤、牵拉伤变成撕裂伤或断裂伤等，不利于局部止血、不利于组织修补，这也是临床上所说急性期不能推拿的原因。

4.慢性期

治疗原则是温经通络、软坚散结、散瘀止痛，旨在松解粘连、恢复肌肉肌腱固有长度、恢复功能。

（1）宫廷理筋手法治疗

1）温经通络

患者取仰卧位，以便肌肉完全放松。医者首先在肩前（肩内陵穴）寻找压痛敏感点或筋结，找到后即以此为中心施术。

①擦法

在压痛点周围痛区以擦法施术5~10分钟，至病位温热（擦热）。

②揉法

在擦法的基础上，在痛点或筋结上行指揉法，既能加强擦法的温经效果，又能软坚散结。手法力度强调"不痛用力"（患者感觉有轻度疼痛但能忍受），至僵硬、紧张的纤维组织柔软即可，松解粘连（揉软）。

2）软坚散结

①弹拨法

使上肢稍外展外旋或上举后伸，使肌腱处于绷紧（但不过度）状态下，在筋结上垂直于肌纤维走行方向施术，手法力度以患者能耐受为宜，施术3~5分钟，注意"十取其一"，即十分粘连只松解一分。

②按推法

在筋结上顺肌纤维方向施术，从患侧向健侧方向。施术3~5次，以分解粘连、散瘀止痛。

弹拨法、按推法可以使相邻肌纤维之间的间距产生变化，能够松解粘连，但同时又可以引发新的水肿、渗出，操作时必须注意强度。强度太小，治疗效果差；强度过大，会造成渗出物过多。如果多余的渗出物不能被滚法、揉法及随后的散法、拍法等加速血液循环的手法促使完全吸收、消散，可继发新的粘连，形成恶性循环，所以太过与不及均不可取。

以上手法可交替操作，总时长10分钟。

③牵法、旋法

保持足够的牵引力，在肌肉肌腱绷紧的情况下配合肢体的反复内、外旋，松解肌纤维之间的粘连。

④主动运动法

主动运动法是指医者在筋结上施用揉法、弹拨法、按推法的同时，让患者尽可能自己主动运动患肩，活动范围以患者感觉微痛，但能耐受为宜；程度以忍痛能做10次，但仅做7~8次为度。

⑤被动运动法

包括牵法、摇法或合法（宫廷理筋术）。操作时注意保持足够的牵拉力，既能分解粘连，又不至于造成损伤。以摇法为例，医者一手在施用揉法、弹拨法的同时，另一手使患肩做被动活动，包括外展外旋、背手上提、高举后伸等，要点同上。

肩关节摇拨弹牵法（宫廷理筋术）以右肩为例详论。患者正坐，伤（右）臂外展平伸，掌心向下。医者侧站其右后方，以丁字步站立，靠近患者的左脚在前，右脚在后；医者右手握住患者右腕（掌心向上，劳宫对内关）；左手卡住患肩上方，中指指腹扣按痛点。以上为准备动作。随后，医者双手相对用力，使患肢被慢慢拔伸开；在保持足够的牵引力下，先用外旋摇法施术6~7次；在患肢于最高点（外展120°左右）处于牵拉位时，原卡肩之手变拳，横抵在患腋下，另一手（右手）牵拉患腕下垂（至外展60°），前移到达对肩、再绕过头后到达患肩上（始终保持牵引力）；腋下之手复按于肩上，拇指指腹按压于痛点并施以弹拨法，另一手（右手）将患肢缓慢向后外上方拔直。医者右手始终没松开，没泄力。该法反复操作2遍。

肩关节内旋后抻法（宫廷理筋术）以右侧为例详论。患者正坐，患肢自然放松。医者面对患者而立，左脚在后，右脚在前（置于患者臀后）。医者右手卡压于患肩上（四指在后，拇指在前），拇指指腹按实痛点。左手掌心向上（患者掌心向下），医者以手部虎口处对准患者后溪穴，握住患者掌指关节。先缓慢将患肢尽量上举，再以己之肘托顶患者之肘，使患肢自然内旋、下垂、后伸至腰际后侧，再突然发力向尾骨尖处牵拉。该法反复操作2遍。最后配合抖法结束被动运动法。

3）散瘀止痛

以拿法、散法、拍法、抖法等施术，至局部温热。隔日治疗1次，可配合内服七厘散、云南白药；外敷701跌打镇痛膏、消肿止痛散（验方）。

（2）热敷

手法治疗后配合热敷，以散瘀止痛。推荐骨科熥洗药，每天3次，每次20分钟。

（3）功能锻炼

配合正确的功能活动锻炼，治疗效果可以事半功倍，锻炼时要注意"方向、力度、强度"。

1）运动方向是反复进行原本受限的各种运动，即做哪个动作出现疼痛或加重就做哪个动作。

2）用力力度是在痛与不痛之间，即痛而能忍。

3）耐力强度应适度，即能坚持10个只做7~8个。

锻炼不足会影响疗效，但锻炼"太过"会诱发新的牵拉伤，造成再次粘连而形成恶性循环。

所以锻炼必须量力而行、循序渐进。按照上述方法综合治疗，10~20次当愈。

三、肩袖病

（一）定义

指肩袖组织在外力作用下发生无菌性炎症，部分慢性损伤还可以出现肌腱钙化，或者肌腱出现牵拉伤、断裂伤甚至撕脱骨折。

（二）大体解剖

在肩关节囊的周围，有许多肌肉分布，如三角肌、肱二头肌、肱三头肌等，这些肌肉与肩关节囊的关系是"跨过"（经过），本身与关节囊相互之间没有直接联系。

冈上肌、冈下肌、小圆肌、肩胛下肌的肌腱在途经肩关节囊时，与肩关节囊的纤维层紧密相连为一体，成为肩关节囊纤维层的一部分，具有加强肩关节囊稳定性的作用，称为"肩袖"，又称"肩袖袢"。因此，肩袖病实际包括冈上肌损伤，冈下肌、小圆肌损伤和肩胛下肌损伤。

1.冈上肌

冈上肌起于冈上窝，肌纤维斜向外方，肌腱穿过肩峰与肱骨头之间的狭小缝隙，经肩关节上方，止于肱骨大结节尖，相当于中医经络之肩髃穴靠后的位置，即上肢外展，肩峰前凹陷后缘（图2-3-1）。冈上肌受肩胛上神经支配，主要功能如下。

1）在肩关节做任何动作之前，首先牵拉、悬挂、固定肱骨头在肩盂内，时刻不放松，所以该处损伤的概率高。

2）启动上肢外展动作。上肢主动外展15°以内时是冈上肌做功。反复抗阻力收缩（启动外展或维持上肢外展15°以内）

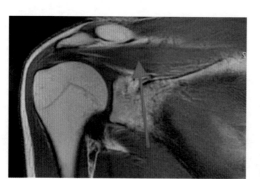

图2-3-1　冈上肌影像图

时及受到过度牵拉（如跌倒时以手撑地，或肩关节脱位）时容易引起损伤。依据损伤的程度及病程的不同，冈上肌损伤可以分为不同阶段，包括急、慢性冈上肌肌腱炎，冈上肌肌腱钙化、冈上肌肌腱断裂等。

2. 冈下肌、小圆肌

冈下肌起于冈下窝上部（天宗穴），肌纤维斜向外上侧，过肩关节后方，止于肱骨大结节中部。冈上肌后方相当于中医经络之肩髎穴，即上肢外展时肩峰后凹陷前缘，受肩胛上神经支配。小圆肌起于冈下窝下部，冈下肌下方近肩胛骨外侧缘，肌纤维与冈下肌一致，过肩关节后方，止于肱骨大结节下方。冈下肌后下方，相当于肩髎穴后方，即上肢外展，肩峰后凹陷处后缘。小圆肌受肩胛下神经支配（图2-3-2）。

两肌起止、走向、功能一致，可以视为一体，相互协同，主要牵拉肱骨完成上肢外旋动作。在过度内旋状态下（如动作"苏秦背剑""拇指扣"等），容易出现损伤。损伤以肌腱炎为主，极少出现断裂。因为两条肌肉的起点、走向、止点一致，协同做功，所以不容易出现断裂。

3. 肩胛下肌

起于肩胛下窝，肌纤维斜向上外方，经腋下向上绕到肩关节前方，止于肱骨小结节尖部。相当于中医经络之肩髃穴靠前位置，即上肢外展，肩峰前凹陷前缘。受肩胛下神经支配，与背阔肌、大圆肌等协同做功，主要牵拉肱骨使上肢内旋（图2-3-2）。

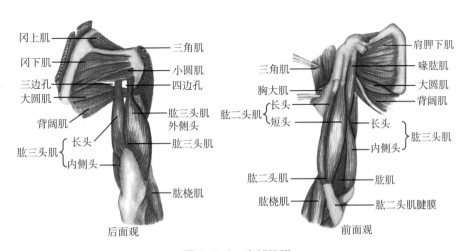

图2-3-2 肩部肌群

上肢高举时肌肉处于被牵拉状态，如乘坐公交车时手臂上抬握住把手，此时若遭遇急刹车，导致人体晃动，上肢突然过度外旋时容易损伤该肌。反复过度地高举后伸，例如投掷标枪的前半程动作，也容易造成其损伤。

为了便于理解，我们可以假设，把肩袖理解为连接肱骨与肩部骨骼的唯一结构，冈上肌向上牵拉、悬挂肱骨使肱骨头固定在肩盂内并使之外展；肩胛下肌向前上方牵拉肱骨并使之内旋；冈下肌、小圆肌向后上方牵拉肱骨并使之外旋。

由于冈上肌时刻处于被牵拉状态，不管上肢内旋还是外旋，其悬挂作用始终存在，所以损伤机会最大。

（三）病因病理

1.直接外力

当上肢外展15°以内受到牵拉时，例如拖行李箱行走意外碰到障碍物阻挡，或上肢受到牵拉（如不正确的上肢抖法）或遭遇肩关节脱位，易造成冈上肌肌腱（尤其是附着处）受到牵拉而发生损伤。因冈上肌具有悬挂、固定肱骨头、启动上臂外展的作用，当上肢外展15°以内时受到来自腕部方向的突然牵拉或遭遇肱骨头脱位，冈上肌受力首当其冲，可以出现牵拉伤甚至断裂，或大结节撕脱性骨折。

2.间接暴力

特定动作如上肢反复外展及内旋、外旋，使肌腱持续受到牵拉、摩擦，造成肌腱周围或附着处产生炎性水肿。日久可继发纤维化、粘连甚至出现机化、钙化、断裂。

（四）临床特征

肩袖病的特点是在受损肌腱或附着处出现疼痛；损伤肌腱各自有固定不变的压痛点，急性期可以触及肿胀、拒按，慢性期可以触及筋结及条索状阳性反应物，喜按；功能活动受限方向固定。以肌腱炎为主要表现时，普通X线片检查无明显阳性征象；在肌腱钙化、断裂时可以有阳性征象，MRI、软组织B超可以明确诊断。

1.冈上肌损伤

依据损伤程度的不同，可以细分为冈上肌肌腱炎（急性、慢性）、冈上肌牵拉（撕裂）伤、冈上肌肌腱钙化、冈上肌肌腱断裂等。

1）冈上肌肌腱炎

①病史

既可以急性发作也可以呈慢性进行性加重，以后者居多，易发于40岁以上人群。肩关节经常运动者（如打网球、羽毛球、乒乓球等）易见。

②疼痛

程度轻重不一，局限在肩关节外侧（肩髃穴）。可以沿肌肉走向牵及至冈上窝（秉风穴周围）。

③压痛点

位于肩髃穴（肱骨大结节尖），急性期拒按，可以触及肿胀；慢性期可以触及筋结，喜按。病久不愈，可以见到冈上肌萎缩。

④主动外展出现疼痛弧

在正常情况下，上肢主动外展高举时肩关节周围无疼痛。如果在某个范围内出现疼痛，该范围即疼痛弧。

出现冈上肌肌腱炎时，做上肢主动外展运动时，急性期在主动外展0°~15°范围内（启动外展阶段）出现疼痛，慢性期在主动外展（或维持外展上举）60°~120°范围内疼痛明显，尤其是在80°~100°范围内最剧烈，超出这个范围则不痛。

0°~15°启动外展阶段时出现疼痛比较容易理解，因为此时冈上肌开始做功受力，急性损伤时附着点受到的牵拉力加大，从而引起损伤加重，此时该疼痛属于肌肉收缩引起损伤部位的牵拉痛。

主动外展60°~120°范围，不是冈上肌的做功范围，此时主要是三角肌收缩做功，为什么也出现疼痛呢？因为冈上肌肌腱穿过肩峰与肱骨头之间的间隙，止于肱骨大结节尖部。在上肢自然下垂时，肩峰与大结节之间的距离最远。当上肢外展时，肱骨大结节开始逐渐靠近肩峰（90°时最近），冈上肌肌腱同时也通过两者之间的缝隙慢慢缩向冈上窝。正常情况下，在上肢从自然下垂到高举的过程中，肩峰与肱骨大结节之间的缝隙（距离）刚好容许正常粗细的冈上肌肌腱通过，因此没有疼痛。当冈上肌肌腱发生炎性反应时，肌腱肿胀（直径增加），变粗的肌腱在60°~120°（特别是

80°~100°）范围内不能顺利通过这一间隙而受到肱骨大结节与肩峰的机械性卡压，从而引起疼痛加重（属于挤压痛）。反复的摩擦、挤压反过来又可以加重肌腱的肿胀，从而形成恶性循环，使疾病迁延难愈。冈上肌肌腱损伤产生的疼痛弧作为冈上肌肌腱损伤的特征，是与肩峰下滑囊炎相区别的特征之一。

⑤上肢坠落试验

医者以手托住患者患肢腕部，将患肢被动置于外展60°~120°的范围内，由于是被动状态，此时三角肌并未用力，肱骨大结节与肩峰之间的距离相对较大，冈上肌肌腱不受挤压，患者不感觉疼痛。

此时若医者松手，患肢由于突然失去外力支撑会引起三角肌瞬间反射性收缩，导致肱骨大结节与肩峰之间的距离瞬间变小，则有可能卡压肿胀的冈上肌肌腱，若引起局部疼痛、上肢坠落，为阳性。若只引起肩部轻微疼痛而患肢不至于坠落，为弱阳性，如果不引起疼痛，患肢只是上、下晃动一下后维持住外展姿势，为阴性。

⑥局部封闭试验

压痛点局部封闭后疼痛消失，60°~120°主动外展活动正常，疼痛弧消失。局部封闭试验的主要机理是止痛，压痛点封闭后上肢坠落试验由阳性变为阴性，证明坠落是由于肌腱受到挤压诱发剧烈疼痛引起而不是肌肉自身无力引起，可以协助区别肌肉损伤与神经损伤，因神经损伤后由肌肉无力导致的上肢坠落不因局部封闭疼痛消失而改变。

⑦肩部撞击试验

检查者一手固定患者肩胛骨，另一手抬起患肢做60°~120°外展及肩关节的前屈运动，使肱骨大结节与肩峰撞击，引起疼痛者为阳性。局部封闭后此试验转为阴性，证明疼痛系外力挤压引起。

⑧被动外展运动正常

上肢被动外展时，冈上肌、三角肌基本不做功，韧带松弛，肩峰与大结节间隙较大，不出现疼痛，活动范围不受限。主动外展出现疼痛弧而被动运动正常，是冈上肌肌腱炎的特征之一，并可以依此与"冻结肩"相鉴别，后者不但主动运动受限，被动运动也受限。

⑨影像学检查

X线检查可以见到肩峰与肱骨大结节间距改变。正常情况下肩峰与肱骨大结节之间的距离在7~13mm或6~14mm之间，小于5mm提示有冈上肌损伤。间隙大于14mm，提示肩关节周围肌肉萎缩（如偏瘫），出现肩关节"半脱位"（图2-3-3、图2-3-4）。MRI检查可以明确诊断，并且可以确定肌腱损伤的具体程度。软组织B超检查可以辅助诊断。

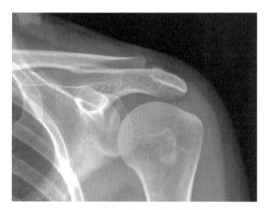

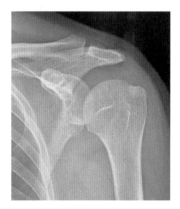

图2-3-3　肩关节间隙改变　　　　　　　图2-3-4　肩关节间隙过大

2）冈上肌肌腱牵拉伤

临床特点与肌腱炎相似，多数缘于比较大的外力牵拉，冈上肌腱纤维出现部分断裂，压痛点有时可以触摸到异常凹陷。除主动外展时出现疼痛外，还可出现力量下降，病久可以出现肌肉劳损。需注意除外神经损伤因素及久病导致的肌肉萎缩。肌腱撕裂在临床上很常见，但纤维组织断裂程度的轻重不同，需要MRI检查明确纤维组织断裂的具体情况及程度，并可以此作为手术治疗的依据之一（图2-3-5）。

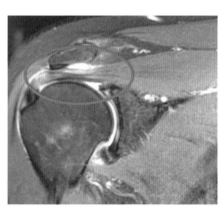

图2-3-5　冈上肌损伤，肩峰下滑囊积液，肩关节囊积液

3）冈上肌肌腱钙化

多由于反复损伤或急性损伤失治、误治迁延发展而来，在肌腱反复损伤、继发纤维化及变性的基础上发生钙盐沉积。病史相对较长，疼痛、压痛点可能反而不明显，临床特征不显著，需要拍肩关节X线片以明确诊断（显示肌腱有钙化影）（图2-3-6）。

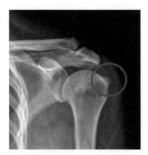 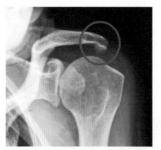 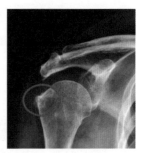

A.关节间隙改变，大结节钙化　　　B.肩峰下钙化　　　C.大结节骨质增生

图2-3-6　冈上肌肌腱钙化

4）冈上肌肌腱断裂

可在急性外伤时因较大瞬间外力导致，也可以在慢性损伤过程中突然出现，因机化、钙化的肌腱在硬度增加的同时脆性也上升，系外力（积聚）作用下出现的疲劳性断裂。肩关节脱位时经常合并冈上肌肌腱断裂及撕脱骨折，应注意排除（图2-3-7）。

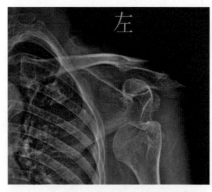

图2-3-7　肩关节脱位

急性损伤时可能出现剧烈疼痛，慢性损伤时疼痛可不明显，触摸压痛点（肌腱附着处）可出现感觉异常缺失，冈上窝触感改变。上肢启动外展动作时不能完成，即患者本意想外展上肢，但实际变成耸肩。MRI检查可以明确诊断，局部造影可以见到充盈缺损。冈上肌损伤鉴别要点如下（表2-3-1）。

表2-3-1　冈上肌损伤鉴别要点

	冈上肌肌腱炎	冈上肌肌腱钙化	冈上肌肌腱断裂
病史	急性或慢性	慢性	急性或慢性
压痛点特征	拒按或喜按	喜按	有异常缺失
功能障碍	启动外展（15°以内）或主动外展60°~120°	主动外展60°~120°	启动外展动作功能丧失
局部封闭	功能恢复	功能恢复	功能不恢复
X线片	阴性	有钙化影	阴性
MRI检查	肌腱出现炎性反应	肌腱出现部分断裂、机化	肌腱全部断裂

2.冈下肌、小圆肌损伤

有急性损伤病史或慢性劳损病史，上肢过度内、外旋时（扭转上肢）或肩关节前屈内收（例如趴在桌上睡觉）时此处容易受到牵拉，肩关节后外侧疼痛，压痛点位于肱骨大结节后侧（肩髎穴），严重时可以牵涉到冈下窝处（天宗穴），急性期压痛点拒按，可以触及肿胀，可以触摸到紧张的肌腹；慢性期压痛点喜按，可以触摸到筋结或条索。背手上摸肩胛骨动作受限，严重时提裤子动作、背手动作均不能完成。

3.肩胛下肌损伤

疼痛以肩部前外侧为主，压痛点位于肱骨小结节尖部（肩髃穴，与冈上肌对比此位置靠前）。上肢高举后伸时疼痛加重，例如穿衣时伸衣袖动作完成困难，患者穿衣时往往先手臂向下穿患侧衣袖，再穿健侧衣袖。

肩袖病压痛点具体部位（图2-3-8）、肩袖病病因区分要点（表2-3-2）如下。

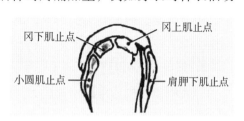

图2-3-8　肩袖病压痛点具体部位

表2-3-2　肩袖病病因区分要点

	疼痛部位	压痛点	功能障碍
冈上肌	肩外靠前	肩髃（大结节尖）	主动外展60°~120°时，尤其是80°~100°时
冈下肌、小圆肌	肩后靠外	肩髎（大结节中后部）	内收内旋前屈功能受限，例如抱肩、梳头、脱套头衫、背手、摸背
肩胛下肌	肩前靠外	肩髃（小结节尖）	高举外展后伸功能受限，例如向后上方伸衣袖

（五）鉴别诊断

1."冻结肩"

肩袖肌各自为病时，压痛点单一且固定不变，共同为病时压痛点也主要在肱骨大结节及小结节上。

"冻结肩"主要特点是呈慢性进行性加重，肩关节周围疼痛广泛，涉及前侧、外侧、后侧。压痛点遍布肩关节周围，至少存在2个以上的压痛点，除肱骨大、小结节外，还涉及喙突、盂下结节等；功能活动广泛受限，至少涉及2个以上方向，并且是主动、被动活动都受限。

2.肩峰下滑囊炎

单纯冈上肌肌腱炎时应注意与肩峰下滑囊炎相鉴别。冈上肌损伤与肩峰下滑囊炎经常互为因果，同时并存。

肩峰下滑囊炎疼痛以肩关节外侧为主，压痛点位于肩峰与肱骨大结节之间，功能活动障碍范围主要为主动外展60°~90°，超过90°时疼痛反而消失。被动运动不受影响。

3.喙突炎

单纯肩胛下肌损伤时，应注意与喙突炎相鉴别，两者疼痛都位于肩前，功能活动受限的方向也一致，都是高举后伸动作受限，但压痛点位置截然不同，一个在肩胛骨喙突、一个在肱骨小结节。

4.神经根型颈椎病

神经根型颈椎病可以出现肩关节周围疼痛，但疼痛部位及压痛点位置不固定，呈游走性，肩关节主动运动功能可能受限（患者畏痛），但被动运动正常。

5.肱二头肌长头肌腱腱鞘炎

肩袖病压痛点位于大结节尖及小结节尖（肩髃穴）或者肩髎穴，位置靠上。肱二头肌长头肌腱腱鞘炎压痛点位置靠下，在结节间沟。

（六）治疗对策

1.肌腱断裂伤、撕脱骨折

当出现肌腱断裂伤、撕脱骨折时，建议手术治疗。

2.肌腱钙化

肌腱钙化的保守治疗效果不理想，不能根治。但如果患者不考虑手术，保守治疗可以改善临床症状，按慢性肌腱炎处理即可，但治疗手法要特别强调轻柔和缓，警惕肌腱钙化引起的肌腱脆性增加，避免因手法过重诱发肌腱疲劳性断裂。

3.肌腱炎、轻微牵拉伤

（1）急性期

所有肌腱、韧带、腱膜的急性损伤，不管发生在哪一个部位，性质都是一样的。治疗原则是凉血止血、消肿止痛、理筋续断。具体方法参考"喙突炎"部分。

（2）慢性期

筋伤病慢性期的治疗原则同样是一致的。治疗原则是温经通络、软坚散结、散瘀止痛、恢复功能。宫廷理筋手法具体操作可以分为三步进行。

1）温经通络

首先选择揉法、擦法、拍法、搓散法等具有温经通络作用的手法，以压痛点为中心，在病位区域内施术，直到病位温热，并使穴位得气，以温经通络，即加快局部血液循环，为后面手法治疗中不可避免的医源性水肿的吸收、消散做好准备，所谓"揉热为好"。

随后选择指（肘、掌）揉法，揉法既可温经通络，又可软坚散结，在压痛点施术，直到局部僵硬的筋结变得柔软，将温经通络逐渐引申至软坚散结，所谓"揉软就行"。

2）软坚散结

配合弹拨法、按推法、牵法、旋法、摇法等主动运动法及被动运动法（宫廷理筋术合法），通过改变纤维组织之间的间距，达到松解粘连的目的。

操作必须在患者能耐受的情况下进行，要在运动中解除粘连、恢复关节功能，妨碍关节功能活动的粘连要松解开，不影响关节功能活动的粘连暂不处理，并非所有粘连都要松解。

治疗过程中时刻牢记"治筋喜柔不喜刚""治筋十取其一"的原则。因手法松解粘连实质上属于产生程度较小的撕裂，肯定会引起医源性损伤，为防止过多的渗出再次造成粘连，所以必须掌握好手法的"度"，"宁可不足，不可有余"，所谓"开点儿就行"。手法得太过与不及，均影响疗效。

3）散瘀止痛

通过散、搓、拍、擦、抖法等温经通络类手法散瘀止痛，使手法引起的水肿、渗出完全吸收、消散，避免形成二次粘连，所谓"散尽算完"。慢性筋伤不可能一次治愈，主张隔日治疗1次，即"再来"，配合药物事半功倍，建议"用药"，功能锻炼至关重要，强调后期"练功"。理论上把握住这些要点，再能够熟练使用手法（基础手法与宫廷理筋术合法），慢性筋伤的治疗基本可以"手到病除"。慢性筋伤的治疗过程，实际上可以理解为把一个比较大的慢性粘连（筋结），一次次变成小的、能够自愈的急性牵拉伤。

4）宫廷理筋术合法

①冈上肌肌腱炎适合摇拔牵推法

患者正坐，伤臂外展平伸，掌心向下。医者侧站其后，以丁字步站好，左脚在前与患者身体平齐，右脚在后。医者左手扶按患肩，四指在肩上，拇指指腹扣按压痛点；右手握住患腕，掌心向上，四指在内关，拇指在外关。

医者两手相对用力，在保持足够的牵引力下，先做上肢外展60°~120°的外旋摇法6~7次，然后在最高点（120°）拔直上肢，全程保持稳定的牵引力。

扶肩之手变拳，抵靠在腋下，右手牵拉患肢先下垂至外展60°，再前屈内收（如梳头动作），使患腕经健侧肩部、脑后至患肩上，此时保持一定的牵引力。腋下之手改扶患肩上，拇指指腹（或大鱼际）按实压痛点，沿肌腱走行推向冈上窝；握腕之手同步牵拉患腕将患肢向前外上方向（医者右肩）拔直。操作过程中，医者右手握患腕始终不放松，除患腕近患肩阶段时，始终保持的足够牵引力。每次治疗重复两次。

②冈下肌、小圆肌损伤适合摇拔弹旋法

患者正坐，伤臂外展平伸，掌心向下。医者侧站其后，以丁字步站好，左脚在前与患者身体平齐，右脚在后。医者左手扶按患肩，四指在肩上，拇指指腹扣按压痛点；右手握住患腕，掌心向上，四指在内关，拇指在外关。医者两手相对用力，在保持足够的牵引力下，先做患者能耐受范围的外展外旋摇法6~7次，然后在最高点拔直，医者右手始终保持一定的牵引力。

扶肩之手变拳，抵靠在腋下，右手牵拉患肢先下垂至外展60°，再前屈内收，使患腕至健肩，全程保持一定的牵引力，医者右脚同时适度前跨一步。

腋下之手改扶患肩，四指在肩上，拇指指腹按实压痛点（肩髎），施以指揉法、弹拨法；握腕之手以自己肘窝托住患者肘尖，在最大限度范围内使患肢做梳头动作6~7次，然后置于患肩上。医者转身，双脚各后退一步，面对患者而立，双手握患腕（虎口向患肩方向），将患肢向前内方牵拉拔直，施以肩关节抖法。

③肩胛下肌损伤适合摇拔弹牵法或内旋后抻法（插兜法）

见"喙突炎"部分。其他治疗方法（药物、锻炼等）参考"喙突炎"部分。

四、肱二头肌长头肌腱损伤

（一）定义

指肱二头肌长头肌腱由于受到反复摩擦，导致肌腱或腱鞘产生无菌性炎症、嵌顿，或肌腱出现钙化、断裂、滑脱，引起肩部疼痛及功能活动受限的一类疾病。

（二）大体解剖

肱二头肌长头起于肩胛骨盂上粗隆及关节盂后唇，构成盂缘的一部分，纤维组织向下越过肱骨头，进入结节间沟，在上臂中部与短头汇合形成肌腹，再向下延伸为肌腱，大部分以肌腱的形式附着于桡骨粗隆，小部分以腱膜的形式止于尺骨上端。肱二头肌受肌皮神经支配，收缩时与肱肌配合，主要完成屈肘、屈肩动作（图2-4-1）。

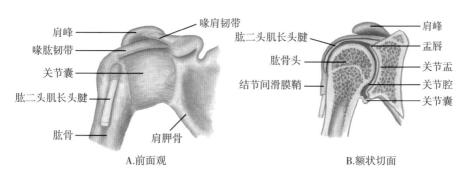

A.前面观　　　　　　　　　B.额状切面

图2-4-1　肩关节韧带

肱二头肌长头肌腱可以细分为三部分。

1.关节内部分，位于关节囊内，由盂上粗隆至结节间沟上界。

2.管状部分，即滑膜鞘包裹的部分，位于结节间沟内，即本病变发生的部位。滑膜鞘实际是关节囊滑膜层在结节间沟处的延展。

3.关节外部分，由结节间沟下界至肌腹。

在结节间沟上端，有横韧带分别附着在肱骨大结节与小结节之上，与结节间沟一起形成一个管腔，内有肱二头肌长头肌腱及滑膜鞘通过，有约束肱二头肌长头肌腱的作用。

当上肢外展时，肱骨头上移，长头肌腱下移，两者之间存在相对运动。可以把肱二头肌长头肌腱理解成上肢外展时肱骨头（结节间沟）向上滑动时依附的轨道。

（三）病因病理

1.肱二头肌长头肌腱腱鞘炎

上肢反复负重、外展，或者上肢在（屈肘）外展状态下以肩关节为轴做前屈、后伸运动，导致肱二头肌长头肌腱滑膜鞘与大、小结节及横韧带之间相互摩擦，外展时摩擦横韧带及结节间沟，内收、前屈时摩擦小结节；外展、后伸时摩擦大结节，导致肌腱腱鞘产生无菌性炎症而引起疼痛。

2.肱二头肌长头肌腱滑膜鞘嵌顿

肿胀的滑膜鞘一旦通过结节间沟与横韧带之间的缝隙时受阻，甚至嵌塞在其中，除引起疼痛外还可以出现上肢外展受限或嵌顿。

3.肱二头肌长头肌腱钙化

肌腱长期、持续受到反复摩擦，可以继发骨化、钙化。

4.肱二头肌长头肌腱断裂

强大外力或在慢性劳损、钙化的肌腱上小力量集聚，一旦超过肌腱的耐受程度，可以出现肌腱断裂，但该种情况较少见。

5.肱二头肌长头肌腱滑脱

当先天性小结节发育矮小或横韧带松弛、横韧带断裂或附着点撕脱骨折，或大、小结节骨折时，可以出现长头肌腱滑脱。

（四）临床特征

1.病史

有相对应的外伤史，为急性或慢性损伤。

2.疼痛

肩关节外侧疼痛，以结节间沟上界至肌腹处为主（肩峰至臂臑穴）。

3.压痛点

位于结节间沟横韧带（滑膜鞘），一般在横韧带两端附着处明显，有时在肌腱上，偶尔可以触摸到肱二头肌腱滑膜鞘的囊性肿胀。

4.功能活动障碍

（1）肱二头肌长头肌腱炎

上肢外展时疼痛发作，随着外展角度的增加而加重，没有明显的疼痛弧，整个外展高举的过程中都有不同程度的疼痛。因为只要有运动，肌腱、结节间沟和横韧带之间就有摩擦。上肢在外展状态下以肩关节为轴前屈、后伸时，可以诱发疼痛加剧，由肌腱与大、小结节产生挤压引起。

（2）肱二头肌长头肌腱滑膜鞘嵌顿

有时患肢在外展到某一角度时会突然出现停顿，既不能继续外展，也不能自行放下，有仿佛被"卡住"的感觉（嵌顿），需另一手托扶患肢使之下垂并放松，随后经适度轻轻内、外旋之后才能松解，患者通常可以感觉到患处有突然的放松，严重时需另一只手将患肢向远端牵拉并适度内、外旋才能松解，患者有突然放松、如释重负之感。

（3）肱二头肌长头肌腱钙化

反复损伤可以导致肌腱机化、局部钙化，单纯凭触诊难以发现，需结合X线片。

（4）肱二头肌长头肌腱断裂

在肌腱退变的基础上，在超过肌腱耐受极限的外力作用下（一次较大外力或多次小力量积聚），肌腱可以出现断裂。结节间沟触诊有异常缺失，肱二头肌肌腹下移、内偏，外展运动受限。

（5）肱二头肌长头肌腱滑脱

多数情况下肱二头肌肌腱滑脱到小结节内侧，触诊时可发现结节间沟有异常缺失，小结节内侧出现异常隆凸，外展运动受限。

5.影像学检查

B超、MRI等检查可以帮助明确诊断。

（五）鉴别诊断

1.肩峰下滑囊炎

疼痛同样位于肩外侧，但压痛点位置不同。肩峰下滑囊炎压痛点靠上，位于肩峰下、肱骨大结节上方。肱二头肌长头肌腱炎压痛点位置偏下，位于大结节下方的结节间沟内。疼痛弧也不同，前者是60°~90°，后者几乎是全程。

2.冈上肌肌腱炎

冈上肌肌腱炎压痛点位于肩峰与大结节之间，疼痛弧主要是60°~120°。肱二头肌长头肌腱炎压痛点位于大结节下方的结节间沟，疼痛弧不明显。

3.肩周炎

压痛点广泛，功能活动受限的方向多。

4.臂丛（肌皮）神经损伤

肱二头肌长头肌腱损伤痛有定处，压痛点局限；臂丛（肌皮）神经损伤痛无定处。

（六）治疗对策

1.肌腱断裂

当出现肌腱断裂时应采取手术治疗。

2.肌腱钙化

出现肌腱钙化保守治疗效果不理想，不能根治，但可以减轻临床症状。治疗时参照肌腱炎进行治疗，但手法应轻柔和缓，防止诱发肌腱断裂。

3.肌腱腱鞘炎

（1）制动休息

适当减少能够引起疼痛加剧的运动，防止损伤加剧。

（2）常规手法

1）压痛点施擦法、指揉法以消肿止痛。用力及方向应向肩关节囊方向，因为滑膜鞘实际是关节囊滑膜的延展部分。

2）自下而上以推法理筋复位，该手法可促进滑膜鞘液与关节液的置换。

3）配合使用宫廷理筋术摇拔牵推法及摇拔垂提法。

①肩关节摇拔垂提法

以右肩为例，患者正坐，伤臂外展平伸，掌心向下。医者侧站其后，丁字步站好，左脚在前与患者身体平齐，右脚在后。医者左手扶按患肩，四指在肩上，拇指指腹扣按压痛点；右手握住患腕，掌心向上，四指在内关，拇指在外关。医者两手相对用力，在保持足够的牵引力下，先做患者能耐受范围的外展外旋摇法6~7次，然后在外展60°左右拔直，医者右手全程保持一定的牵引力。

保持足够的牵引力，牵拉上肢至肩关节外展前屈位（前外45°方向），放松牵引力，使患肢外旋，患腕近患肩，掌心对肩髃穴。

再牵引患腕至肩峰外侧，掌心对肩峰，然后牵拉患肢垂直上举至最高点。反复施术两遍。

②摇拔牵推法

见"冈上肌损伤"部分。

4）局部以指颤法散瘀止痛。

（3）外敷消炎止痛类药膏或中药外敷

可以选择膏药外敷，可活血散瘀、消肿止痛，如701跌打镇痛药膏。

4.肱二头肌长头肌腱滑膜鞘嵌顿

采用肱二头肌长头肌腱嵌顿牵旋法（宫廷理筋术），通常效果立竿见影。以右肩为例，患者正坐，伤臂外展，此时患者处于嵌顿强迫体位，医者左手扶患肩，拇指按压痛点；右手握患腕（劳宫对内关），两手相对缓慢用力拔伸，同时配合患肢反复小幅度内、外旋，即可解除嵌顿。

5.肱二头肌长头肌腱滑脱

采用肱二头肌长头肌腱滑脱之牵旋抠推法（宫廷理筋术）可一次复位。

以右肩为例，患者正坐，伤臂外展前伸，位于前外45°方向。医者左手扶患肩，拇指抠痛点（滑脱肌腱内侧）；右手握患腕（劳宫对内关），两手相对缓慢用力拔伸的同时，右手使患肢内旋，左手拇指同步抠推滑脱的肌腱外移，即可顺利滑过小结节而复位。复位后需针对病因采取相应处理，否则不能根治。

五、肩峰下滑囊炎

（一）定义

指单纯在外力作用下，肩峰下滑囊产生无菌性炎症并继发退变。

（二）大体解剖

在肩关节周围存在许多滑囊，如肩峰下滑囊、三角肌下滑囊，肩胛下肌滑囊、前锯肌下滑囊等。

滑囊分内、外两层，外层由纤维结缔组织构成，极坚韧，有保护滑囊的作用；内层是滑膜组织，滑膜上分布着丰富的毛细血管末梢，可以产生适量的黏液并完成新陈代谢，黏液充盈在滑囊腔中，使滑囊具有弹性。滑膜多数位于肌腱与骨之间或肌腱与肌腱之间，具有缓冲压力、减少摩擦、保护肌腱的作用。

肩峰下（三角肌下）滑囊是肩部最重要的滑囊，位于肩峰、三角肌与冈上肌肌腱之间，起减缓两者之间摩擦、保护肌腱的作用，主要是保护冈上肌肌腱。在儿童期，可以有一膜将其分隔为肩峰下及三角肌下两部分，成年人多相互贯通成为一体，统称肩峰下滑囊或肩峰下结构（图2-5-1）。肩峰下滑囊本身与肩关节囊相通，上臂内收时，滑液流入关节囊；上肢外展时，关节囊内液体可以流入滑囊。

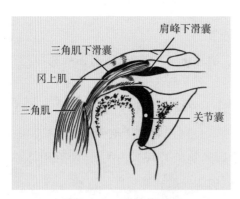

图2-5-1 肩关节滑囊

在正常状态下，当上肢外展时，肱骨大结节逐渐靠近肩峰并滑入肩峰下，肩峰下滑囊也随之同时慢慢翻卷、缩进肩峰与肱骨头之间的空隙中，冈上肌肌腱也同时向肩峰下、冈上窝方向移动，起类似关节的作用，故又可称其为"第二肩关节"。

由于肩峰下滑囊浅层是肩峰、三角肌，深层是冈上肌肌腱（抵止于大结节尖），因此可以把冈上肌看作是肩峰下滑囊的底部，冈上肌肌腱一旦出现损伤（炎症、撕裂、断裂），必然会影响到肩峰下滑囊，所以两者之间常互为病因，同时为病。

上肢自然下垂时，肩峰下滑囊位于肩峰、三角肌与冈上肌肌腱（附着于肱骨大结节）之间，在体表可以直接触压到；上肢外展后，肩峰下滑囊逐渐缩进到肩关节囊上方，至上臂外展成直角（90°）时，肩峰下滑囊已经完全缩进至肩峰下，在体表触压不到。

（三）病因病理

肩关节长期超负荷运动，尤其是外展运动，冈上肌、三角肌反复收缩，造成肩峰下滑囊受到反复摩擦、挤压，滑膜层水肿，产生无菌性炎症，从而出现疼痛、肿胀及关节滞动感。若日久不愈，炎症的慢性刺激或年龄增加可以引起囊壁退化，局部增生、肥厚，滑膜液生成减少，润滑作用下降，第二肩关节的作用下降，导致肩关节活动出现涩滞感。

冈上肌肌腱属于肩袖范畴，可以看作是肩关节囊的一部分，同时也作为肩峰下滑囊的底部。冈上肌肌腱一旦损伤（尤其是断裂），可以造成滑囊腔与关节囊腔相通，可以使滑囊炎症波及到关节囊。少数老年人群肩峰下滑囊可以完全萎缩、闭塞，丧失第二肩关节的作用。冈上肌失去滑囊的保护，容易因摩擦刺激太过而出现机化、钙化，甚至断裂。因此，肩峰下滑囊炎与冈上肌肌腱炎常互为病因，同时存在。

（四）临床特征

1.病史

有明显外伤史，急性或慢性，以慢性居多。

2.疼痛部位

肩关节外侧疼痛，以外侧肩峰、三角肌上部区域为主，严重时伴有肿胀感。

3.压痛点

上肢自然下垂时，压痛点位于肩峰下，即肩峰与肱骨大结节之间，上肢外展超过90°时则触摸不到，因此病灶已经滑入肩峰下。

4.外展疼痛弧为60°~90°

上肢外展时出现疼痛，疼痛随外展角度增加而加重，因肱骨大结节逐渐接近肩峰，挤压肿胀的滑囊，60°~90°时最明显，此时肱骨大结节与肩峰距离最近，挤压最重。但是一旦外展超过90°则疼痛消失，因此时肱骨大结节逐渐远离肩峰，肩峰下滑囊完全隐入肩峰下，挤压消失，功能活动正常（图2-5-2）。

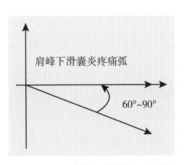

肩峰下滑囊炎疼痛弧

60°~90°

图2-5-2　肩峰下滑囊炎疼痛弧

所以，肩峰下滑囊炎的外展疼痛弧在60°~90°时最明显，或者说是90°以下，超过90°疼痛消失，这是与冈上肌肌腱炎的最大区别之一。

5.影像学检查

X线、B超、MRI等检查可以明确诊断（图2-5-3、图2-5-4）。

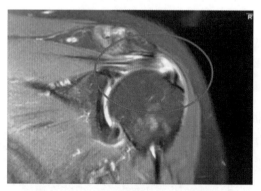 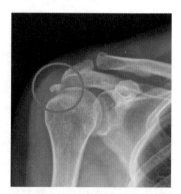

图2-5-3　冈上肌损伤，肩峰下滑囊炎　　　　图2-5-4　肩峰下钙化

（五）鉴别诊断

1.冈上肌肌腱炎

两者互为病因，常同时存在。压痛点位置相似且均有上肢主动外展疼痛，但疼痛弧不同。

肩峰下滑囊炎疼痛弧为主动外展60°~90°时疼痛剧烈，一旦超过90°时反而疼痛消失，因此时滑囊已经全部缩进肩峰下空隙中，挤压消失。

冈上肌肌腱炎疼痛弧是主动外展60°~120°、80°~100°时疼痛最剧烈。上肢主动外展时，在60°~90°范围时属于肱骨大结节逐渐靠近肩峰，90°~120°时属于肱骨大结节逐渐远离肩峰，距离越近，挤压越紧，疼痛越重。所以，上肢主动外展一旦超过90°，若肩峰与肱骨大结节之间依然存在疼痛、压痛，只能是冈上肌肌腱炎而不是肩峰下滑囊炎。

2.肱二头肌长头肌腱腱鞘炎

疼痛位置相似，但压痛点位置不同，一个在肩峰下，即大结节尖上方与肩峰之间，一个在结节间沟，即大结节尖或偏内侧。

3.肩周炎

疼痛范围及压痛点均有较大区别，比较容易区分。肩峰下滑囊炎压痛点单一，肩关节功能活动仅仅是主动外展时运动受限，疼痛弧明确，被动运动正常，且肩关节其他的功能活动基本正常。冻结肩是多个压痛点，肩关节多方位功能活动受限，并且是主动运动及被动运动都受限。

4.神经根型颈椎病

肩峰下滑囊炎疼痛、压痛点位置固定；神经根型颈椎病疼痛及压痛点位置不固定，常呈游走性。

（六）治疗对策

1.急性期

（1）制动

防止进一步加重损伤。

（2）冷敷

急性期可以使用，但一般情况下使用机会不多，因患者就诊时常处于慢性期。

2.慢性期

（1）手法治疗

旨在温经通络、消肿止痛。

1）常规手法

患者仰位，患肢在外侧略内收，手心握住对侧肘尖，此时滑囊液流向关节囊。医者首先选用㨰法，在痛点施术，以得气为度。滚动方向自肘向肩，促进滑囊液与关节液置换，利用关节囊的血液循环，帮助滑囊无菌性炎症进行吸收、消散。

2）推法

自下（肱骨大结节）向上（肩峰）推，反复5~10次，同样是促进滑囊液与关节液相互置换，促进关节囊的血液循环。

3）宫廷理筋摇拔牵推法

参考"冈上肌肌腱炎"章节。两者只是压痛点不同而已，在"以痛为腧"的思想指导下，治疗操作相似。

4）摇拔垂提法（宫廷理筋术）

参考"肱二头肌长头肌腱炎"章节。

5）其他手法

可配合肩关节抖法、压痛点搓散法。

（2）局部热敷

建议使用骨科熥洗药局部热敷，或外敷膏药。

（3）功能锻炼

后期可在不痛的活动范围内，适度做上肢的主动外展运动，但应注意强度。

六、肱三头肌长头肌腱损伤

（一）定义

指单纯由外力造成的肱三头肌长头附着点的损伤（无菌性炎症及牵拉伤）或滑囊炎。

（二）大体解剖

肱三头肌长头起于肩胛骨盂下结节（肩贞穴），肌纤维斜向外下，过肩关节后侧，在上臂中部后方与内外侧头合并成肌腹，肌腱向下延伸，过肘关节后方，止于尺骨鹰嘴。肱三头肌受桡神经支配，主要功能是使肩关节后伸及伸直肘关节。

（三）病因病理

以肩关节为轴过度前屈、内收上肢，如摸对侧肩或肩胛骨、高尔夫击球动作等一切可以造成腋窝后下部分撕裂的动作，都可以引起肌腱附着处的牵拉，导致局部水肿、渗出，产生无菌性炎症并可伴有部分纤维撕裂，迁延日久可继发粘连。也有人认为本病是肌腱附着处的滑囊炎。

（四）临床特征

1.病史

有急性或慢性外伤史，多数患者有慢性劳损病史。

2.疼痛

肩关节后侧疼痛，可以累及上臂后部，即肱三头肌肌腱与肌腹处。

3.压痛点

压痛点位于肩关节后方，肩胛骨盂下结节（肩贞穴）处。急性期可以触及肿胀并拒按。慢性期可以触及筋结，有时可以摸到紧张、僵硬或萎弱的肌肉。

4.功能活动

肩关节前屈内收动作受限，做抱肩、摸对侧耳朵、梳头、脱套头衫等动作受限或可引起疼痛加剧。

5.影像学检查

X线检查无明显阳性征象。

（五）鉴别诊断

1."冻结肩"

肱三头肌长头肌腱炎压痛点位置单一，功能活动受限方向单一。而"冻结肩"压痛点广泛，功能活动受限方向广泛。

2.肩袖病之冈下肌、小圆肌损伤

冈下肌、小圆肌损伤压痛点位置靠上，在肱骨大结节上（肩髎穴）；肱三头肌长头损伤压痛点偏下，在肩胛骨盂下结节（肩贞穴）。

（六）治疗对策

1.急性期

筋伤病急性期治疗原则相通，前面已有详细介绍，不再赘述。

2.慢性期

慢性期的治疗原则也是相同的，即软坚散结、恢复功能；方法也是相通的，即"松、正、理结合，点、线、面协同"。只要掌握了慢性筋伤的大体治疗规律，所有类似筋伤都可以融会贯通。"松、正、理"即"温经通络、软坚散结和散瘀止痛"。"点、线、面"是强调治疗时不能只关注筋结（即"点"）的"松、正、理"，同时也要关注到整条肌肉（即"线"）的情况，如肌肉的紧张或松弛程度，还要注意调整协同肌及拮抗肌（即"面"）的平衡。

以本病为例。患者侧卧，患肢在上并伸向对肩，使肌肉处于轻度牵拉状态下。医者首先寻找压痛点或筋结，找到后即以此为"腧"行㨰法、指揉法，顾及到整个肱三头肌及协同肌（三角肌后束、冈下肌、小圆肌，有外旋及后伸上肢作用），同时注意检查前方的拮抗肌（三角肌前束、肱二头肌，有前屈及内旋上肢作用）有无紧张，有则以㨰法、揉法、拿揉法等放松之，直至病位温热，肌肉放松，以温经通络（即"松"）。

然后重点在筋结上施以指揉法、弹拨法、按推法、牵法、摇法，反复进行。然后患者取坐姿，配合使用宫廷理筋术"摇拔弹旋法"两遍，以软坚散结、恢复功能（即"正"），注意"不痛用力、十取其一"。最后使用肩关节抖法，局部散法、拍法，以散瘀止痛（即"理"）。

手法治疗后配合局部热敷或外贴膏药以加强效果。此外应配合自我功能锻炼。在患者自觉痛与不痛之间尽量做内旋梳头的动作，强度是"能做十个只做七八个"，宁可不足，决不有余，循序渐进，防止锻炼过度造成新的过度损伤。综合达到恢复肌肉肌腱固有有效长度、恢复关节功能的作用。一般而言，本病经过系统治疗配合功能锻炼均可痊愈。

七、大圆肌、背阔肌、胸大肌损伤

（一）定义

在单纯外力的作用下，在大圆肌、背阔肌、胸大肌肌腱附着处（或滑囊）产生的无菌性炎症。

（二）大体解剖

1.大圆肌

起于肩胛下角背面，肌纤维斜向外上方，与背阔肌肌腱一起，从腋下绕到肩关节前面，止于肱骨小结节下部（肩髃穴）。大圆肌受肩胛下神经支配，收缩时牵拉上肢内旋、内收、后伸。上肢高举外旋后伸（例如投掷动作前半程结束时）时上附着处受到牵拉，容易损伤。

2.背阔肌

起于第6胸椎以下所有的胸椎、腰椎、所有骶椎正中嵴后侧的筋膜及髂嵴后部、第10~12肋的外面，纤维斜向外上方，与大圆肌肌腱一起，从腋下绕到肩关节前面，止于肱骨小结节嵴中部（肩髃）。背阔肌受胸背神经支配，收缩时可牵拉上肢内旋、内收、后伸（图2-7-1）。

上肢高举外旋后伸状态下（腕部捆绑绳索被吊起并摇晃）背阔肌的肌肉肌腱受到牵拉，上附着处受力集中，相对容易损伤。

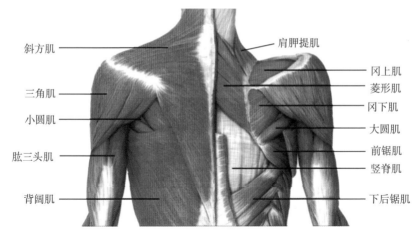

图2-7-1 肩背部肌肉

斜方肌　　肩胛提肌　　冈上肌　　菱形肌　　冈下肌　　大圆肌　　前锯肌　　竖脊肌　　下后锯肌　　三角肌　　小圆肌　　肱三头肌　　背阔肌

3.胸大肌

起于锁骨内侧面、胸骨前面、第1~6肋肋软骨、腹直肌鞘前上部，肌纤维交叉向外，经过腋下，止于肱骨大结节嵴。

胸大肌受胸前（大）神经支配，收缩时使上臂前屈、内收、内旋，即抱东西的动作。过度后伸及外展外旋（即双手被捆绑在背后并吊起的动作）时，肩部及上臂附着处容易损伤（图2-7-2）。

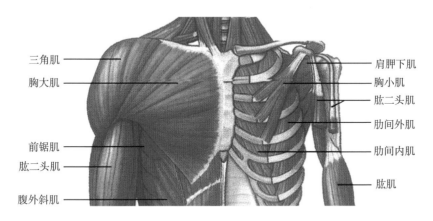

图2-7-2 胸背部肌肉

三角肌　　胸大肌　　前锯肌　　肱二头肌　　腹外斜肌　　肩胛下肌　　胸小肌　　肱二头肌　　肋间外肌　　肋间内肌　　肱肌

（三）病因病理

1.有观点认为是在外力的作用下，肌腱附着处发生的无菌性炎症及部分肌纤维组织由于受到牵拉而出现撕裂伤，后期可继发纤维化、粘连。

2.有观点认为是单纯间接暴力引起肌腱附着处滑囊产生的无菌性炎症。

（四）临床特征

1.外伤史

有外伤史或劳损史。

2.疼痛

肩部疼痛，以肩前为主，即三角肌前束深层。

3.压痛点

压痛点明确，背阔肌、大圆肌压痛点及筋结、条索位于肱骨小结节嵴，即三角肌前缘中点附近。

胸大肌压痛点及筋结、条索状物位于肱骨大结节嵴，即肩峰与臂臑连线的中点附近，前后有区别（图2-7-3）。

4.功能活动

活动受限，背阔肌、大圆肌损伤以上肢高举后伸（例如伸衣袖）动作明显受限。胸大肌损伤以超外展后伸时明显受限。

5.影像学检查

X线片检查无阳性征象，软组织B超、MRI可以协助诊断。

（五）鉴别诊断

1."冻结肩"

两者的鉴别点在于压痛点及功能活动受限的程度及范围。"冻结肩"的压痛点广泛，功能活动受限范围较大。

2.颈椎病

是否痛有定处。

3.肩胛下肌损伤

压痛点虽然都在肱骨小结节上，但具体位置不同，容易区别（见图2-7-3）。

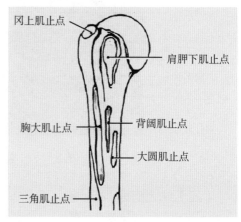

图2-7-3　胸、肩、背部肌肉在肱骨的止点

（六）治疗对策

参考常见的慢性筋伤治疗，疗效明显。

八、冻结肩

（一）定义

指肩关节周围软组织出现广泛的疼痛、压痛，肩关节功能活动受限甚至丧失的一种病症。本病在临床上还有许多其他名称，如"五十肩""漏肩风""肩痹""肩凝""肩周炎"等，均从不同的方面阐述了这一病症的特点特征。"五十肩"提示此病在五十岁左右易得，"漏肩风"强调患有此病时肩部有漏风的感觉，受寒凉后症状加重，"肩凝"强调"凝结"，说明患有此病时关节活动障碍明显，"肩痹"指肩部恶寒、疼痛。

也有人称其为"肩周炎"，肩周炎是"肩关节周围软组织炎"的简称，为广义概念，前面章节介绍的肩关节筋伤病都属于此概念范畴，将其专指、应用在本病（"冻结肩"）不十分恰当，故也可以把本病理解成狭义的肩周炎。

（二）大体解剖

肩关节主要由肩胛骨的肩盂与肱骨的肱骨头构成，外面有关节囊包裹，关节囊内充盈着关节液，起滋润、营养关节并滑利关节（利于关节运动）的作用；关节囊外分布着许多肌肉，这些肌肉作为动力源，牵拉上肢骨骼以肩关节为轴，完成各种肩关节运动。

（三）病因病理

1.关节液变性、凝结

由于内分泌变化的影响，关节液变性、凝结，滑利关节的作用下降或消失，导致本病。本病多见于五十岁左右的人群，此时身体激素水平波动较大，女性发病多于男性，因而此病被命名为"五十肩"。该种病因属于典型的囊内粘连，较多见。

2.关节粘连

肩关节骨折、脱位时必然同时伴有软组织损伤，由于骨折、脱位之后必须进行外固定以促进骨折愈合、防止习惯性脱位，使浸润于软组织间隙的渗出物（出血）凝结，使肩关节周围功能活动方向不同的肌肉肌腱之间产生粘连，相互牵制，功能出现障碍，引起本病。该种主要属于囊外粘连。

或者由于肩部急性筋伤（有渗出）失治误治，或反复出现肩关节周围肌肉、韧带的轻微损伤，局部有炎性渗出，迁延日久并缺乏肩关节必要的活动，导致渗出物凝结，使不同功能的肌肉肌腱之间产生粘连，影响关节的正常活动，诱发本病。该种主要属于囊外粘连。

中风后遗症患者，由于关节液变性，加上肌肉失去神经的支配，出现肌力下降，导致肩关节功能活动降低，局部血液循环障碍。日积月累，沉积在软组织间隙中由于坠积性肿胀引起的渗出可以逐渐引发相邻肌肉肌腱的粘连，诱发本病。该种属于囊外粘连或兼而有之。肌力下降后，许多日常生活中原本微小的被动运动（意外的微小牵拉）都有可能引起肌肉肌腱的急性牵拉损伤，加速本病发生或加重本病程度。

寒凉刺激可以诱发肌肉紧张，增加肌肉肌腱损伤概率，可以加速渗出物的凝结，是形成本病的外在条件。但寒凉刺激不是形成本病的必须要素，不是每个人在寒凉情况下都会发病，一定是先有损伤、有渗出物在先。

本病发生的基础条件为首先有渗出物存在（作为"粘合剂"）、缺乏适当的活动（动则不凝）以及寒凉刺激（加速凝结）。前两条是基础，是必须具备的，缺一不可。后一条是辅助的，可有可无，有则加速本病的发生，没有也可以发生本病。

3.肩关节关节镜检查

（1）"冻结肩"

关节腔难以扩张，关节囊挛缩，但囊内并无明显粘连，滑膜为非特异性炎症反应。关节腔冲洗及注射类固醇类药物，症状可明显改善。

（2）退行性关节炎

滑膜呈反应性变化，盂唇增厚、纤维化，撕裂或部分缺失，关节表面失去光泽，软骨糜烂，常伴有肱二头肌长头肌腱退行性变化。

（3）慢性滑膜炎

非特异性滑膜炎仅涉及滑膜本身，滑膜充血、水肿，或增生、肥厚。

（4）类风湿性滑膜炎

滑膜增厚及挛缩，有绒毛菜花状突起，关节软骨被血管翳（肉芽组织增生）侵蚀、破坏。

（5）外伤、手术、感染引起者关节腔内充满黏液纤维素样渗出或条索状粘连。

（四）临床特征

可以划分为疼痛期（早期）及粘连期（典型期）。疼痛期以主观疼痛为主诉，关节功能活动受限可以不明显，相对易治，病理以无菌性炎症为主。粘连期既有疼痛，又有功能活动障碍，相对难治，以粘连为主要病理表现，治愈需要的时间相对较长。

1.病史

病史具有呈慢性进行性加重的特点。

2.疼痛

（1）部位广泛

肩关节周围出现广泛疼痛。初期疼痛局限在某一个部位，例如是某一条肌肉疼痛，尔后疼痛范围逐渐扩大，可涉及多条肌肉，也可以是一开始就出现广泛疼痛。典型期肩关节周围出现广泛疼痛，涉及肩前、肩外、肩后，病久可以累积胸前、腋下、肩胛骨周围。

（2）夜间为甚

疼痛常常以夜间为甚，患者自述经常可以痛醒，多是由于在睡眠无意识状态下做了超极限运动。

（3）与寒凉有关

一旦遇寒凉刺激（包括阴雨天气变化），疼痛明显加剧。

（4）性质

疼痛性质以撕裂性疼痛为主，例如在无意识状态下突然受到过度的被动牵拉，虽然没超过正常生理运动极限但超过病理运动极限，可以引起疼痛骤然发作而痛不可支。

3.压痛点

（1）关节周围有压痛点

肩关节周围出现广泛的压痛点，急性期拒按，慢性期可以触及筋结。肩关节周围出现压痛点，初期可能是一处，慢慢增加至多处，最后遍及肩关节周围。以肩内陵（喙突，肱二头肌短头、喙肱肌）、肩髃（小结节，肩胛下肌）、肩峰下（大结节尖，冈上肌）、肩髎（大结节，冈下肌、小圆肌）、肩贞（肱三头肌长头）等处最常见且最早出现，之后可以累及前臂（大圆肌、胸大肌附着处）、肩胛骨周围（肩胛提肌、菱形肌、前锯肌等）、肘关节周围（桡骨粗隆，肱二头肌下附着处）。

（2）关节周围无明确压痛点

由内分泌因素变化引起的"五十肩"，虽然肩关节疼痛剧烈，但在肩关节周围可能找不到明确压痛点，患者主诉是"疼痛在关节里面"。

4.功能活动

（1）多方向功能活动障碍

肩关节出现广泛的功能活动受限，涉及高举、内收、外展，内、外旋等各个方向，与前面章节所述筋伤中单一方向受限明显不同。患者主诉以伸衣袖、梳头、背手、提腰带、摸后背、如厕、脱毛衣等动作受限为主，常因惧怕引起疼痛而不敢活动。

不同患者功能活动受限的方向、程度均不同，后期可以出现典型的"扛肩"（以腰部侧屈代替肩关节外展）或"喇叭征"，即双手抱头后，两肘部不能相贴等体征，严重时可以出现肩关节功能活动丧失。

（2）主动运动及被动运动均受限

功能活动障碍不但表现为主动运动受限，被动运动也受限，肩关节"轴"的作用丧失，前面讲过的疾病可以仅出现主动运动受限，被动运动可以正常。

医者被动运动患者的肩关节时，可以体会到患者肩关节被"粘住"的感觉，多数情况下医者可以感觉、分辨到是囊外粘连，有时可以感觉到是囊内粘连（如"五十肩"），两者截然不同。

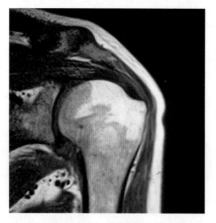

图2-8-1 红骨髓现象

5.肌肉萎缩

病久可以出现肌肉萎缩，由于关节功能下降、丧失引起的肌肉废用性萎缩，关节功能恢复后肌肉萎缩随运动增加而逐渐恢复。

6.X线片

普通X线片无阳性征象，主要用于排除骨折、肿瘤等。肩关节功能活动长期受限，肱骨头可以出现红骨髓现象（图2-8-1）。

（五）鉴别诊断

1.神经根型颈椎病

"冻结肩"疼痛部位虽然广泛，但痛有定处；功能活动受限的特点是肩关节主动运动受限，被动运动也受限。神经根型颈椎病的疼痛特点是既可痛有定处，又可痛无定处；功能活动受限的特点是肩关节主动运动可以受限，但被动运动正常，提示肌肉无力。

2.其他肩部筋伤

根据压痛点的多少和功能受限的特点可以明确区分。

（六）治疗对策

1.疼痛期

该期主要病理变化是无菌性炎症，治疗以温经通络、消肿止痛为主。

（1）药物

可以内服布洛芬、洛索洛芬、洛芬待因等；可以外涂扶他林乳胶剂等类似药物，以消除无菌性炎症，缓解疼痛。

（2）热敷

可以采取肩关节热敷，如骨科熥洗药，每次20分钟，每天2次，以温经散寒、通络止痛。

（3）手法

压痛点指颤法，施术20分钟，消炎止痛。选择主动运动法，医者以按揉法施术于下肢压痛敏感点（如条口穴），患者主动在能忍受疼痛的最大范围内运动肩关节，持续15分钟。掌振（颤）关元穴,20分钟，通络止痛。

（4）功能锻炼

在能忍受疼痛、力所能及的范围内，尽量完成肩关节的各种生理范围的运动，强度在"十之七八"，即能做十个，只做七八个，防止肩关节继发粘连而加重病情，即"动则不凝"。

2.粘连期

本期病理变化主要是粘连、筋结形成，以松解粘连、恢复功能为主要目的，具体方法是通过手法把一个比较大的慢性粘连（筋结），分解成无数个小的、能自愈的急性撕裂伤而达到预期。

（1）基本手法

"冻结肩"推拿治疗实际上是所有肩部筋伤慢性期推拿治疗的综合，在"以痛为腧、不痛用力"的大原则下，以"松、正、理"为纲，"点、线、面"为目，程度为"十取其一"，把一个大的筋结（粘连），分解成无数个小的、能自愈的急性撕裂伤。

病位施滚法、指揉法、温经通络（即"松"）。压痛点（筋结）施弹拨法、按推法、牵法、旋法、摇法，配合主动运动法及被动运动法，以软坚散结。肩关节施抖法、病位搓散法、拍法，以散瘀止痛（即"理"）。

操作过程中，要涵盖"点、线、面"，不能只着眼于筋结（即"点"）的松解之上，还要兼及整条肌肉（即"线"）的放松，同时照顾到协同肌及拮抗肌（即"面"）。

（2）宫廷理筋术肩关节总法

患者正坐，伤臂外展平伸，掌心向下。医者侧站其后，以丁字步站好，左脚在前与患者身体平齐，右脚在后。医者左手扶按患肩，拇、食指卡压于关节缝；右手握住患腕，掌心向上，四指在内关，拇指在外关。医者两手相对用力，在保持的足够牵引力下，先做最大限度外旋摇法6~7次，然后在最高点时拔直，此时保持一定的牵引力。

随后扶肩之手变拳，抵靠在腋下，右手牵拉患肢先下垂至外展60°左右，再前屈内收使患腕至健肩（右脚同时前跨一步），腋下之手改扶患肩后关节缝向前推按，右臂以医者之肘托患者之肘，使患腕自健肩经脑后至患肩，在允许的范围内做梳头动作6~7次，然后将患腕置于患肩上，整个过程中保持一定的牵引力。

医者两手握患腕，在患者肩关节放松的状态下做向上的提抖动作两次，并停留在最高点。

医者左手四指指腹钩提患腋前部向上提牵，右手牵拉患腕向下大回旋至最低点（臀下），左右两手交换，保持一定的牵引力，右手扶健肩前，左手握患腕（虎口向下），在患者能耐受的范围内，牵引患肢反复、适当地做后伸、背手、上摸肩胛等动作。医者左右脚各后退一步，双手牵引患肢向左前方行肩关节抖法。反复施术两遍。

在临床实际中，根据患者病情选择性使用不同手法，既能成套使用

（轻症），也可以拆分操作（重症），避免过度治疗，以免恶性循环。

（3）用药

同本病疼痛期用药。

（4）功能锻炼

同本病疼痛期的功能锻炼。

本病可以治愈，没有后遗症。有自愈倾向，只是需要的时间相对较久，正确治疗可以减轻疼痛、缩短病程、加快痊愈。

九、肩锁关节损伤

（一）定义

指外伤导致肩锁关节韧带损伤，引起关节疼痛、畸形并出现异常活动的病症。

（二）大体解剖

肩锁关节由肩胛骨肩峰的关节面与锁骨肩峰端的关节面构成，正常间隙为2~5mm。周围有喙肩韧带、肩锁韧带、喙锁韧带加强，属于微动关节，可以上、下、前、后移动和旋转20°左右。

（三）病因病理

关节受到外力直接撞击或受到来自上肢方向的大力牵拉时，可造成关节周围韧带（主要是肩锁韧带、喙锁韧带）损伤，如撕裂、断裂或松弛，导致关节稳定性下降，关节出现畸形或者异常活动。

（四）临床特征

1.病史

有典型外伤史。

2.疼痛

位于肩关节内侧肩锁关节处及其周围，疼痛为隐痛（慢性）或剧痛（急性），活动上肢可引起疼痛加重。

3.压痛点

压痛点局限在肩锁关节处，望诊及触诊可发现锁骨外侧端有明显隆凸

（翘起），按压锁骨外侧端可感知有异常活动（按之下沉、松手翘起），可以触及到筋结或条索。活动上肢时可出现异常活动，患侧较健侧活动度加大。

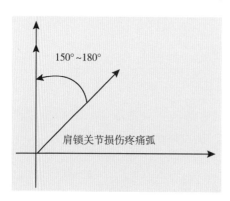

图2-9-1　肩锁关节疼痛弧

4.疼痛弧

上肢外展高举150°~180°时，肩锁关节异动增加，出现疼痛或疼痛加剧，此角度范围肩胛下角外移，肩峰关节面向内倾斜，与锁骨外侧端贴近并推挤锁骨移动（图2-9-1）。

5. X线片

可见关节间隙改变（变大），锁骨外侧端翘起（图2-9-2、图2-9-3）。

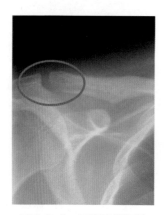

图2-9-2　正常肩锁间隙

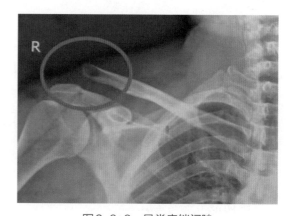

图2-9-3　异常肩锁间隙

（五）鉴别诊断

1.喙突炎

压痛点位置有区别，且肩锁关节损伤时局部有异常活动。

2. "冻结肩"

压痛点数量不同，功能活动受限的方向、程度不同。肩锁关节损伤功能受限主要范围为上外展高举150°~180°。

3.锁骨外侧端骨折

X线片可以协助诊断。

（六）治疗对策

1.韧带撕裂较重及韧带断裂

应采取手术治疗。

2.韧带较轻的撕裂伤及韧带松弛

可以保守治疗。在压痛点、筋结，或在松弛、撕裂的韧带上重点使用按揉法、弹拨法、按推法，力度稍重，超过"十取其一"而达到"十之五六"，使局部出现新的适度撕裂、水肿、渗出甚至出血。手法后立刻进行关节外固定2周，通过继发的韧带粘连连接骨端，稳定松弛的关节。可以反复治疗，达到理想效果。

十、压痛点在肩部筋伤诊断中的利用

利用好肩关节周围的压痛点，结合肩关节功能活动的受限特点及其他特殊体征，对诊断肩部筋伤病有很好的帮助作用。为了避免遗漏，自前而后梳理、分析如下。

1.压痛点位于肩锁关节

当压痛点位于肩锁关节时，应考虑肩锁关节损伤及局部神经病变。此处为肩锁关节所在，如果出现畸形、异动，并且在上肢外展高举150°~180°时疼痛、异动加重，提示肩锁关节损伤。如果只是局部疼痛，应注意排除臂丛神经症状，如颈椎病、斜角肌综合征等。

2.压痛点位于喙突（肩内陵）

当压痛点位于喙突（肩内陵）时，考虑可能是喙突炎或"冻结肩"。此处附着有肱二头肌短头、喙肱肌、胸小肌以及喙肩韧带、喙锁韧带、喙肱韧带。其中超外展试验阳性为胸小肌损伤，抗阻力屈肘试验阳性或过伸肘关节疼痛为肱二头肌短头损伤。肩关节多方向被动运动受限为"冻结肩"。

3.压痛点位于小结节尖（肩髃穴）

当压痛点位于小结节尖（肩髃穴）时提示肩胛下肌损伤（肩袖病）或"漏肩风"。此处有肩胛下肌附着，仅上肢高举后伸时（伸衣袖动作）单方向受限考虑肩胛下肌损伤（肩袖病）。多方向功能活动受限考虑"漏肩风"。

4.压痛点位于小结节嵴（三角肌前缘）

压痛点位于小结节嵴（三角肌前缘）时应考虑背阔肌、大圆肌损伤或者"五十肩"。此处是背阔肌、大圆肌的附着处，如果仅上肢高举后伸（伸衣袖）动作受限明显，考虑为背阔肌、大圆肌损伤。如果是多方向功能活动受限，考虑为"五十肩"。

5.压痛点位于结节间沟

压痛点位于结节间沟时考虑为肱二头肌长头肌腱损伤（腱鞘炎、嵌顿、钙化、断裂、滑脱）及"肩凝症"。此处有肱二头肌长头肌腱通过，如果仅在上肢外展时或在上肢屈肘外展状态下以肩关节为轴前屈后伸时疼痛，考虑为肱二头肌长头损伤。如果是多方位的功能活动受限，考虑"肩凝症"。

6.压痛点位于肩峰下

压痛点位于肩峰下应考虑为冈上肌损伤（肌腱炎、钙化、断裂）、肩峰下滑囊炎或"肩痹"。此处有肩峰下滑囊及冈上肌肌腱，如果外展疼痛弧在90°以内，超过90°时疼痛消失，考虑肩峰下滑囊炎。如果外展疼痛弧是60°~120°，其中以80°~100°最明显，大于90°依然疼痛，且方向单一，考虑为冈上肌肌腱炎。如果功能活动受限的方向广泛，考虑为"肩痹"。

7.压痛点位于大结节尖

压痛点位于大结节尖时，考虑为冈上肌损伤（肌腱炎、钙化、断裂）或"冻结肩"。此处有冈上肌肌腱附着，若伴有外展疼痛弧为60°~120°，且在80°~100°时最明显，超过90°依然疼痛时，考虑为冈上肌损伤。肩关节多方向功能活动受限时考虑"冻结肩"。

8.压痛点位于大结节嵴

压痛点位于大结节嵴，即肩峰与臂臑穴之间，应考虑胸大肌损伤或"漏肩风"。此点是胸大肌附着处，如果仅有此一个压痛点或筋结，考虑胸大肌损伤。如果有2个以上的压痛点，且伴有肩关节广泛功能活动受限，考虑"冻结肩"。

9.压痛点位于大结节偏后（肩髎穴）

压痛点位于大结节偏后（肩髎穴）时应考虑冈下肌、小圆肌损伤（肩袖病）或"冻结肩"。此点为冈下肌、小圆肌附着处，如果仅脱毛衣类动作受限，考虑"肩袖病"。如果是多方向功能活动受限，考虑"冻结肩"。

10.压痛点位于肩胛骨盂下结节（肩贞穴）

压痛点位于肩胛骨盂下结节（肩贞穴）时考虑"肱三头肌长头损伤"或"五十肩"。此点为肱三头肌长头附着处，如果仅表现为单一动作（如梳头、脱毛衣）受限，考虑为肱三头肌长头损伤。如果伴有肩关节广泛功能活动受限，考虑"五十肩"。

11.压痛点位于肩胛骨周围且广泛存在

压痛点位于肩胛骨周围且广泛存在，考虑为狭义的肩周炎。由此可以体会到，"冻结肩"的压痛点广泛，而其他肩部筋伤的压痛点是一个单独的点。利用好压痛点，对肩部筋伤的诊断有很大帮助。

十一、肩关节功能活动受限特点

肩关节功能活动受限的方向可以特定动作受限、上肢外展疼痛弧来具体说明，对诊断肩部筋伤病同样有较大帮助。

1.梳头动作受限

上肢仅在做前屈内收高举动作时受限，即上肢向前、向内、向上的动作，如少先队队礼姿势、高尔夫球挥杆动作末期、脱套头衣服、梳头、洗脸等动作。该动作主要牵拉肩关节后下部的肌肉肌腱，如冈下肌、小圆肌、肱三头肌长头肌腱等。

2.伸衣袖动作受限

上肢外展外旋高举动作受限，即上肢向后、向上、向外如投掷动作的前半程末端、手朝上穿上衣伸衣袖等动作，主要牵拉肩关节前部的肌肉肌腱，如肩胛下肌、背阔肌、大圆肌、胸大肌等。

3.背手动作受限

内旋后伸上提动作如背手、提腰带、扣背部衣扣、摸肩胛骨等动作受限，因以上动作主要牵拉冈下肌、小圆肌、胸大肌等。

4.启动上肢外展动作丧失

无法完成外展上肢的动作，出现"耸肩"，提示冈上肌肌腱断裂。

5.主动外展疼痛弧

（1）疼痛弧范围在0°~15°之间，提示冈上肌急性损伤。

（2）主动外展至60°~90°范围时受限，超过90°时疼痛消失，考虑肩峰下滑囊炎。

（3）主动外展至60°~120°范围时疼痛，尤其在90°~120°范围内依然疼痛，考虑冈上肌肌腱炎。

（4）上肢外展高举150°~180°时疼痛，考虑肩锁关节损伤。

（5）上肢主动外展的整个过程都疼痛，外展状态下上肢前屈后伸疼痛加重，考虑肱二头肌长头肌腱腱鞘炎。

功能活动受限的特点结合压痛点的位置，是诊断和鉴别肩部筋伤病的主要依据。准确掌握并融会贯通，临床诊断可以事半功倍。

6.肩关节关节镜检查

（1）肩关节周围炎

关节腔难以扩张，关节囊挛缩，但囊内并无明显粘连，滑膜为非特异性炎症反应，进行关节腔冲洗及注射类固醇类药物，症状可明显改善。

（2）出现退行性变化

退行性关节炎滑膜呈反应性变化，出现盂唇增厚、纤维化，撕裂或部分缺失，关节表面失去光泽，软骨糜烂，常伴肱二头肌长头肌腱的退行性变化。

（3）慢性滑膜炎

非特异性滑膜炎仅涉及滑膜本身，滑膜出现充血、水肿或增生、肥厚。

（4）类风湿性滑膜炎

滑膜出现增厚及挛缩，有绒毛菜花状突起，关节软骨被血管翳（肉芽组织增生）侵蚀、破坏。

（5）外伤、手术、感染损伤

关节腔内充满黏液纤维素样渗出或条索状粘连。

第三章 肘部筋伤

一、概述

肘关节由肱骨下端及尺骨、桡骨上端构成，三骨包裹在一个关节囊内。肘关节实际包含了三个关节，即肱尺关节、肱桡关节及尺桡关节。三个关节在功能上彼此密切联系，可以视为一个关节。

肘关节关节囊近心端附着于肱骨冠状窝、内外上髁远端及鹰嘴窝底部，远心端连接桡骨窝、环状韧带、尺骨冠突前侧及滑车切迹两侧的关节软骨边缘。在肘关节周围，有尺侧副韧带、桡侧副韧带、方形韧带及环状韧带加强，此处单纯韧带损伤的概率小。在关节周围，有许多肌肉附着，在神经系统的支配之下，作为动力源以肘关节为轴牵拉骨块，完成各种运动（图3-1-1、图3-1-2）。在肌肉肌腱与骨之间，有滑囊分布。在肌肉肌腱、韧带与骨的缝隙中，有神经、血管分布、通过。

综上所述，肘部筋伤包括肌肉肌腱损伤、韧带损伤、关节囊损伤、滑囊损伤等，同时可能影响到神经与血管。

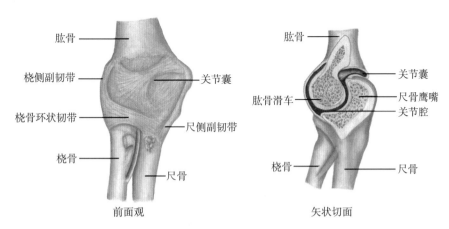

前面观　　　　　　　　　　矢状切面

图3-1-1 肘关节结构图

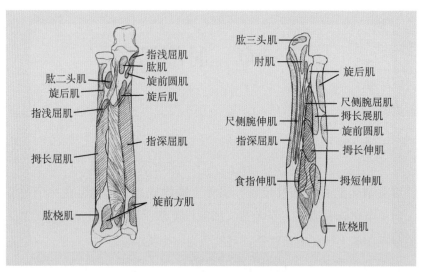

图3-1-2　肱桡骨各肌肉附着点

肱骨内上髁、肱骨外上髁、尺骨鹰嘴是肘部三个明显的骨性标志。肘关节伸直时，三点在一条直线上，屈肘时从后面观察，三点构成等腰三角形；从侧面观察，三点在一条纵轴线上（图3-1-3）。肘部外伤时，如果这个结构形态改变，提示有骨折可能性。

肘部常见筋伤病如下。

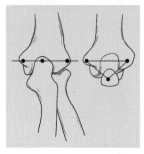

图3-1-3　肘部骨性标志

肘部筋伤 ⎰
1.肘关节外伤性滑膜炎（肘关节急性扭挫伤）
2.肱骨外上髁炎（"网球肘"）
3.肱骨内上髁炎（"高尔夫球肘"）
4.肘管综合症
5.尺骨鹰嘴滑囊炎（"矿工肘"）
6.肱二头肌下附着点肌腱炎（"保龄球肘"）
7.小儿肘掉环（"牵拉肘"）
8.骨化性肌炎

二、肘关节外伤性滑膜炎

（一）定义

肘关节外伤性滑膜炎指单纯因外力原因导致肘关节滑膜产生的无菌性炎症。常伴有肘关节的急性扭挫伤，即在单纯外力的作用下，除滑膜炎外同时可能伴有副韧带损伤及肌肉肌腱损伤。

（二）大体解剖

肘关节关节囊的滑膜衬于纤维层内面，两层之间的非关节面位置，特别是鹰嘴窝和桡窝内，有移动性脂肪组织存在，这种结构可以维持关节内压力平衡。有些部位的滑膜还形成皱襞。在关节囊两侧，分别有尺侧（内侧）副韧带及桡侧（外侧）副韧带加强关节稳定。在肱骨内上髁、外上髁、尺骨鹰嘴，分别有肌肉肌腱附着。

（三）病因病理

1.滑膜炎分类

临床上滑膜炎大体可以分为两类。

（1）外伤性滑膜炎

由于单纯外力引起，滑膜炎是唯一或者主要的临床症状。

（2）继发性（病理性）滑膜炎

由于其他疾病引起，如关节肿瘤、结核，关节软骨炎、高尿酸血症等，属于该原发病的一个继发症状。

本节只谈论外伤性滑膜炎。

2.外伤性滑膜炎

（1）直接暴力

跌扑闪挫等导致外力直接作用于关节囊上，使滑膜产生无菌性炎症。

（2）间接暴力

反复负重抗阻力屈伸肘关节，导致滑膜运动过度，与周围组织摩擦产生无菌性炎症。

3.肘关节急性扭挫伤

如果同时伴有韧带、肌腱损伤，应诊断肘关节急性扭挫伤。

（四）临床特征

1.病因

有明显外伤史，直接或间接暴力，患者多有明确主诉。

2.疼痛

胀痛或刺痛，程度轻重不一，与外力大小有关。

3.压痛点

单纯滑膜炎时肘关节周围没有明确压痛点，伴有肌腱、韧带损伤时可以出现相应压痛点。

4.肿胀

肘关节有程度不同的肿胀，与病情轻重成正比，伤后即出现且逐渐加重，24小时左右达到高峰。

5.功能活动障碍

伴有程度不同的功能活动受限，与病情相符。

6.X线片检查

普通X线片检查无阳性征象，主要是为了排除骨折。

（五）鉴别诊断

1.骨折

外伤引起者，需要注意排除骨折，观察是否有畸形、骨擦音、异常活动等，是否有纵轴叩击痛，必要时拍X线检查以明确诊断。

2.其他原因引起的滑膜炎

注意排除可以引发继发性滑膜炎的其他疾病。

（六）治疗对策

1.制动休息

避免一切肘关节的主动及被动运动，防止运动造成肌肉牵拉及滑膜摩擦而进一步加重损伤，必要时（例如患者达不到主动制动时）可以选择外固定。

2.冷敷

出血期采用冷敷，以凉血止血止痛。有条件时立刻喷涂利多卡因氯己定气雾剂，根据具体情况可以每10分钟或者30分钟喷涂1次，损伤后2小时以内效果最佳，应于损伤后8小时内使用该法。也可以选择类似产品，如云南白药喷雾剂等。或可选择冰敷，最好采用冰水混合物（冰与水比例1：2），每次冷敷15~20分钟，休息15分钟后可以再次冷敷，防止冻伤。

3.热敷

出血期结束后，就可以开始热敷，以活血散瘀止痛。从理论上而言，根据不同的损伤位置和受力大小，出血期在48（或72）小时以内均可冷敷。

但实际上，当出血区域局部的血管外压力与血管内压力持平时，出血即停止，但此时还没有凝固，血液在血管内或组织间凝固大约需要8小时，所以溶栓治疗需要在8小时以内进行，故此时可以开始热敷，在该时间段进行活血散瘀。

根据具体情况差异，可以选择不同药物，中药内服配合外敷效果最好，也可以只外敷。水肿明显者，建议使用消积液汤；水肿不重但疼痛明显者，建议使用骨科熥洗药。

（1）消积液汤组成

当归15g、赤芍15g、泽兰15g、益母草15g、茯苓10g、泽泻10g、车前草10g、川芎10g、牛膝10g、萆薢10g、炙甘草15g、陈皮6g。

本方可活血散瘀、利水消肿。可内服，也可熏洗患处，每天使用两次。

（2）骨科熥洗药

伸筋草、透骨草、荆芥、防己、防风、千年健、威灵仙、桂枝、秦艽、独活、羌活、路路通、麻黄、红花、炒苍术、制草乌、当归、黑附子、川椒。

上药各5克，装布袋内或蒸或煮20分钟，取出后稍晾片刻，待温度合适后热敷于患处，每次热敷20分钟，每天使用2~3次。

4.膏药

可以选择膏药外敷，既有活血散瘀、消肿止痛的作用，又有局部外固定的作用，比如701跌打镇痛药膏。

5.其他药物

疼痛明显者，可以服用中药七厘散、云南白药等，或者选择布洛芬、扶他林及洛芬待因等非甾体抗炎药。

6.推拿

该时期避免使用揉法、推法等任何可以引起局部纤维组织产生相对位置变化的手法，避免妨碍局部组织修补，防止再次引起损伤、出血，可以使用压痛点指颤法，施术20分钟，以活血散瘀、消肿止痛。

急性滑膜炎（肘关节扭挫伤）经过及时、系统的治疗都可以痊愈，少数反复发作者，有可能诱发骨化性肌炎。

三、肱骨外上髁炎（网球肘）

（一）定义

肱骨外上髁炎，通常是指因外伤、慢性劳损等原因导致前臂部分肌肉与肱骨外上髁连接处发生无菌性炎症，其实质是肌腱组织的退行性改变。中医称为"肘痹"。

关于肱骨外上髁炎，还有其他不同的名称，比如桡侧腕伸肌起点损伤、肱骨外上髁炎、"网球肘"等，不同的称谓，涵盖的内容也不尽相同。定义为桡侧腕伸肌起点损伤，是从肌学的角度出发，病变范围最局限，限定在桡侧伸腕肌肌腱与骨膜的连接处。定义为肱骨外上髁炎，是从骨学角度出发，病变范围增加，可以涵盖位于肱骨外上髁的其他肌腱，如尺侧伸腕肌、肘肌、旋后肌等。

定义为"网球肘"，是缘于经常打网球的人容易患有此病，病变部位涵盖范围更广，可以包括位于肱骨外上髁附近的肱桡肌、副韧带、关节囊等。

但不管病变位置的定义有什么不同，病变的性质是一致的，属于局部软组织无菌性炎症及继发的粘连，虽然涉及的范围不同，但治疗方法一致。

推拿治疗强调"以痛为腧"，只要辨病准确，压痛点准确，手法精到，不论具体的病名，疗效都不受影响。

（二）大体解剖

肱骨外上髁是许多肌肉的附着处。包括桡侧腕长伸肌、桡侧腕短伸肌、尺侧伸腕肌、指伸肌、肘肌、旋后肌等，这些肌肉参与肘、腕关节的屈伸及前臂的旋转活动。此外，在肱骨外上髁还有外侧副韧带、关节囊等组织结构分布（图3-3-1、图3-3-2）。

1. 桡侧腕短伸肌

起于肱骨外上髁，过肘关节外侧、腕关节背侧，止于第3掌骨底

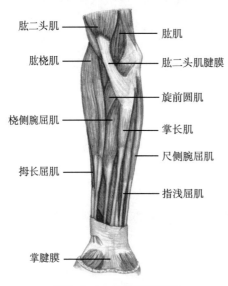

肱二头肌　　肱肌
肱桡肌　　　肱二头肌腱膜
　　　　　　旋前圆肌
桡侧腕屈肌　掌长肌
　　　　　　尺侧腕屈肌
拇长屈肌　　指浅屈肌
掌腱膜

图3-3-1　前臂背侧肌肉

背侧。主要功能为伸腕。

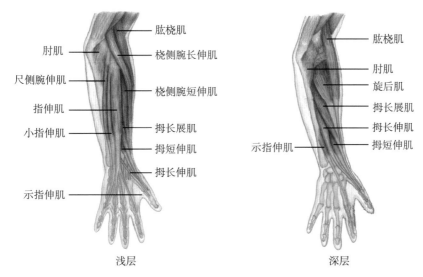

图3-3-2　前臂外侧肌肉

2.桡侧腕长伸肌

起于肱骨外上髁腕短伸肌上方，过肘关节外侧、腕关节背侧，止于第2掌骨底背侧。主要功能为伸腕。

3.尺侧腕伸肌

起于肱骨外上髁，过肘关节外侧、腕关节背侧，止于第5掌骨底背侧。主要功能为伸腕。

4.指伸肌

起于肱骨外上髁，过肘关节外侧、腕关节背侧，分为四条肌腱，止于第2~5指中节及远节指骨底背侧。主要功能为伸指。

5.小指伸肌

起于肱骨外上髁，过肘关节外侧、腕关节背侧，止于小指中节及远节指骨底背侧。主要功能为伸小指。

6.旋后肌

起于肱骨外上髁及尺骨背面上部，过肘关节外侧，止于桡骨上1/3位置。主要功能是使前臂旋后。

7.肘肌

起于肱骨外上髁，止于尺骨背面上部。主要功能为伸肘。

（三）病因病理

1.急性期

一次性过度用力屈伸肘、腕关节，如用锤子砸东西、拉锯，或持续屈肘，如提重物，造成肌腱附着处发生无菌性炎症。或长期从事上述动作，如木工拉锯、石匠凿石、瓦工砌砖，造成肌肉附着处出现反复轻微的损伤，在陈旧损伤的基础上不断出现新的急性损伤。

2.慢性期

急性损伤失治误治或反复轻微损伤，导致肌腱附着处在无菌性炎症的基础上出现粘连、肥厚甚至变性，形成筋结。

3.急性与慢性关系

急性期只有炎症没有粘连，但慢性粘连期可以同时伴有急性牵拉伤。慢性期可以伴有急性发作，即粘连上可以出现新的牵拉伤。

（四）临床特征

1.病史

中年常见，好发于厨师、木工、石匠，羽毛球和网球运动员等长期用力屈伸肘、腕关节并旋转前臂的工种。

2.疼痛

肱骨外上髁处疼痛，有时可以向前臂放射。

3.压痛点

可以找到明确的压痛点，位于肱骨外上髁（曲池穴外侧）。急性期触及肿胀，拒按；慢性期触及局部肥厚或筋结，喜按。

4.功能活动

伸肘伸腕动作受限。生活中端碗、拧毛巾或提暖水瓶往桌上放的动作可以引起疼痛瞬间加重。功能受限特点是伸直上肢（肘、腕关节）提重物时正常，屈肘仰腕把重物往高处（桌面上）放时不行，此时出现疼痛明显加剧。

5. Mills试验

Mills试验也叫前臂伸肌牵拉试验，嘱患者伸直肘关节，先握拳、屈腕，再做前臂旋前动作，肱骨外上髁出现疼痛者为阳性。

6.影像学检查

普通X线检查无阳性征象。

（五）鉴别诊断

1.神经根型颈椎病

首先排除患者是否患有颈椎病，因肘部肌肉与肌腱、皮肤受臂丛神经支配，当颈椎病导致臂丛神经受到刺激、压迫时，此区域可以出现疼痛，但特点是多数情况下痛点无定处，具有游走性，就连患者本人也不能确定具体位置。神经损伤导致肌肉出现疼痛的特点是"痛无定处、如鱼游弋"，而肌肉肌腱损伤的特点是"痛有定处、固定不移"，不但医生可以找到，患者自己也可以找到。

由于臂丛神经受到刺激后功能下降，继发肌肉萎缩、力量下降，肌肉肌腱在运动时也更容易出现损伤，许多在正常时没有任何问题的动作，在肌肉力量下降的情况下也可以引起损伤，诱发"网球肘"，所以两病可以同时存在。

2.斜角肌综合征

斜角肌紧张、痉挛时，同样可以卡压臂丛神经，出现类似反应。疼痛、压痛点多数情况下位于锁骨上窝（缺盆穴）。

（六）治疗对策

1.急性期

以止血止痛、消除炎症为主。

（1）制动休息

避免局部损伤加重。

（2）冷敷

出血期冷敷，使用冰水混合物（冰水比例为1∶2），每次冷敷15~20分钟，间隔15分钟后再重复，避免局部冻伤，直到出血期结束（2小时以内）。

（3）药物

出血期外用利多卡因氯己定气雾剂或云南白药喷雾剂，每30分钟使用1次。

出血期结束后（最长不超过8小时）改为药浴或热敷，推荐使用骨科熥洗药。

（4）局部封闭

可以迅速消炎止痛。

（5）推拿

局部指颤法，施术20分钟，以消肿止痛。

2.慢性期

以松解粘连、恢复功能为目的。

（1）推拿

1）局部治疗

首先寻找压痛点或筋结，"以痛为腧"，施以指揉法、弹拨法、按推法及前臂内、外旋牵法，摇法、宫廷理筋术合法等，配合局部搓散法、上肢抖法等，注意"不痛用力""十取其一"的原则。

2）循经捋顺

顺肌肉肌腱走行方向，以揉法、推法（从痛端向不痛端）舒缓、放松紧张的肌肉、肌腱，以肌腹为主、肌腱为辅，减轻对附着点的牵拉力。不但要治疗损伤的肌肉肌腱，还要兼顾到所有协同肌。

3）兼顾前后

注意拮抗肌的调整。

4）宫廷理筋术肘关节合法

①肘关节外旋合法

以右侧为例，患者正坐凳上，伤臂略外展（以腋下能容一拳为度）向前伸出，虎口向上，肘关节屈曲（140°）。医者与患者相对而立，丁字步站好，靠近患者的脚在后；左手托扶患者肘关节，虎口向患者肩部方向，四指在肘内侧，拇指在肘外侧，拇指指腹扣按痛点；右手握患腕，虎口向患者指尖方向，拇指在背侧，四指在掌侧。医者两手相对用力，在保持足够牵引力下，先做肘关节外旋摇法6~7次，程度控制在生理允许的最大范围内，使患者略感伤处疼痛，有牵拉、撕裂感但能耐受，然后将前臂向外上方（医者左肩方向）尽量拔直。

按痛点之拇指横压肘上（关节缝），右手牵拉患肢以肘关节为轴屈肘，使患腕靠近肩前。肘前拇指回按压痛点，施以弹拨法，另一手同时牵拉患肢，以肘关节为轴尽量缓慢外旋（最大限度，在患者能忍受的程度下）拔直。在患者肘关节将直未直（140°左右）之时，医者握患腕之手牵拉患者前臂使之内旋并屈肘，使前臂置于胸前。

②肘关节内旋合法

接上法。医者左手不变，拇指指腹仍按压痛点；医者右手倒手握患腕背侧，虎口向患者肘关节方向，四指在背侧，拇指在掌侧。以肘为轴，在保持的足够牵引力下，先做内旋摇法6~7次，然后（医者足下不动，扭身）拔直患肢。

按压痛点的拇指离开压痛点，伸直并竖挡于肘内侧（关节缝），另一手牵拉患肢，以肘关节为轴，在保持足够的牵引力下，使肘关节屈曲，使腕部近肩侧。肘内侧拇指回按压痛点，施以弹拨法，另一手牵拉患肢缓慢（尽量内旋）拔直。每次治疗可以反复施术2次。隔日治疗1次，每次手法治疗后配合中药泡浴，加速局部水肿的吸收、消散，避免再次粘连。

（2）针刀

松解肌腱与周围组织的粘连，恢复肌腱的固有长度，消除局部无菌性炎症。

（3）针灸

患处局部围刺。

（4）药物

配合中药外洗，可使用骨科熥洗药，每天3次。

（5）功能锻炼

手持木棍，高举过头，伸直肘关节，先尽力内旋至极限，即在痛与不痛之间，在患者能耐受的范围内，重复10次，再尽力外旋至极限10次。网球肘经过系统治疗，基本上都可以痊愈。

四、肱骨内上髁炎

（一）定义

各种原因导致的肱骨内上髁及其周围软组织的无菌性炎症，又称尺侧屈腕肌起点损伤、"高尔夫球肘""学生肘"、肘内侧疼痛综合征等。名称不同，病变涉及的范围自然有区别，但实质（病理）相似，可以笼而统之。

（二）大体解剖

肱骨内上髁有许多肌肉肌腱附着，主要包括桡侧腕屈肌、尺侧腕屈肌、掌长肌、指浅屈肌、旋前圆肌等（图3-4-1）。

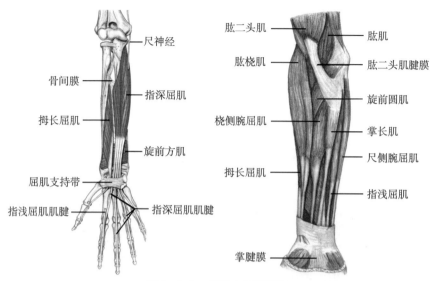

图 3-4-1　前臂内外侧肌肉

1. 桡侧屈腕肌

位于肱骨内上髁，肌纤维斜向外下方，过肘关节内侧，腕关节掌侧（桡侧），止于第二掌骨底。主要功能是屈肘、屈腕并外展桡腕关节。

2. 尺侧屈腕肌

尺侧屈腕肌起点有2个，一个是肱骨端头，起于肱骨内上髁与前臂筋膜，另一个是尺侧端头，起于尺骨鹰嘴与尺骨背侧上2/3，止于豌豆骨，并通过豆钩韧带和豆掌骨韧带连接到钩骨和第5掌骨。与桡侧屈腕肌共同作用使腕屈曲；与尺侧腕伸肌共同作用使手内收。

3. 掌长肌

起于肱骨内上髁，肌纤维过肘、腕关节前面，止于掌腱膜。主要功能是屈肘、屈腕。

4. 指浅屈肌

起于肱骨内上髁及桡骨前面，肌纤维向下过肘、腕关节前面，分成4条肌腱，分别止于第2~5指指骨中节底侧，主要功能是屈2~5指。

5. 旋前圆肌

起于肱骨内上髁及尺骨冠突，肌纤维斜向外下过肘前，止于桡骨外侧面中部，主要功能是使前臂旋内。除此之外，邻近还有内侧副韧带、关节囊等结构。

（三）病因病理

1.急性期

跌仆打击等直接暴力及间接暴力，如持续负重屈肘、屈腕关节或旋转前臂，造成位于肱骨内上髁附近的内侧副韧带、关节囊及以屈肘、屈腕及旋转前臂为主要功能的肌肉肌腱出现急性损伤，以局部无菌性炎症为主要表现，少数伴有部分纤维组织的断裂伤。

2.慢性期

反复损伤或急性损伤失治误治，迁延日久，局部水肿、渗出可以继发纤维化，与周围组织产生粘连，导致肌腱肥厚、韧性下降，有效长度变短，从而影响关节的正常活动，导致功能活动范围下降。

（四）临床特征

1.病史

有明显外伤（直接暴力或间接暴力）史，急性或慢性，以后者居多。

2.疼痛

疼痛主要局限在肱骨内上髁周围，偶尔出现尺神经放射痛但不持续，该种刺激由水肿刺激、压迫引起，不属于韧带变厚、肌腱增粗引起的持续性压迫。

3.压痛点

压痛点位于肱骨内上髁（少海穴），炎症期可触及肿胀，拒按；粘连期可触及局部肥厚或筋结，喜按。

4.功能活动

负重（抗阻力）屈肘、屈腕时疼痛加重，肘过伸时疼痛加剧或肘不能（敢）伸直。

5.影像学检查

单纯肱骨内上髁炎时无阳性征象。

（五）鉴别诊断

1.肘管综合征

肱骨内上髁炎压痛点位于肱骨内上髁周围（少海穴），无持续性尺神经放射痛；肘管综合征压痛点位于肱骨内上髁与尺骨鹰嘴之间（小海穴），有持续性的尺神经受压症状。

2.肘关节急性损伤

肘关节滑膜炎症状明显。压痛点相对广泛，可以出现在关节缝或其他肌腱、韧带的附着处，不局限于肱骨内上髁。

3.骨化性肌炎

虽然可以见到肘关节不能伸直，但X线片未发现骨化、钙化。

（六）治疗对策

参考"肱骨外上髁炎"。本病通常预后良好。

五、肘管综合征

（一）定义

各种原因导致肘管内径狭窄，卡压行于其内的尺神经，引起尺神经刺激、压迫症状的病症。

（二）大体解剖

在肱骨内上髁与尺骨鹰嘴上，分别有尺侧屈腕肌的尺骨端头和肱骨端头附着，两头之间的深筋膜局部增厚形成弓状韧带，横架在肱骨内上髁与尺骨鹰嘴之间，与下方窄而深的骨沟（尺神经沟）形成一个纤维鞘管，即肘尺管，又称肘管，管内有尺神经通过。各种原因引起肘管内径变小，都可以卡压到尺神经，引发肘管综合征。

（三）病因病理

1.骨折畸形愈合

肘部骨折后畸形愈合，尺神经沟变形，造成肘管内径狭窄。

2.骨性关节炎

如地方性大骨节病、类风湿性关节炎、糖尿病等，易造成尺神经沟骨质增生，导致肘管内径狭窄。

3.肘管内血管瘤

肘管内血管瘤，可直接压迫尺神经。

4.尺侧屈腕肌损伤

尺侧屈腕肌起点有2个，一个是肱骨端头，起于肱骨内上髁与前臂筋膜，另一个是尺侧端头，起于尺骨鹰嘴与尺骨背侧的上 2/3，止于豌豆骨，并通过豆钩韧带和豆掌骨韧带连接到钩骨和第 5 掌骨。尺侧屈腕肌与桡侧屈腕肌共同作用可使腕屈曲；与尺侧腕伸肌共同作用可使手内收。

尺侧屈腕肌近心端两头之间的深筋膜局部增厚形成三角弓状韧带，其下方就是尺神经，当尺侧屈腕肌紧张、痉挛或有局部炎性肿胀时，可以直接刺激下方的尺神经，引起相应的神经症状；反复损伤可以引起弓状韧带肥厚，同样可以挤压尺神经引起神经症状。

5.腱鞘囊肿

尺侧屈腕肌腱鞘囊肿，同样可以刺激到旁边的尺神经，引发疾病。

（四）临床特征

1.病史

多数患者有肘部急性损伤病史或慢性劳损病史。

2.疼痛、麻木

疼痛程度不一，首先出现在肱骨内上髁，表现为肱骨内上髁的炎性症状，同时伴有或随后出现尺神经受压症状（以后者多见），疼痛、麻木起于肘管并沿尺神经放射至无名指尺侧半及小指。

3.压痛点

可以找到明确的压痛点，位于内上髁的邻近部位（小海穴）。急性期局部疼痛明显，拒按，按压可以引起尺神经放射痛，少海至小海的弹拨法可随时引起尺神经的放射痛；慢性期可以触及局部肥厚或筋结，喜按。

4.功能活动

早期尺神经支配区肌肉力量下降，病久可逐渐出现肌肉萎缩（主要是小鱼际及小指），严重时可以出现"爪形手"。

（五）鉴别诊断

1.肱骨内上髁炎

疼痛、压痛点相近，但肱骨内上髁炎没有持续性的尺神经受压（放射痛）症状。

2.颈椎病

神经根型颈椎病存在颈旁（C_8~T_1）压痛点，并存在其他型颈椎病的特殊体征，如椎间盘挤压试验及臂丛牵拉试验阳性，放射痛从颈旁开始。

3.斜角肌综合征

斜角肌肌腹可以触及肿胀、紧张或挛缩，斜角肌主动抗阻力收缩及受到反向过度被动牵拉时（斜角肌间隙变小），可以诱发尺神经放射痛，以斜角肌间隙（缺盆穴）为起点。

（六）治疗对策

治疗分为手术及保守两类。保守治疗仅适用于由尺侧屈腕肌病变（炎症、韧带肥厚、腱鞘炎）引起者，其他原因引起者考虑手术治疗。

具体方法可参照肱骨内上髁炎，因疾病性质相似。本病通常预后良好。

六、肱二头肌下附着点肌腱炎

（一）定义

指肱二头肌远端附着点的急、慢性无菌性炎症，又称"保龄球肘"，因保龄球运动员易患此病。

（二）大体解剖

肱二头肌肌腹向下延展为肌腱，过肘关节前方，大部分以肌腱的形式附着于肘关节下方的桡骨粗隆，小部分以腱膜的形式附着于尺骨上端。肱二头肌受肌皮神经支配，与肱肌相互配合，主要完成屈肘动作。

肱肌起于肱骨中部，肌纤维向下，过肘关节前方，止于尺骨上部的尺骨粗隆。肱肌受肌皮神经支配，主要完成屈肘动作。肱肌同肱二头肌腱膜部分止点相近、功能相似、相互配合，与肱二头肌肌腱部分连在一起，成为屈肘运动的内、外两个支点，协同完成屈肘运动。由于肱二头肌肌腱部分受力较大且集中，容易出现损伤（图3-6-1）。

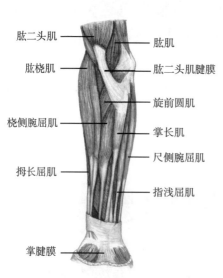

图3-6-1 肱二头肌及相关肌腱

肱二头肌
肱桡肌
桡侧腕屈肌
拇长屈肌
肱肌
肱二头肌腱膜
旋前圆肌
掌长肌
尺侧腕屈肌
指浅屈肌
掌腱膜

（三）病因病理

反复抗阻力屈肘及维持肘关节负重屈曲状态，肌肉持续受力，造成肌腱附着处产生无菌性炎症，病久可继发肌腱周围纤维化、粘连。

（四）临床特征

1.病史

有明显病史，患者自知。

2.疼痛

位于肘窝前下方（关节缝下方）肌肉附着处，可以同时伴有肱二头肌长头肌腱损伤或继发于其后。

3.压痛点

有明显压痛点，位于肘关节缝下方的桡骨粗隆处，急性期压痛点可触及肿胀，拒按；慢性期可触及筋结，喜按。

4.功能活动

急性期抗阻力屈肘时疼痛加重，不敢过伸肘关节。病久由于肌腱周围继发纤维化、粘连，肌腱有效长度缩短，肘关节不能过伸甚至不敢伸直，否则疼痛加剧，抗阻力屈肘时疼痛不典型。

5.X线检查

X线片无阳性征象。

（五）鉴别诊断

1.骨折

肘关节疼痛、肿胀明显，应注意排除肘关节周围的骨折及关节脱位。

2.肱三头肌病变

当肘关节不能伸直时，注意排除有无因肱三头肌断裂及萎缩导致的伸肘功能下降。

3.骨化性肌炎

病史较久，肘关节不能伸直，需要影像学检查除外骨化性肌炎。

（六）治疗对策

1.急性期

治则凉血止血、消肿止痛。应制动休息，防止加重损伤。出血期冷敷，或外用利多卡因氯己定气雾剂、云南白药喷雾剂、扶他林乳胶剂等，减少渗出，消肿止痛。凝血期热敷，推荐使用消积液汤或骨科熥洗药。可外敷膏药，如701跌打镇痛药膏，以活血散瘀止痛。手法治疗以消肿止痛为主，建议压痛点指颤法，施术20分钟。不能使用揉、推、牵拉等手法，避免损伤加重。

2.慢性期

治以软坚散结、通络止痛、恢复功能。压痛点或筋结施以指揉法、弹拨法、推法、反向牵拉法、肘关节摇法，注意"以痛为腧、不痛用力、十取其一"的治疗原则。手法后配合药浴，促进医源性（手法引起的）水肿、渗出的吸收及消散，避免形成二次粘连。本病通常愈后良好。

七、尺骨鹰嘴滑囊炎与肱三头肌肌腱炎

（一）定义

尺骨鹰嘴滑囊炎是直接暴力或间接暴力引起的尺骨鹰嘴滑囊无菌性炎症。也称"矿工肘"。肱三头肌肌腱炎是指肌腱远端附着处的无菌性炎症。属于创伤性、劳损性疾病，好发于肘部用力较多者，男性多于女性。

（二）大体解剖

滑囊属于结缔组织，分内、外两层，外层为纤维组织构成，极坚韧，起保护滑囊的作用。内层为滑膜层，由滑膜组织构成，分布有许多微小的神经和血管，这些血管可以产生一定量的黏液，充盈在滑膜之间，使滑囊具有弹性。

滑囊位于肌腱与骨之间或肌腱与皮肤之间，可减少两者之间的摩擦，起缓冲、保护肌腱的作用。在尺骨鹰嘴上，有肱三头肌远端附着，在肱三头肌与尺骨之间及肱三头肌与皮肤之间，各有一个滑囊，即肱三头肌皮下囊和肱三头肌腱下囊（图3-7-1）。

1.肱三头肌腱下囊

位于肱三头肌肌腱与尺骨之间，防止肌腱与骨摩擦。

2.皮下囊

位于肱三头肌肌腱与皮肤之间，防止皮肤（外力）摩擦肌腱。

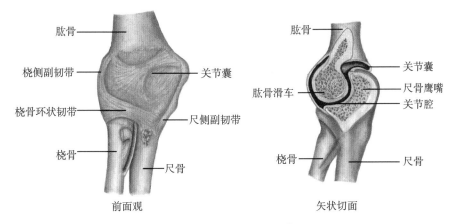

前面观

矢状切面

肱骨

桡侧副韧带

关节囊

桡骨环状韧带

尺侧副韧带

桡骨

尺骨

肱骨

关节囊

肱骨滑车

尺骨鹰嘴

关节腔

桡骨

尺骨

图3-7-1　肘关节关节囊

（三）病因病理

1.直接暴力（急性损伤）

外力直接施加于肘部，比如跌倒时肘部着地，推拿医师不正确使用肘揉法，或矿工在坑道内以肘为支点爬行等，以损伤皮下囊为主，腱下囊为辅。

2.间接暴力（劳损）

反复屈伸肘关节，导致肌肉过度收缩，损伤肌腱附着处并挤压滑囊。主要损伤腱下囊。

3.血行感染

通过血液循环引发滑囊产生无菌性炎症。以上各种原因造成滑膜的炎性水肿、渗出，或肌腱附着处出现炎性反应或部分纤维出现牵拉伤。迁延不愈可以出现滑膜肥厚，甚至导致骨化、钙化。

（四）临床特征

有明确病史，肘关节尺骨鹰嘴位置疼痛，强力屈肘及抗阻力伸肘时疼痛加重，因此时肌腱紧张、挤压滑囊，或以肘尖作为支点时疼痛加剧。可以触及明确的压痛点，通常分布在皮下、肌腱下或肌腱附着处，产生滑囊炎时可以触及囊性肿胀，因皮下囊表浅、腱下囊在肌腱与骨之间，故容易触及区分，肌腱周围炎时（慢性期）肌腱附着处可以触及筋结。肘关节功能活动受限不严重。B超检查提示滑囊积液，可以协助明确诊断。

（五）鉴别诊断

1.尺骨鹰嘴骨折

急性外伤时应注意除外骨折，必要时拍X线片。

2.骨化性肌炎

病史较长，肘关节屈伸受限，必要时拍X线片以除外骨化性肌炎。

（六）治疗对策

按照滑囊炎（肩峰下滑囊炎）及肌腱损伤（"保龄球肘"）处理。由于滑囊有自身的生理功能，不是必要情况不主张手术切除。本病通常预后良好。

八、骨化性肌炎

（一）定义

肘关节骨化性肌炎是一种常见的肘关节创伤性损伤继发症，是指关节脱位或骨折后，靠近关节的软组织内出现骨化块。

属于关节损伤后的严重并发症，是引起肘关节僵硬、功能活动丧失的重要原因之一。

（二）大体解剖

肘关节除由上下骨端、关节囊构成外，周围还有关节韧带、肌肉附着，这些结构在关节运动中起重要作用。

（三）病因病理

关节脱位、骨折及肌腱、韧带损伤时，可伤及骨膜，骨膜被撕开，肌肉、韧带内的血肿有可能包裹住碎裂的骨膜或小骨片，刺激身体释放出成骨细胞，形成异位骨化。

肌腱周围炎反复发作，局部肌化、粘连反复发生，可能引起肌腱附着处出现骨化。临床上许多病患没有发生过肘关节脱位、骨折，只是由于工作性质原因反复发生肘关节周围肌腱炎，后期逐渐出现骨化性肌炎。

（四）临床特征

有骨折、脱位病史或肘关节周围肌腱炎反复发作史，病程较长，肘关节疼痛、肿胀、功能活动受限。早期能活动但疼痛加重，忍痛能动；后期慢慢出现功能活动丧失，可触及到肘关节僵硬，伴被动活动受限，肘关节不能伸直，甚至出现僵直、不能屈伸。X线片有助诊断（图3-8-1）。

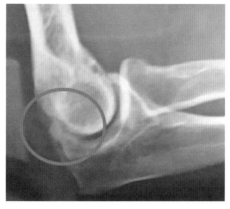

图3-8-1　肘关节骨化性肌炎

（五）鉴别诊断

注意与肘关节脱位进行鉴别。肘关节脱位通常有急性外伤史，肘关节变形，屈伸功能明显受限（图3-8-2）。

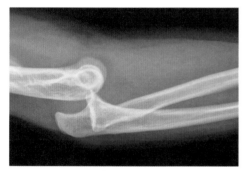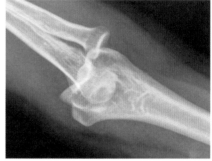

图3-8-2　肘关节脱位

（六）治疗对策

本病目前没有良好的保守治疗方法，预后不理想。

九、小儿桡骨小头半脱位

（一）定义

是指小儿在来自于腕部牵拉力的作用下，桡骨小头下移，卡在环状韧带内不能自行弹出，影响前臂关节运动的一种病症。多发生于10岁以下的儿童，又称"牵拉肘""小儿肘掉环""肘关节错缝"。

（二）大体解剖

肘关节由肱骨下端及尺骨、桡骨上端构成，三骨包裹在一个关节囊内，主要参与肘关节屈伸运动。尺骨、桡骨之间存在尺桡上关节及尺桡下关节，参与前臂旋转运动。在生活中，看似简单的伸直肘关节，屈肘掌心向下状态下的向前伸直动作，实际包含前臂（尺桡关节）的旋转动作；上肢高举过头的动作看起来是以肩关节为轴的运动，但实际包含肘关节伸直及前臂旋转参与其中。

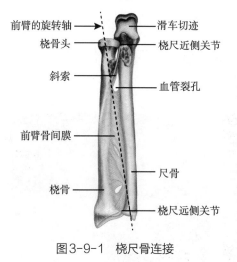

前臂的旋转轴 ← 滑车切迹
桡骨头 ← 桡尺近侧关节
斜索 ← 血管裂孔
前臂骨间膜
尺骨
桡骨 ← 桡尺远侧关节

图3-9-1 桡尺骨连接

尺桡上关节由桡骨小头上的环状关节面与尺骨上端的桡切迹组成，桡骨小头的环状关节面围绕尺骨的桡切迹旋转，从而完成前臂的旋转运动（图3-9-1）。

在尺骨上端桡切迹两端，有环状韧带围绕，呈"C"形，与桡切迹合围成环状，将桡骨小头环绕并约束于其中。环状韧带上宽下窄，呈漏斗形，成人桡骨小头同样上宽下窄，二者相合，既利于运动又不至于脱出。

（三）病因病理

10岁以下的儿童桡骨小头发育未完全，上宽下窄的特点尚未完成，不够粗大的桡骨小头在外力的作用下一旦下移，容易卡在环状韧带中动弹不得。在环状韧带下方的桡骨粗隆上，有肱二头肌肌腱附着，肱二头肌紧张时，可以牵拉、固定桡骨，使之能上移而不下滑，防止桡骨小头下滑而卡在环状韧带内，造成软骨小头半脱位。在儿童注意力不集中时，在肱二头肌没来得及收缩固定于桡骨的状态下，来自于腕部方向的牵拉力牵拉桡骨下移，使桡骨小头卡在环状韧带之内不能自行弹出。

（四）临床特征

1.病史

有明确的外伤史，如向斜外上方牵拉患儿手部或给患儿穿衣服时自手腕方向牵拉患肢内层衣袖想使之舒展，或有患儿甩臂蹦跳史（如跳蹦蹦床）。

2.压痛点

肘关节外侧桡骨小头环状韧带处疼痛，触之拒按，有时出现肿胀。

3.功能活动

患儿肘关节不能伸直，前臂不敢旋转，动则疼痛加剧，因为此动作有尺桡上关节参与。患儿不敢抬举患肢，以肩关节为轴高举时，患肢手腕不能高举过头，肘关节不能超过肩关节。

4.兼证

患儿病程超过3天以上可以出现患肢肘关节半屈曲姿态，肱二头肌僵硬，前臂坠积性肿胀，由于长时间不能抬举，静脉回流受阻引起，患肢肿胀、青紫。

（五）鉴别诊断

1.肘关节脱位

注意除外肘关节完全脱位，可见关节畸形、屈伸活动障碍。

2.肘部骨折

有较重外伤史时，应注意除外骨折。

（六）治疗对策

复位（合法）及解除卡压。复位方法很多，效果通常都是立竿见影。

1.推旋屈伸法

医者一手托扶患儿肘部（掌心对肘尖），四指在内侧肘缝，拇指在外，指腹触按压痛点（环状韧带）；另一手拿住患儿腕部（虎口向肘部方向），四指在内侧（内关）拇指在外侧（外关）。

按压痛点（环状韧带）之手固定不动，握腕之手适度用力将桡骨向肘部方向推按（"褪"）并使患肢外旋至极限（"旋"）；再使患肢屈肘（"屈"），手腕近患肩（"牵"）；再内旋拉直即可。按痛点的指腹可以感觉到桡骨小头的震动，同时可以听到轻微的弹响声。手法要点是"褪""旋""屈""牵"。

大多数情况下在"褪""旋"阶段即复位，按压痛点的拇指可以感觉到"手下一动"或听到弹响声。

2.牵旋屈提法

医者托肘之手不变，拿腕之手（虎口向指尖方向）拇指在背侧（外关），四指在掌侧（内关）。扶肘之手固定不动，拇指按压痛点。握腕之手适度用力将桡骨向腕部方向拉（"牵"）并使患肢外旋至极限（"旋"），如拔酒瓶内木塞，通过刺激肱二头肌收缩，牵拉桡骨小头上移，解除卡压；再使患肢屈肘（"屈"），手腕近患肩，再牵拉患肢伸直高举过头（"提"）。手法特点是"牵""旋""屈""提"。

同样在牵旋阶段即多数复位，按痛点的指腹可以感觉到桡骨小头的震动同时听到轻微的弹响声。立竿见影，一次可愈。

十、肘部压痛点的诊断作用

1.压痛点位于关节缝内

考虑肘关节滑膜炎。伴有肘关节强直屈伸不利者，注意除外骨化性肌炎。

2.压痛点位于肱骨内上髁

考虑屈腕肌损伤或"高尔夫球肘"。伴有尺神经症状者，注意排除肘管综合征。

3.压痛点位于尺骨鹰嘴

考虑肱三头肌肌腱炎或"矿工肘"。

4.压痛点位于肱骨外上髁

考虑伸腕肌损伤或"网球肘"。

5.压痛点位于肘窝下方寸许

考虑肱二头肌下附着点损伤或"保龄球肘"。

6.压痛点位于桡骨小头（小儿）

考虑"牵拉肘"小儿桡骨小头半脱位。

第四章　腕（手）部筋伤

一、概述

腕手部包括下尺桡关节、桡腕关节、腕骨间关节、腕掌关节、掌指关节、指间关节及周围软组织。任何关节都由相邻的骨端构成，骨端上覆盖着关节软骨，骨端包裹在关节囊内。在关节囊周围有韧带加强、保护。在韧带外围，分布着负责完成关节各种运动的肌肉肌腱，肌腱有腱鞘、滑囊等保护。

因此，手部筋伤可以包括关节错缝、关节软骨炎、关节囊滑膜炎、关节韧带损伤、肌肉筋膜炎、肌腱周围炎、腱鞘炎、腱鞘囊肿等。

手部筋伤
{
1.前臂伸腕肌筋膜炎（"捻发音肌腱炎"）
2.下尺桡关节分离（三角软骨损伤）
3.腕骨错缝
4.腕部肌腱滑膜鞘炎（腱鞘炎与腱鞘囊肿）
5.腕管综合征、尺管综合征
6.指屈肌腱狭窄性腱鞘炎
7.指间关节损伤
}

二、前臂腕伸肌筋膜炎

（一）定义

指单纯由于运动过度引起的前臂伸肌筋膜无菌性炎症。又称"前臂腕伸肌肌腱周围炎""捻发音肌腱炎"等。腕关节屈伸及前臂旋转运动较多者易发。

（二）大体解剖

在前臂掌侧及背侧，分布着驱动腕关节屈伸及前臂旋转的许多肌肉。其中屈肌9块，主要起于肱骨内上髁，负责屈腕、屈指、旋前；伸肌11

块，主要起于肱骨外上髁，负责伸腕、伸指、旋后。

1.肌肉

肌肉由肌腹和肌腱两部分构成。

肌肉 { 肌腹——肌肉中段
肌腱——肌肉两端

（1）肌腱

位于肌肉的两端，由腱纤维构成，白色。极其坚韧，附着在骨的骨膜上，起连接骨与肌肉的作用。大部分呈束状（肌腱），部分阔肌为片状（腱膜）。

（2）肌腹

位于肌肉的中段，由大量的、数目不同的肌纤维构成，红色。肌纤维是肌肉做功的最小单元，收缩时变粗变短，使肌腹（肌肉）长度变短，牵拉骨以关节为轴，完成各种运动。舒张（放松）时恢复原（固）有长度。

2.筋膜

筋膜是一种透明的结缔组织膜，包裹在肌纤维（肌肉）外面，具有分隔、包裹、紧束肌纤维（肌肉）的作用，可细分为肌内膜、肌间膜、肌外膜三种。

（1）肌内膜

包裹在肌纤维外面，起分隔作用，使相邻肌纤维在各自单独收缩时互不牵涉，运动更自由。每条肌纤维的收缩程度可以不同，彼此之间的相对位置可以存在变化。

（2）肌外膜

包绕在整束肌肉的外面，起紧束作用，使肌纤维在共同收缩做功时更协调有力。

（3）肌间膜

存在于某些多束肌肉（如肱三头肌三条肌束）的外面，对于肌内膜来说是肌外膜，对于肌外膜而言属于肌内膜。既能起到分隔（三条）肌束的作用，也有紧束（单一）肌束的作用。

3.前臂伸肌

（1）桡侧腕伸肌群

包括桡侧腕长伸肌、桡侧腕短伸肌及尺侧腕伸肌。起于肱骨外上髁

（曲池穴），过肘关节沿前臂桡侧下行，过腕关节背侧，分别止于第2、3、5掌骨背侧。该肌群受桡神经支配，主要使腕背伸及外展（图4-2-1）。

（2）肱桡肌

起于肱骨外上髁上方（肘髎穴），过肘关节背侧，沿前臂桡侧下行，止于桡骨茎突（列缺穴）。肱桡肌受桡神经支配，主要功能是屈肘及旋转前臂。

（3）指伸肌

包括指伸肌及小指伸肌，起于肱骨外上髁，过肘关节沿前臂桡侧下行，过腕关节背侧，分别止于指骨背侧。指伸肌受桡神经支配，主要功能是伸腕及伸指。

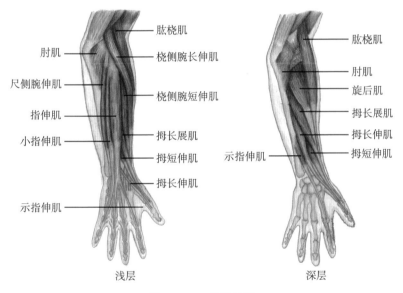

图4-2-1　前臂伸肌

（三）病因病理

肌纤维在收缩做功时，会产生代谢产物，正常情况下，这些代谢产物可以被正常的血液循环完全清除。

当肌纤维超负荷运动后，会产生超量的代谢产物，难以被正常循环速度的微循环吸收、消散，堆积在肌内膜内，造成局部肿胀并刺激神经末梢，产生疼痛。一旦运动强度超出极限，筋膜可能破裂、出血，引发无菌性炎症。如果炎性反应未能及时完全的吸收、消散，迁延日久，充斥在筋膜（肌内膜、肌间膜、肌外膜）之间的炎性渗出物可以机化，造成肌纤维之间粘连，收缩时相互牵制收不紧，放松时相互撕扯松不开，引起疼痛并导致功能（耐力）下降。

1.过劳

超负荷进行腕关节屈伸及前臂旋转运动，如一次超负荷打羽毛球、网球，练习滚法等，造成肌肉做功，代谢产物生成过多，堆积在组织间隙，刺激末梢神经感受器而引起疼痛。

2.损伤

受累组织在产生生理性肿胀的同时，部分肌纤维组织（肌纤维、肌内筋膜）在外力的作用下可能出现局部牵拉伤甚至微小撕裂，引发疼痛。

（四）临床特征

1.病史

有明确病史，如典型动作的一次性运动过量，如偶尔打一次网球，并且时间较长。

2.疼痛

前臂桡背侧疼痛，以桡侧腕伸肌、肱桡肌为主，可以伴有轻度肿胀。

3.压痛点

有阳性压痛点，位于损伤的肌肉肌腹上，适度推按感觉舒适，力量稍重则可以加重疼痛。

4.功能活动

抗阻旋转前臂及屈伸腕关节时，疼痛加剧，以手掌触摸受累肌肉，可以感觉到有捻发音。

（五）鉴别诊断

1.神经根型颈椎病

可以出现前臂疼痛、麻木感，但是多数与前臂劳累过度关系不大。颈部存在明显不适；椎旁压痛、压串痛（向上肢放射）阳性；椎间盘挤压试验、臂丛神经牵拉试验阳性。

2.胸廓出口综合征

可以在胸廓出口处找到明确压痛点，上肢放射痛阳性。

3.其他神经系统疾病

注意排除脊神经炎、带状疱疹（早期无皮疹时）、脑血管疾病早期等能够引起末梢神经症状的疾病。

（六）治疗对策

本病多为急性。外伤筋经，致气血运行不畅、筋脉拘急，所以局部出现瘀肿疼痛、屈伸不利，治以行气活血、散瘀止痛。

1.休息

一周内注意休息，尽量避免引发疾病的类似运动、防止症状加剧。

2.手法治疗

（1）揉法、拿揉法

自肘而腕沿伸肌走行方向在疼痛部位行指揉法或拿揉法，以患者感觉舒适为度，至局部温热，行气活血。

（2）推法

医者一手握患肢大拇指，患肢大拇指与前臂呈90°，将患肢拉直；另一手以虎口缘做着力点，自腕而肘行推法，反复6~7次，以通络止痛。

（3）搓散法

配合上肢搓散法，以得气为度，散瘀消肿。

3.药物

局部可以中药热敷（骨科熥洗药）或外涂青鹏软膏、双氯芬酸二乙胺乳等。按上述方法综合治疗，一般3~5次（一周以内）可痊愈。

三、下尺桡关节分离（腕三角软骨损伤）

（一）定义

指单纯因外力因素造成的三角软骨囊性隐窝无菌性炎症，或桡腕掌侧、背侧韧带损伤或三角软骨撕裂，导致下尺桡关节间隙改变（分离）、关节畸形、活动受限的病症，又称腕三角软骨损伤。

（二）大体解剖

下尺桡关节由尺骨远端及桡骨远端构成，两骨之间由骨间膜形成韧带连接。尺骨下端较细，包括尺骨头及茎突，尺骨头周缘有环状关节面，与桡骨的尺骨切迹相接。桡骨下端内侧面有一个弧线凹面，称尺骨切迹（尺切迹），与尺骨的环状关节面相接，构成下尺桡关节。在肌肉的作用下，桡骨尺切迹可以围绕尺骨环状关节面做150°的旋转，完成前臂的旋前、旋后运动。在尺骨、桡骨之间，除骨间膜连接外，远端（下端）还有下尺桡关节。

在尺骨小头与第一列腕骨的三角骨之间，存在一块三角纤维软骨（或称腕关节盘），从水平面观察该软骨呈三角形，上、下面凹陷，边缘厚，中心薄。

三角软骨尖端借助纤维组织附着于尺骨茎突的桡侧，一部分连接于尺侧副韧带，基底部连接桡骨下端尺切迹的边缘，远端软骨面与桡骨远端关节面平行，构成桡腕关节尺侧的一部分，与近列腕骨（三角骨）形成桡腕关节。桡腕关节实际由桡骨与尺骨下端的三角软骨共同形成的关节面与第一列腕骨组成的，尺骨不与腕骨直接相连。

三角软骨的内侧连接于尺骨茎突桡侧，外侧连接于桡骨尺侧，近心端与远心端（上、下）分别通过囊性滑囊与尺骨、三角骨相接，囊性滑囊又称囊性隐窝，可以缓解冲击；掌侧和背侧（前、后）分别有附着于尺、桡骨的掌侧、背侧副韧带加强。三角软骨能防止尺骨、桡骨之间间隙过近，有利于关节运动。掌侧、背侧韧带能防止两骨间隙过远，同时能保护三角软骨不受损伤。

（三）病因病理

三角软骨作为尺骨、桡骨下端的连接结构，参与前臂的旋转运动，旋转角度过大可以造成其损伤（撕裂）。三角软骨掌侧、背侧韧带具有保护三角软骨的作用，在三角软骨损伤之前该处首先或同时损伤。

囊性隐窝（连同三角软骨）作为桡腕关节的缓冲垫，可以减缓来自掌、指方向的外力冲击，冲击力超过其耐受能力时可造成损伤，即无菌性炎症。

1.外伤

直接暴力（如跌倒时以手撑地）作用于腕部，外力一旦超过囊性隐窝的缓冲能力，即可以造成囊性隐窝的单纯外伤性无菌性炎症；力量加大，可以导致三角软骨掌、背侧韧带的牵拉伤或撕裂；甚至直接造成三角软骨附着处撕裂。

2.劳损

反复、过度负重旋转前臂（如厨师练习颠勺动作），超过腕掌韧带、腕背韧带的保护极限，可以引起韧带的牵拉伤甚至断裂。此时如果停止外力，三角软骨可以不受损害；如果外力持续存在或增加，必然会造成三角软骨在附着处撕裂。

囊性隐窝的无菌性炎症，掌侧、背侧的韧带损伤，三角软骨的撕裂等等，除可以引起局部疼痛外，还可以导致下尺桡关节间隙增大，出现关节畸形和关节运动障碍。

（四）临床特征

根据损伤的程度不同，可以划分为三角软骨（囊性隐窝）损伤与下尺桡关节分离两个阶段

1.三角软骨（囊性隐窝）损伤

外力相对较小，主要来自纵轴方向的冲击或腕关节屈伸，受累部位主要是三角软骨上、下方的囊性隐窝，以局部无菌性炎症为主。三角软骨，桡腕掌、背侧韧带附着处可以伴有轻度牵拉伤，但未出现撕裂。

自我感觉腕关节三角软骨处有酸痛或疼痛感，程度一般不是很重，有压痛点，腕关节功能活动范围正常但活动时疼痛加重，有乏力感，以手作支撑用力如俯卧撑动作时最明显。腕关节正位X线片无阳性征。

2.下尺桡关节分离

外力相对较大，前臂旋转运动过度或纵向冲击力过大时（如跌倒以手撑地），易导致桡腕背侧及掌侧韧带、三角软骨附着处出现牵拉、断裂。

除患者自我感觉有上述症状外，肉眼可见尺骨小头向背侧上翘，以手按压翘起的尺骨小头可复原，但松手后又马上翘起。医者双手分别固定患肢尺、桡骨下端并前后相对错动，可以感觉到有异常活动（活动范围较健侧大）。腕关节运动时乏力感明显，偶有弹响声。

需双侧对比腕关节正、侧位X线片，可见患侧尺桡下关节间隙增宽，尺骨小头上翘等（图4-3-1~图4-3-7）。

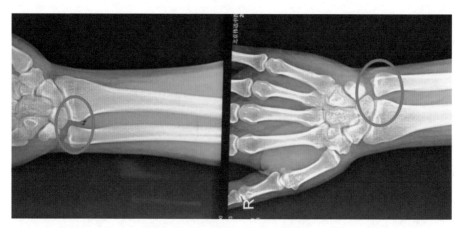

图4-3-1　尺桡下关节间隙增宽

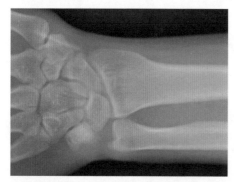

图4-3-2　下尺桡关节正常间隙

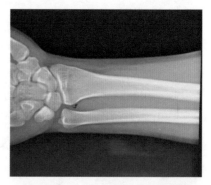

图4-3-3　下尺桡关节间隙增宽

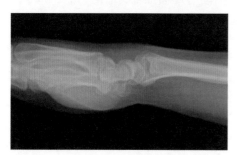

图4-3-4　侧位正常下尺桡关系，尺骨与桡骨平行

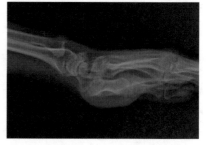

图4-3-5　尺骨小头上翘

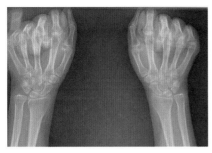
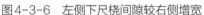

图4-3-6 左侧下尺桡间隙较右侧增宽

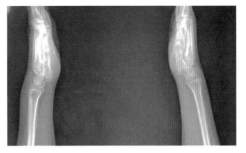

图4-3-7 左侧尺桡骨重叠，右侧尺骨
小头上翘

（五）鉴别诊断

1.腕部腱鞘炎

与腕屈肌腱及腕伸肌腱损伤疼痛、压痛点位置相近，本病压痛点位于尺、桡骨下端之间或尺骨茎突与三角骨之间，关节缝上靠尺骨侧。肌腱周围炎时压痛点位于筋骨连结处，关节缝靠近腕骨侧。

2.腕关节错缝

腕关节错缝的疼痛、压痛点位于腕骨间关节缝，有明显不同。

（六）治疗对策

1.针对三角软骨轻度牵拉伤、桡腕掌背侧韧带轻度牵拉伤及三角软骨囊性隐窝无菌性炎症进行治疗。

（1）活血散瘀、消肿止痛

局部指揉法，以痛为腧，得气用力，痛缓而止。

（2）理筋复位、恢复功能

1）三角软骨损伤采用宫廷理筋术归挤合筋法

患者正坐于凳子上，伤臂前伸，掌心向下。一助手与患者平行而立，双手分别自内、外两侧固定患腕尺、桡骨下端。医者与助手相对而立，两手分别自内、外两侧固定患腕远端，一手四指自桡侧握大鱼际，一手四指自尺侧握小鱼际，拇指位于腕背关节缝尺、桡骨侧，食指分别卡压在腕关节缝掌侧及内、外两侧。医、助相对适度用力拔伸，在保持足够的牵引力下，以医者之腕带患者之腕，用腕关节摇法施术6~7次，然后使患腕尽量掌屈，医者双手拇指指腹同时从关节缝尺、桡骨侧经过腕关节背侧推至掌骨侧，双手食指亦同步归挤。

再使患腕尽量背屈，医者双手拇指指腹同时自腕关节掌骨端经腕关节背侧推至尺、桡骨端（双手食指同步归挤）。反复施术两遍。

2）下尺桡关节分离采用宫廷理筋术扬腕合筋法

患者正坐于凳子上，伤臂前伸，掌心向下。医者与患者平行而立，丁字步站好，靠近患者的脚在前；医者双手分别握住患者尺、桡骨下端，拇指在背侧、四指在掌侧；上臂与胸壁夹住患者上臂。医者上臂及胸壁与手腕部相对反向用力拔伸，在保持足够的牵引力下，使桡骨下端前、后错动数下并归挤之。然后在归挤状态下医者转身（后脚踏前一步），牵拉患肢旋后、屈肘，使患腕至患肩上，再牵拉患腕至最高处，做伸腕（仰腕）动作。反复施术两遍。

（3）养护

1）尺骨小头加压外固定1~2周，使尺、桡骨下端靠近，有利于损伤组织修补。

2）避免前臂的旋转运动，以防加重损伤。

3）适当进行手指抓空练习，防止伴发粘连。

2.针对三角软骨及桡腕掌、背侧韧带断裂伤

（1）建议手术修补，更快捷、有效。

（2）急性损伤时可以使用保守治疗，但需要固定的时间相对比较长（4周左右），患者往往坚持不下去，因此影响疗效。慢性期更是如此，需要首先制造小的急性损伤，造成局部渗出、出血，再通过适当的继发粘连进行断裂部分的修补。

四、腕骨错缝

（一）定义

指在单纯外力的作用下桡腕关节、腕骨间关节及腕掌关节关节面失衡或关节囊滑膜位置改变。

（二）大体解剖

平时所说的腕关节多数是指桡腕关节，由桡骨下端与尺骨下端的三角软骨（腕关节盘）共同构成的关节窝与第一列腕骨（舟骨、月骨、三角

骨）共同形成的关节面组成（图4-4-1）。

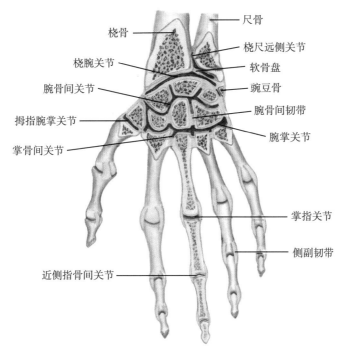

尺骨
桡骨
桡尺远侧关节
桡腕关节
软骨盘
腕骨间关节
豌豆骨
拇指腕掌关节
腕骨间韧带
掌骨间关节
腕掌关节
掌指关节
侧副韧带
近侧指骨间关节

图4-4-1　腕骨构成

　　腕骨错缝主要是指桡腕关节、腕骨间关节错缝。腕骨共八块，分列两排，每排四块，相互之间构成腕骨间关节。第一列腕骨包括舟骨、月骨、三角骨和豌豆骨。前三块腕骨由坚强的韧带连接在一起，共同形成一个椭圆形的关节面，与桡骨下端及尺骨下方的三角软骨构成的关节窝形成桡腕关节，豌豆骨并不参与构成桡腕关节，可以看做是尺侧屈腕肌里的籽骨。第二排腕骨包括大多角骨、小多角骨、头状骨和钩骨。

　　相邻腕骨之间有腕骨间关节存在，有关节囊包裹、韧带保护。腕骨间关节的特点是关节面较浅，灵活度高，便于腕部完成各种运动；但同时稳定性差，容易出现相对位置的改变、失衡，形成所谓的"错缝"，即相对关节面凸、凹关系不匹配，但不是完全脱位。在远侧列腕骨与掌骨之间，存在腕掌关节。

　　从狭义概念上讲，腕关节是指桡腕关节，但从功能上说，腕关节可以包括桡腕关节、腕骨间关节及腕掌关节。

（三）病因病理

过度屈伸腕关节的动作（过屈为主）或不协调用力（甩手动作），会造成关节缝间隙改变，在间隙变大后自然复原的过程中，关节面相对位置凹凸关系发生轻微改变（不匹配）或关节囊滑膜位置改变，甚至卡压在关节缝中，形成腕骨"错缝"。

（四）临床特征

1.外伤史

多数有明显外伤史，大多数患者会在主诉中明确告知。

2.疼痛

患者自我感觉腕部酸胀，有别扭感，疼痛往往不明显。

3.压痛点

位于关节间隙（任何一个关节缝），位置固定、明确。

4.功能活动

活动腕部尤其是过屈或过伸时酸胀加剧，有时出现轻微疼痛，以手做支撑（如俯卧撑姿势）时症状加重，有用不上力感，即"感觉不得劲儿"。

5.影像学检查

单纯腕骨错缝X线片没有阳性征象，主要用于除外骨折、骨骼疾病。

6.兼证

可以同时合并腕部肌腱、韧带损伤。

（五）鉴别诊断

1.下尺桡关节损伤

压痛点位置不同，位于下尺桡关节缝或者三角软骨处。

2.腕部腱鞘炎

压痛点位置不同，位于肌腱上的筋骨连结处。

（六）治疗对策

通过复位可手到病除。

1.腕部肌腱、韧带放松

首先找到压痛点，施以指揉法，放松紧张的相关肌腱、韧带。

2.手法复位

宫廷理筋术归挤合筋法（总法），效果通常立竿见影、一次而愈。

五、腕部肌腱滑膜鞘炎与腱鞘囊肿

（一）定义

肌腱滑膜鞘炎指肌腱滑膜鞘在单纯外力作用下产生的无菌性炎症。腱鞘囊肿指腕关节囊滑膜或肌腱滑膜鞘隆凸于皮下。

（二）大体解剖

在腕关节的掌侧和背侧，分别有负责腕关节屈伸活动的肌腱通过。在肌腱的浅层，多数有韧带将肌腱束缚在腕关节周围。为了防止肌腱与相邻韧带之间的摩擦，肌腱包裹着滑膜鞘。

1.肌腱滑膜鞘

肌腱滑膜鞘又称腱鞘，是套在长肌腱表面的管状滑膜囊。由内外两层构成，外层为纤维组织，起保护腱鞘的作用；内层（壁层）为滑膜，紧密包裹在肌腱表面，可以分泌少量滑液，充盈在内、外两层之间，起隔离、润滑内外两层的作用。肌腱滑膜鞘实际是一个双层套管，可以减少肌腱与韧带的摩擦，保护肌腱（图4-5-1）。

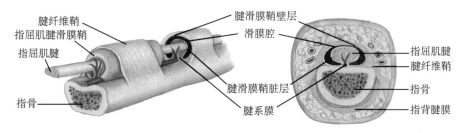

图4-5-1 肌腱滑膜鞘

2.韧带与肌腱

腕部韧带主要包括腕尺侧副韧带、腕桡侧副韧带、桡腕掌侧韧带、腕横韧带与桡腕背侧韧带等（图4-5-2）。

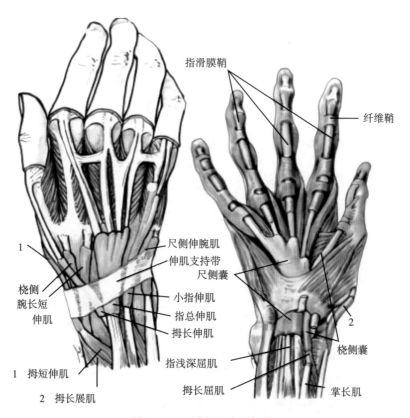

图4-5-2 腕部肌肉及韧带

指滑膜鞘

纤维鞘

尺侧伸腕肌
伸肌支持带
尺侧囊
小指伸肌
指总伸肌
拇长伸肌

桡侧
腕长短
伸肌

指浅深屈肌

桡侧囊

拇长屈肌

掌长肌

1 拇短伸肌
2 拇长展肌

1

2

（1）腕尺侧副韧带

腕尺侧副韧带呈扇形，由尺骨茎突发出，止于三角骨。

（2）腕桡侧副韧带

腕桡侧副韧带为一圆束纤维，由桡骨茎突至舟骨结节与大多角骨。

（3）桡腕掌侧韧带

桡腕掌侧韧带在腕关节掌面，位于浅层，是前臂筋膜局部肥厚的部分，起于桡骨茎突根部及桡骨、腕骨关节面的边缘，止于第一排腕骨及头状骨掌侧面。在桡腕掌侧韧带深层（与腕横韧带之间），有掌长肌腱通过。

（4）腕横韧带（屈肌支持带）

腕横韧带（屈肌支持带）位于桡腕掌侧韧带深层，是前臂深筋膜的特殊增厚部分。韧带下方分别有屈肌腱连同滑膜鞘通过，包括桡侧腕屈肌腱、拇长屈肌腱、指浅屈肌腱、指深屈肌腱等。

（5）桡腕背侧韧带

又称伸肌支持带，是前臂筋膜局部肥厚的部分，在外侧附着于桡骨下端的外侧缘及桡骨茎突，斜向内止于尺骨茎突及远端，附着于豌豆骨及三角骨。

由腕背韧带的深面发出许多纵隔，至尺桡骨嵴上，在腕背与骨膜之间构成6个骨纤维管，由前臂背侧至手背的9个肌腱连同滑液鞘都通过这些骨管。第1骨纤维管是拇长展肌腱与拇短伸肌腱，第2骨纤维管是桡侧腕长、短伸肌腱，第3骨纤维管是拇长伸肌腱，第4骨纤维管是指总伸肌腱、食指固有伸肌腱、前臂骨间神经，第5骨纤维管是小指固有伸肌腱，第6骨纤维管是尺侧伸腕肌腱。

在屈腕时，这些肌腱（滑膜鞘）前面与桡腕关节囊背侧相贴，后面与桡腕背侧韧带相贴，相互之间存在摩擦。这些滑膜鞘如果发生无菌性炎症或粘连，往往影响肌腱运动（第1骨纤维管最易发）。由于桡腕关节腔与相邻肌腱的滑液鞘相通，桡腕背侧韧带（尤其桡侧）非常薄弱，桡腕关节囊的滑膜可以从这些肌腱之间脱出，形成腱鞘囊肿。多发于指总伸肌腱与拇长伸肌腱之间，腱鞘囊肿发自关节囊或腱鞘，也可见于掌侧。

（三）病因病理

1.肌腱滑膜鞘炎（腱鞘炎）

腕关节过度负重屈伸运动，造成肌腱与韧带摩擦，导致肌腱滑膜鞘产生无菌性炎症，形成滑膜鞘炎。

2.腱鞘囊肿

桡腕关节囊或肌腱滑膜鞘积液增多，内压加大，关节囊滑膜或肌腱滑膜鞘在韧带薄弱处自肌腱间隙隆凸于皮下，形成腱鞘囊肿。

（四）临床特征

1.病史

有相应的过度运动病史。

2.疼痛及压痛点

滑膜鞘炎时局部滑膜鞘疼痛，有轻度肿胀，有压痛点。腱鞘囊肿时可以看到隆凸于皮下的突起，触诊坚硬（早期）或柔软（成熟期）。不同肌腱滑膜鞘损伤，有各自的特征性压痛点。

（1）压痛点位于阳溪穴

腕部背侧靠外有一个三角形的凹陷，称"鼻烟窝"，其外侧是拇长展肌肌腱与拇短伸肌肌腱，内侧缘是拇长伸肌肌腱，底部是桡骨茎突尖、舟骨和大多角骨、第一掌骨底（阳溪穴）。该处压痛点提示桡侧副韧带、拇长展肌、拇短伸肌、拇长伸肌、桡侧腕长伸肌腱鞘炎或腕背韧带、腕关节囊损伤。

（2）压痛点位于阳池穴

提示指伸肌腱、小指伸肌腱腱鞘炎或腕背韧带、腕关节囊损伤。

（3）压痛点位于阳谷穴

提示尺侧副韧带、尺侧腕伸肌腱滑膜鞘炎或腕关节囊损伤。

（4）压痛点位于神门穴

提示尺侧腕屈肌腱滑囊鞘炎或腕关节囊损伤。

（5）压痛点位于大陵穴

提示掌长肌、指屈肌肌腱滑膜鞘炎或腕关节囊、腕横韧带损伤。

（6）压痛点位于太渊穴

提示桡侧腕屈肌、拇长屈肌肌腱滑膜鞘炎或腕关节囊损伤。

3.功能活动

屈伸活动腕关节（肌腱受力）时症状明显加重。

4.影像学检查

B超检查可以协助诊断。

（五）鉴别诊断

1.三角软骨损伤

压痛点位置不同，如果把尺、桡骨间隙及桡腕关节缝看成字母"T"，三角软骨损伤压痛点位于下尺桡关节，为两骨骨端之间（"T"的"I"部分）；本病压痛点位于桡腕关节缝（"T"的上部）。

2.腕管综合征

腕管综合征具有正中神经损伤症状，本病没有。

（六）治疗对策

采用针对腱鞘炎（滑膜鞘炎）的治疗方法。

1.手法治疗

（1）局部指揉法（治"点"）

首先找到压痛点或囊性肿胀处，以痛为腧（点）行指揉法，不痛用力，得气为度。

（2）循经按揉法、捋顺法（治"线"）和对侧拮抗肌的调整（治"面"）

自压痛点沿肌腱、肌肉走向（线）行指揉法、拿法，配合捋顺法，解除肌肉肌腱的紧张、痉挛（绷紧）状态，恢复肌肉肌腱的固有长度，减轻肌腱滑膜鞘与相邻韧带之间的挤压、摩擦，防止炎症再次发生，加快已有炎症的消散。最后注意对侧拮抗肌的调整。

（3）宫廷理筋合法（"八面缝"）

腕部伤筋合法（"八面缝"）的指导思想是"欲合先离、离而复合"，具体操作遵循"晃开拔直、戳法屈回"的原则。

1）压痛点位于阳溪穴，使用拔戳（绰）法

患者正坐，伤腕伸出，虎口向上。医者侧站其外侧（与患者同向），左手握患腕，虎口向患腕，四指在内关，拇指指腹扣按痛点（阳溪穴）；右手握第一掌骨及指骨，虎口向患腕，拇指指腹亦扣按痛点，并将患者手背置于医者腹部以固定。医者两手相对用力，在保持足够的牵引力下，先用内旋摇法施术6~7次，再使第一掌骨、指骨尽量内旋内收（对掌）至极限，然后再迅速外旋背伸至极限，双手拇指指腹同步适度向下按压痛点。

2）压痛点位于阳池穴，使用插指法或顿按法

插指法操作如下。患者正坐，伤腕伸出，掌心向下。医者与患者相对而立，右手固定患腕，虎口向患肩，中指指腹扣按痛点（阳池穴）；左手四指与患者四指相插（扣）固定。在保持足够的牵引力下，先用顺时针摇法施术6~7次，然后使患腕尽量掌屈至极限，再迅速背屈至极限，按痛点之指腹同时适度向下按压。

顿按法操作如下。患者正坐，伤腕伸出，掌心向下。医者与患者相对

而立，左手固定患腕，虎口向患肩，拇指指腹扣按痛点（阳池穴）；右手自食指侧握患者四指指腹，虎口向患腕，拇指在背侧，四指在掌侧。在保持足够的牵引力下，先用顺时针摇法施术6~7次，然后使患腕尽量掌屈至极限，再迅速背屈至极限，按痛点之指腹同时适力向下按压。

3）压痛点位于阳谷，使用合筋法

患者正坐，伤腕伸出，掌心向下。医者与患者相对而立，右手握患腕，掌心向上，虎口向患肩，中指指腹扣按痛点（阳谷穴）；左手自小指侧握患者四指指腹，掌心向上，虎口向患腕，拇指在背侧，四指在掌侧。在保持足够的牵引力下，先用顺时针摇法施术6~7次，然后使患腕尽量桡屈至极限，再迅速尺屈至极限，按痛点之指腹同时适力向下按压。

4）压痛点位于神门，使用屈腕顺筋法或尺侧屈按法（屈转法）

屈腕顺筋法操作如下。患者正坐，伤腕向外上方伸出，掌心向下。医者侧站其外，与患者同向。左手握住患腕，虎口向患腕，四指在背侧，拇指在掌侧，拇指指腹扣按痛点（神门穴）；右手自小指侧握住其余四指，四指在背侧，拇指在掌侧。在保持足够的牵引力下，先用顺时针摇法施术6~7次，然后使伤腕上举至最高处并同时尽量掌屈至极限，按痛点的拇指指腹沿尺侧屈腕肌走行捋顺至肘部。

尺侧屈按法（屈转法）操作如下。患者正坐，伤腕伸出，掌心向上。医者与患者相对而立，左手握患腕，掌心向上，虎口向患肩，中指指腹按压痛点（神门穴）。右手自小指侧握住其余四指，虎口向指尖方向。在保持足够的牵引力下，先用逆时针摇法施术6~7次，然后使患腕尽量背伸并桡偏，再迅速掌屈并尺偏，按痛点的中指指腹同时适力向下扣按。

5）压痛点位于大陵，使用借力顺筋法

患者站立，患肢前伸，掌心向前，按压在医者胸壁之上。医者与患者相对而立，右手握患腕，虎口向患腕，拇指在掌侧、四指在背侧，拇指指腹扣按痛点（大陵穴）；左手自食指侧握住其余四指，虎口向患腕，拇指在掌侧、四指在背侧，嘱患者尽力向前推按医者胸壁，在患者不注意的情况下，突然将胸壁后撤，同时左手将患肢向上牵拉至最高处并迅速掌屈，右手拇指指腹同时自压痛点沿屈腕肌走行向肘部捋顺。

6）压痛点位于太渊，使用桡侧屈按法（屈戳法）

患者正坐，伤腕伸出，掌心向上，医者与患者相对而立，右手握患腕，虎口向患肩，中指指腹按痛点（太渊穴）。左手握住拇指及第一掌骨，虎口向指尖。在保持足够的牵引力下，先用顺时针摇法施术6~7次，然后使患腕尽量背伸并尺偏，再迅速掌屈并桡偏，按痛点的中指指腹同步适力向下按压。若合并腕关节错缝，配合使用腕关节归挤合筋法。

（4）上肢抖法、捋顺法、牵指法

最后使用上肢抖法、捋顺法、牵指法放松局部肌肉及整个上肢肌肉。

2.药物

局部可中药外敷（洗）或外涂双氯芬酸二乙胺乳等。

3.养护

避免腕关节过度屈伸运动，防止造成炎症加重。可以做"握拳抓空"动作，防止肌肉萎缩及继发肌腱粘连。

附：桡骨茎突腱鞘炎与腱鞘囊肿

拇长展肌与拇短伸肌肌腱经过桡骨茎突上的骨沟，在腕关节的尺偏状态下，两者之间形成一个尖锐的角度，肌腱滑膜鞘与桡骨茎突摩擦，产生无菌性炎症，形成滑膜鞘炎，也称桡骨茎突腱鞘炎。属于腕部滑膜鞘炎中比较常见的一种。以桡骨茎突处疼痛最为明显，可以看到或摸到肿胀的腱鞘，局部压痛明显，握拳尺偏或负重桡偏时（如单臂屈肘抱小孩动作）疼痛加重。握拳尺偏试验阳性，B超检查可以协助明确诊断。握拳尺偏试验操作如下：在腕关节中立位握拳，然后尺偏，诱发桡骨茎突处疼痛或疼痛加重者为阳性。治疗方法同拇长展肌、拇短伸肌损伤，压痛点位于阳溪穴。各种原因造成腕关节囊或肌腱滑膜鞘积液，内压增大，腕关节囊滑膜或肌腱滑膜鞘自腕背韧带或腕掌韧带薄弱处经肌腱间隙疝出于皮下，形成囊性肿胀（图4-5-3）。多见于腕背指伸肌腱与拇长伸肌腱之间，也可见于掌侧。

发病缓慢，呈逐渐增大，肉眼可见；触诊边界清楚，基底固定，不与皮肤粘连。早

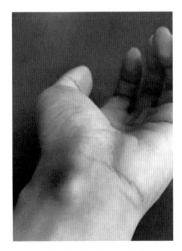

图4-5-3　腱鞘囊肿

期质地坚硬，后期逐渐变得柔软或有波动感，按之有酸胀感或轻微疼痛感，腕关节活动度不受影响或者仅有乏力、别扭感。随着囊肿（体积）的逐渐增大，囊壁多同步变薄，可以在腕关节活动时因受到（组织之间的）挤压而自行破溃（内容物冲破囊壁）。

治疗方法

（1）早期

该期囊肿体积较小、质地坚硬，可以采用按揉法，力度以患者能忍受疼痛为度，增加囊外压力，疝出可以缩回。

（2）中期

体积较大，质地柔软或有波动感（囊壁较薄）时，可以加压挤破。操作时固定好囊肿，瞬间加力使囊壁破裂、内容物流出。可以采用叩击法挤破囊壁，患腕平置于桌面固定好，医者以手掌尺侧缘或厚书背瞬间适力叩击囊肿，使内容物冲破囊壁流出于组织间隙。挤破囊肿的具体方法很多，但机理相同，都是瞬间增加囊肿内部压力，使内容物冲破囊壁束缚。叩击法挤破囊壁适用于囊壁较薄时，效果立竿见影，但可能复发。也可以采取针刺法挤出内容物，固定好囊肿，局部消毒，用三棱针刺破皮肤及囊壁，然后用力将内容物挤出，通常为半透明胶冻状液体。

（3）晚期

此期囊壁较厚、质地坚硬，可以手术摘除。

附：桡侧腕管（桡管）损伤

腕横韧带在桡侧分叉成"Y"形，形成桡侧腕管，位置相当于太渊穴。管内有桡侧屈腕肌腱通过，屈伸腕时，可以引起桡侧屈腕肌滑膜鞘与腕横韧带摩擦，引发桡侧腕屈肌腱鞘炎，由于旁边没有神经、血管经过，所以不会形成桡管综合征。治疗参考桡侧腕屈肌腱鞘炎，压痛点位于太渊穴。

六、腕管综合征

（一）定义

由于各种原因造成腕管狭窄，导致行于其中的正中神经受到刺激、压迫，从而出现相应临床症状的一种疾病。

（二）大体解剖

1.腕横韧带（屈肌支持带）

腕横韧带位于腕部掌侧，桡腕掌侧韧带深层，是前臂深筋膜的特殊增厚部分。腕横韧带厚而坚韧，连接于腕桡侧粗隆，由舟骨、大多角骨构成，于腕尺侧隆起（由豌豆骨、钩骨构成）之间，长2.5~3cm，宽1.5~2cm，厚0.1~0.2cm，是前臂深筋膜特殊增厚的纤维束，坚韧，近端与前臂深筋膜及掌长肌相连；远端与掌腱膜相连（图4-6-1）。

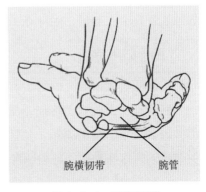

图4-6-1　腕横韧带

2.腕管

腕管是一个由腕骨和腕横韧带（屈肌支持带）组成的骨纤维管道。浅层是腕横韧带，深层为覆盖腕骨的筋膜，外侧壁是舟骨结节和大多角骨结节，内侧壁是豌豆骨和钩骨。腕骨管腔内分别有正中神经、拇长屈肌腱、4条指浅屈肌腱及4条指深屈肌腱通过（图4-6-2）。

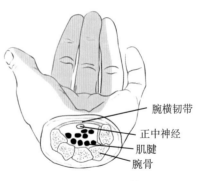

图4-6-2　腕管

（三）病因病理

1.肌腱滑膜鞘炎

行于腕管内的肌腱滑膜鞘出现炎性水肿，直径增加，造成腕管内径狭窄，挤压正中神经。

2.腱鞘囊肿

出现于腕管内的腱鞘囊肿，挤压正中神经。

3.横韧带肥厚

各种原因（外伤、手术等）导致的腕横韧带肥厚，致腕管内径狭窄，挤压正中神经。

4.腕部骨折

腕骨骨折后畸形愈合，造成腕管狭窄，刺激正中神经。

5.腕关节炎

腕部各种原因导致的关节炎（类风湿、高尿酸血症等），局部肿胀，导致腕管狭窄，刺激正中神经。

（四）临床特征

1.腕部症状

腕管处（大陵穴）疼痛，压痛阳性，可以触摸到局部肿胀或筋结。局部肿胀多位于肌腱滑膜鞘，急性时多见；筋结多位于横韧带，为慢性。腕关节活动时疼痛加剧，可以诱发症状。

2.正中神经刺激、压迫症状

正中神经压串痛（放射痛）阳性，主要表现为正中神经刺激症状。按压或弹拨压痛点时，放射痛从压痛点开始，沿正中神经走向放射至手掌桡侧三个半指及末节手指背侧（图4-6-3），皮肤感觉异常、麻木或刺痛，夜间明显；手部温度增高时症状加重；严重时出现大鱼际萎缩、手指活动障碍；可见皮肤发亮、指甲增厚等自主神经紊乱表现。腕关节屈曲试验阳性。即让患者手腕最大限度掌屈，保持1分钟左右，出现正中神经刺激症状则为阳性。

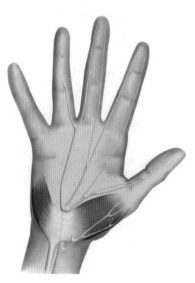

图4-6-3　正中神经分布区域

（五）鉴别诊断

1.神经系统病变

脊髓炎、脊髓侧索硬化等。

2.正中神经干性卡压

注意排除颈椎病（神经根型）、胸廓出口综合征、肘管综合征等能引起神经干卡压的疾病。

（六）治疗对策

1.推拿治疗

适用由于肌腱滑膜鞘炎、腱鞘囊肿、横韧带肥厚引起者。

（1）压痛点松解

根据具体病因，在压痛点对症施以指揉法、弹拨法、按推法，以痛为腧，不痛用力。消除肌腱滑膜鞘炎或腱鞘囊肿，解除韧带肥厚。

（2）循经放松

沿肌腱走向施以拿揉法、反向牵拉法。放松紧张的肌肉，恢复肌肉肌腱的固有长度，减轻腱鞘内压。

（3）理筋复位

采用腕关节反向牵拉法、宫廷理筋术借力顺筋法，消除卡压，防止、解除粘连，恢复关节功能。

（4）散瘀止痛

采用局部搓散法、擦法。

（5）配合药浴

推荐骨科熥洗药。

（6）手指抓空训练

防止相邻组织粘连。

2.手术治疗

对症松解，消除狭窄，解除压迫。

附：尺管综合征

在腕管的浅层，有"尺管"存在。尺管浅层是腕掌侧韧带，深层是腕横韧带，内侧是豌豆骨及尺侧副韧带，外侧有尺动脉，稍远处是掌长肌腱，相当于神门穴，尺管内有尺神经通过。腱鞘囊肿、腕横韧带肥厚、骨关节炎，尺动脉栓塞、小鱼际劳损等可以引起尺管狭窄，刺激、压迫尺神经，引发尺管综合征。

主要表现为尺管处（神门穴）疼痛、压痛，按揉压点可以触及到僵硬的纤维束或筋结，并引起沿尺神经走向放射至小指及无名指尺侧半的疼痛。

由于此处尺神经为混合神经，所以表现为感觉障碍与运动障碍同时出现，尺神经分布区除麻木、疼痛外，还可以出现感觉减退或感觉过敏。同时可以出现小鱼际萎缩、力量下降，病久可以出现典型的"爪形手"。

附：豆钩裂隙综合征

小指屈肌远端有两个附着点，分别是豌豆骨及钩骨钩。在这两个附着点之上，有加强的凹型腱弓，与相对应的豆钩韧带在尺管底部形成一个窄斜出口，称豆钩裂隙，相当于神门穴的位置。尺动脉及尺神经深支（肌支）经此间隙至掌深间隙。尺神经深支在此受压，除小指展肌外，所有尺神经支配的手部肌肉均发生瘫痪，但没有感觉障碍。

治疗以消除小指屈肌及小指对掌肌的紧张、痉挛（即解除卡压）为目的，特别要注意松解钩骨钩上的肌腱附着处，扩大间隙，解除神经压迫。治疗参照尺管综合征，压痛点位于神门穴的腕部腱鞘炎。在"以痛为腧，不痛用力"的治疗前提下，大同小异，适合"举一反三"。

七、指屈肌腱狭窄性腱鞘炎

（一）定义

指发生在掌指关节或指间关节处的指屈肌腱滑膜鞘或横韧带的无菌性炎症，又称"弹响指""扳机指"等。

（二）大体解剖

掌骨及指骨均属于长骨，分别由底、体、小头三部分组成。掌、指骨底的横切面解剖特征是两缘高，中间低，呈凹型。在两缘高的部位，有横韧带联系。

横韧带与骨的凹面形成管状，内有屈肌肌腱通过，具有约束肌腱运动的作用。在屈肌腱周围有滑膜鞘包裹，防止肌腱与横韧带之间的摩擦，保护肌腱。

（三）病因病理

外伤、用力握拳或反复屈伸掌指关节、指间关节，造成肌腱滑膜鞘与横韧带反复摩擦，产生无菌性炎症。迁延日久，可以引起横韧带肥厚，韧带附着处在炎性水肿的基础上出现轻微撕裂伤并继发粘连，导致韧带下管腔狭窄，影响肌腱顺利通行，在引发疼痛的同时，出现屈伸涩滞或停顿，形成"扳机指""弹响指"。严重时（外伤、骨折、手术等原因引起），肌腱与横韧带及周围组织可以产生粘连，导致关节功能活动丧失。

（四）临床特征

1.病史

急性发作或缓慢进行性加重，慢性居多。

2.疼痛

疼痛存在，程度不一，可以出现在一个掌指关节（或指间关节），也可以同时出现在几个关节，以第一（拇）掌指关节最常见。

3.压痛点

可以触摸到明显压痛点，多位于横韧带两端附着处，单侧或双侧，有时在韧带附着处可以触摸到软硬不一的筋结。有时可以触及韧带肥厚或在韧带下（肌腱上）触摸到（滑膜鞘）囊性肿胀。

4.功能活动

屈伸受累的关节时可感觉疼痛加重，患者常因为惧怕疼痛而不愿意活动。特别是在晨起或（久未活动）刚启动活动的瞬间明显，活动一会儿疼痛反而减轻。严重时屈伸关节活动明显障碍，常常在屈伸到某种程度时有被卡（挤）住的感觉，患指不能自由屈伸，需借助外力完成后续的屈伸动作，同时听到或感觉到关节处有弹响声，形成"弹响指""扳机指"。有时可以出现握拳时疼痛加重，甚至关节屈伸功能丧失。

5.影像学检查

X线片无阳性发现，MRI检查有助于诊断。

（五）鉴别诊断

需要与因神经损伤引起肌肉无力，导致关节屈伸功能受限的疾病相鉴别，如颈椎病、胸廓出口综合征、肘管综合征、腕管综合征、尺管综合征等。以上疾病压痛点不在腱鞘位置，也找不到阳性反应物。

（六）治疗对策

软坚散结、理筋复位。

1.推拿治疗

痛点（筋结）指揉法、弹拨法、按推法等，以温经通络、软坚散结。循经（筋）按揉法，以通络解痉止痛。被动运动之牵法、摇法、拔戳法（宫廷理筋术），以滑利关节。拔戳法即一手拇指按揉痛点，余四指握患指，保持足够的牵引力，先慢慢使其背屈至极限，再迅速掌屈至极限，按痛点拇指（循肌腱）同步按推。

2.药浴

建议使用"骨科熥洗药"。

3.手术治疗

松解狭窄的横韧带内层，扩大管径，解除卡压。

八、指间关节扭伤

（一）定义

指由于外力因素导致的指间关节、关节囊或侧副韧带损伤。

（二）大体解剖

指间关节由相邻的关节面构成，周围有关节囊包裹，两侧有侧副韧带保护，前后有负责关节屈伸运动的肌腱经过。侧副韧带位于关节两侧，具有防止关节出现过度侧向运动的作用。

（三）病因病理

外力导致关节囊损伤，以滑膜炎为主；外力直接作用于侧副韧带，造成附着处牵拉伤甚至撕裂。

（四）临床特征

1.关节囊滑膜炎

外伤后关节即出现疼痛、肿胀，程度不一，患者关节屈伸活动受限但忍痛能够完成，没有异常活动及畸形，X线片检查呈阴性。

2.关节囊韧带、侧副韧带损伤

除上述症状外，韧带附着处有明显压痛，反（侧）向牵拉时疼痛明显加重，反向牵拉试验阳性，提示为韧带损伤。如果出现异常活动，提示韧带断裂。

（五）鉴别诊断

需要拍X线片以除外骨折。

（六）治疗对策

1.急性期

急性期以炎性水肿或韧带出现部分纤维牵拉伤为主。治疗以消肿止痛、理筋续断为主。首先制动，必要时采取外固定，防止损伤加重，促进伤处愈合。其次冷敷，2小时之内尽快使用，可配合利多卡因氯己定气雾剂。随后用药，以消炎止痛类药物如非甾体类抗炎药及活血止痛类中药。若出现侧向异常活动，提示副韧带断裂，建议手术治疗。

2.慢性期

以粘连为主，治以软坚散结、散瘀通络。手法可参考腱鞘炎，使用骨科熥洗药进行药浴。

九、腕部压痛点的诊断作用

腕掌面有时可以看到三条横纹，一条在腕关节缝腕骨端，一条在腕关节缝上，一条在腕关节缝桡尺骨端，部分人群只能看到两条或一条。屈伸腕时可以看到或摸到前臂掌面有一条筋，即掌长肌腱。用力触摸可以发现下方的拇浅屈肌肌腱及拇深屈肌肌腱等，两者相合，类似汉字"丰"。掌侧压痛点多位于这几条线上。

1.压痛点位于前臂桡侧腕伸肌肌腹上

该点压痛提示腕伸肌筋膜炎等。

2.压痛点位于桡骨茎突上

该点压痛提示桡骨茎突腱鞘炎等。

3.压痛点为"丰"字下横与竖的交点

深层为尺桡下关节，该点压痛提示三角软骨（囊性隐窝）损伤或下尺桡关节分离等。

4.压痛点位于"丰"字第二横上

该处深层有肌腱、腱鞘、腕关节等，该点压痛提示桡腕关节错缝或桡腕关节囊损伤、腕管综合征、腱鞘囊肿等。

5.压痛点位于"丰"字第一横（腕骨端）上

该处深层为腕掌韧带、腕横韧带、屈腕肌肌腱鞘、正中神经、血管等，该点压痛提示肌腱滑膜鞘炎（腱鞘炎），多见于桡侧端（太渊，桡侧腕伸肌等）、中心点（大陵，指伸肌腱等）、尺侧端（神门，尺侧屈腕肌等）。

6.压痛点位于神门（豌豆骨与钩骨之间）

深层有尺侧屈腕肌、尺管、钩豆间隙、尺神经等，该点压痛提示尺侧屈肌腱腱鞘炎、尺管综合征或钩豆间隙综合征等。

7.压痛点位于关节缝尺侧端（阳谷）

深层有尺侧副韧带、关节囊等，该点压痛提示尺侧副韧带损伤或关节囊损伤。

8.压痛点位于腕背横纹中点（阳池）

深层有指伸肌腱、腕关节等，该点压痛提示伸指肌腱腱鞘炎或关节囊损伤、关节错缝、腱鞘囊肿等。

9.压痛点位于"鼻烟窝"（阳溪）

此处主要是伸（拇）指肌肌腱，该点压痛提示腱鞘炎。

10.压痛点位于腕骨间关节缝上

该点压痛提示腕骨错缝或腕管综合征等。

11.压痛点位于掌指关节（指间关节）掌侧

该点压痛提示屈指肌狭窄性腱鞘炎。

12.压痛点位于指间关节周围

该点压痛提示指间关节关节囊损伤或指间关节侧副韧带损伤等。

第五章　髋部筋伤

一、概述

1.髋关节构成

髋关节主要由髋骨、髋臼与股骨头构成，周围有关节囊包绕，有韧带加强。在髋关节周围，有负责髋关节运动的诸多肌肉，在肌肉与骨之间，有滑囊存在（图5-1-1）。

2.髋关节功能活动

髋关节以髋关节伸直、髌骨向前为中立位。功能活动正常范围为屈曲150°，因屈髋时膝关节需屈曲，否则后侧肌肉紧张会限制髋的屈曲，伸直0°、过伸15°、内收15°、外展45°、内旋40°、外旋60°。

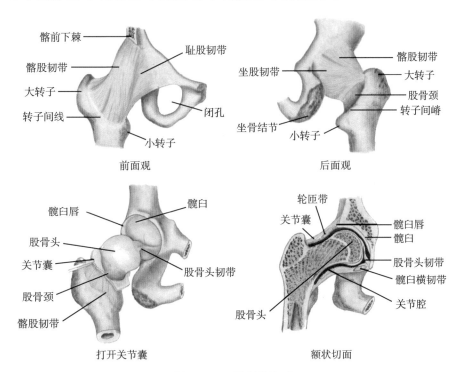

髂前下棘　　耻股韧带
髂股韧带
大转子
转子间线　　闭孔
小转子
前面观

髂股韧带
坐股韧带　　大转子
　　　　　　股骨颈
坐骨结节　　转子间嵴
小转子
后面观

髋臼唇　　髋臼
股骨头
关节囊　　股骨头韧带
股骨颈
髂股韧带
打开关节囊

轮匝带
关节囊　　髋臼唇
　　　　　　髋臼
　　　　　　股骨头韧带
　　　　　　髋臼横韧带
　　　　　　关节腔
股骨头
额状切面

图5-1-1　髋关节构成

3.髋关节常见筋伤

髋部筋伤涉及的病种相对较少，从解剖层次剖析，包括关节囊损伤和周围肌肉、筋膜、滑囊损伤，如下所示。

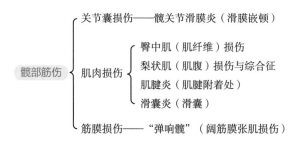

二、髋关节滑膜炎

（一）定义

由于髋关节运动不协调或幅度过大，导致髋关节囊滑膜位置改变，滑膜出现卷曲、折叠或嵌塞在关节缝内，引起滑膜无菌性炎症、髋关节运动轻度受限的一种病症。或称髋关节半脱位、髋关节一过性滑膜炎，成人发病后或可自行痊愈，儿童患此病俗称"小儿胯掉环"，多见于10岁以下儿童，自行恢复困难，多数情况下需手法复位。

（二）大体解剖

髋关节由髋骨的髋臼与股骨的股骨头构成，两骨端包裹在关节囊中。在关节囊内，有股骨头韧带连接于两骨端之间。髋关节关节囊纤维层大部分肥厚、坚强，但并不统一，有的部位相对薄弱，甚至部分缺如，如髂腰肌下部位、闭孔外肌下部位，滑膜可以突出于关节囊纤维层外，形成滑膜鞘，如闭孔外肌下滑膜囊。

关节囊滑膜衬于关节囊内部，覆盖在股骨头韧带和髋臼窝脂肪之上，并在髋关节内形成许多皱襞。股骨头韧带虽然在关节囊中，但在滑膜之外，被一个滑膜鞘管包绕。髋臼的非关节面部分被移动性脂肪组织占据（位于滑膜外），随着关节内压力的改变，在关节下方的脂肪（哈氏腺）在髋关节屈曲时被吸进髋臼窝，伸直时又被挤出，以维持关节内压力平衡。

（三）病因病理

1.滑膜嵌顿

在髋关节运动幅度过大或太突然、不协调时，如跳皮筋、跳蹦蹦床、跨越障碍等，由于关节滑膜比较宽阔、松弛，在运动时与纤维层不同步，部分部位出现卷曲、折叠或卡塞在关节缝隙处。原有正常位置发生改变，如穿多层衣服时两层之间出现不服帖，或如湿衣服粘裹皮肤，从而影响关节运动。由于滑膜面积比较宽阔、松弛，延展性强，所以功能活动受限的程度不是很大。

2.哈氏腺卡压

在髋关节屈伸运动太过于突然或剧烈时，屈髋时被吸进关节内的哈氏腺在伸髋时来不及及时移出而受到轻微卡压，从而影响关节运动。

3.滑膜炎

由于外力挤压，滑膜或哈氏腺可以出现无菌性炎症。

（四）临床特征

1.病史

多数患者（患儿）有典型的外伤史，如跳蹦蹦床、跳皮筋、奔跑跨越障碍、骑车时迈腿上自行车、久坐后突然站起斜向迈步等。

2.疼痛

髋关节处有不舒服感或轻度酸胀感，一般不感觉疼痛。

3.压痛点

关节缝上有时可以找到压痛点，位于前、内侧或后、外侧（哈氏腺部位），但多数情况下找不到明显压痛点。

4.功能活动

功能活动范围无太大影响，但屈伸髋关节时感觉不适（别扭），走路时感觉乏力，患者常主诉为"吃不上劲儿"，甚至出现跛行。

5.检查

双下肢可以出现假性不等长，患肢或长或短，相差应在1cm以内，大于1cm需注意除外股骨颈骨折等。

6.其他症状

发病初期可以触摸到髋关节周围肌肉紧张，病久可以出现髋关节周围肌肉（尤其是股四头肌）萎缩、髂胫束劳损。

7.影像学检查

X线片无阳性特征。

8.患儿症状特点

患儿一般诉说是"膝盖痛""大腿痛"，少数诉说为"大腿根儿痛"；仰卧时身体一旦摆正则骨盆倾斜，下肢多略呈外展外旋状，两腿长短不齐，或长或短，相差1cm左右。患儿平时不愿意屈髋活动，走路缓慢、跛行，但多不影响玩耍，快走时跛行明显，身体晃动。

（五）鉴别诊断

1.骶髂关节错缝

可以出现相似的下肢症状，双下肢假性不等长，但疼痛及压痛点位于骶髂关节缝处。

2.肌肉损伤

髋关节周围肌肉（如内收肌、梨状肌）损伤时，可以出现髋关节疼痛，但压痛点不在关节缝上，而位于肌腱附着处（滑囊）。

3.化脓性髋关节滑膜炎

除髋关节疼痛外，伴发热、白细胞升高等细菌性炎症的特征。

4.股骨头坏死、肿瘤、结核等骨病变

髋关节周围疼痛部位相似，必要时需进行实验室检查及影像学检查以协助诊断。

5.骨折

外伤力量较大，下肢外旋明显，或患肢变短超过1cm，注意应进行影像学检查以排除股骨颈骨折。

（六）治疗对策

以复位解除卡压为治疗目的。

1.局部肌肉放松

首先以㨰法、揉法等放松髋关节周围的肌肉。

2.复位

（1）外旋拔伸法

适用于压痛点位于髋关节前、内侧，或出现患肢假性变短。患者仰卧，患肢在外，伸直。医者面对患者以丁字步站好（左脚在前，右脚在后）。左手扶患者髋关节，右手握患踝，虎口向膝，四指在内侧，拇指在外侧。在保持足够的牵引力下，医者右手牵拉患肢先做内旋摇法6~7次，体会髋关节周围肌肉是否放松，然后拔直，左手手掌拍击腘窝使患肢迅速屈膝屈髋，使患侧大腿前侧尽量贴近同侧腹壁。医者左前臂按压患肢膝关节下方的小腿前面（右手不动），做患肢髋关节最大幅度的外展外旋运动6~7次，然后将患膝尽量压向患侧肩部。

医者左前臂在保持按压力下旋转，左手握患侧踝关节内侧（虎口向足），右手握患踝外侧（虎口向足），左前臂先使患肢髋关节最大幅度外展外旋，然后双手同时发力牵拉患肢伸直。

小儿操作方法较上述成人操作不同。患儿仰卧，患肢在外，医者面对患儿而立，右手握患踝（虎口向髋），左手扶患髋。右手在保持足够的牵引力下，先用内旋摇法数次，然后左手托住腘窝，双手协同使患肢屈膝屈髋，膝盖贴近腹部。左手扶膝上，双手协同使患肢外展外旋数次后，在外展外旋最大位将患肢迅速适力拔直。

（2）内旋顶按法

适用于压痛点位于髋关节后、外侧（或患肢假性变长）。患者仰卧，患肢在外，伸直。医者一手握其踝，一手扶患髋，在保持足够的牵引力下，先内旋晃开，再屈膝屈髋，使膝近健肩（向健侧方向），医者左手扶患膝（右手不动），使患肢做内收内旋摇法数次，然后医者左前臂着力，按压患膝下外侧向健肩方向，前臂旋转，左手握患踝内侧，虎口向足，右手松开，拇指指腹按患处坐骨结节，左手牵拉患肢缓慢拉直，足骨沿胫骨下行。

小儿操作方法较上述成人操作不同。患儿仰卧，患肢在外，医者面对患儿，右手握踝，左手扶髋，在保持足够的牵引力下，先用下肢内旋摇法数次，然后使患肢屈膝屈髋，左手扶膝上（右手不动），再做髋关节内收内旋摇法数次，随后左手按压患膝向健肩，足骨近臀。医者左手拇指改按患侧坐骨结节，右手推旋躯体转身向对侧，然后牵拉患肢缓慢（足骨沿胫骨走向）拔直。

单纯滑膜嵌顿多能"手到病除"，一次而愈。伴有滑膜炎者约3~5天后痊愈，无后遗症。

三、臀中肌损伤

（一）定义

指由于单纯外力因素引起的臀中肌筋膜炎。

（二）大体解剖

髋关节周围分布着许多肌肉，这些肌肉除完成髋关节的各种运动外，还负责维持髋关节的稳定。臀中肌位于臀大肌深面，起于髂骨翼外面，肌纤维斜向外下方，过髋关节外侧，止于股骨大转子。臀中肌受臀上神经（L_5）支配，主动收缩时前部纤维可使髋内旋，后部纤维可使髋外旋，但主要是使大腿外展（部分后伸）。静立状态下使骨盆前倾，维持髋关节稳定。臀中肌下缘与梨状肌上缘共同构成梨状肌上孔。正常情况下上孔内只有臀上神经通过。但部分发育异常者，坐骨神经可以穿越梨状肌上孔发出，当臀中肌紧张、痉挛时，粗大、僵硬的肌腹有可能挤压坐骨神经，引起坐骨神经放射痛（图5-3-1）。

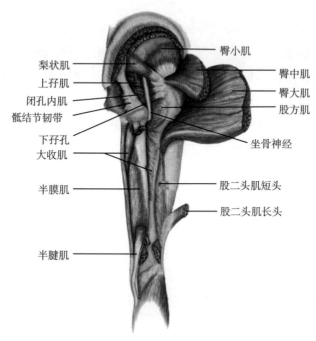

梨状肌
上孖肌
闭孔内肌
骶结节韧带
下孖孔
大收肌
半膜肌

臀小肌
臀中肌
臀大肌
股方肌
坐骨神经

股二头肌短头
股二头肌长头

半腱肌

图5-3-1　臀部肌肉

（三）病因病理

1.急性损伤

一次较大阻力的抗阻力收缩或受到过度被动牵拉，可引起肌纤维紧张、痉挛或出现牵拉伤，产生无菌性炎症（筋膜炎）。

2.静力损伤（劳损）

由于腰、腿、骨盆等部位的疾病造成骨盆倾斜，或久站，或长期姿势不良，导致肌纤维处于长期、持续的慢性静力做功状态，超出极限则会出现疲劳性损伤，导致局部水肿、渗出甚至出血，引发急性炎性反应（筋膜炎），病变部位主要在肌纤维（肌腹）。迁延日久，局部渗出物可继发纤维化、粘连，形成筋结。筋结（"攒筋"）可导致肌肉的有效长度缩短，髋关节活动半径下降，引起功能受限。久病之后筋结周围的肌纤维因做功减少可出现废用性萎缩，肌肉力量（尤其耐力）下降。臀中肌在大转子抵止处有滑囊，有时可以发生"滑囊炎"，还可偶见钙盐沉积。

（四）临床特征

1.病史

有急性损伤或慢性劳损病史，后者多见。

2.疼痛

臀中肌肌腹处疼痛，疼痛程度差别较大，以隐隐作痛能耐受者居多，肌肉做功时疼痛加剧。偶尔可以出现坐骨神经放射痛。

3.压痛阳性

在肌腹上可以找到明确的压痛点。急性期可以触摸到紧张、僵硬的肌纤维组织，疼痛剧烈，拒按。慢性期可以触摸到筋结，喜按，病久者筋结周围肌纤维萎缩，柔弱无力。

4.功能活动

急性期肌肉紧张，下肢内收动作受限。慢性期筋结周围肌纤维出现萎缩、萎弱，抗阻力外展力量下降。

5.影像学检查

无阳性征象。

(五) 鉴别诊断

1.臀上皮神经炎

疼痛部位相同，但臀上皮神经为皮支（以感觉纤维为主），以皮肤感觉障碍为主要表现，不涉及深层肌肉，不出现深层筋结，肌肉无萎缩。

2.臀上神经病变

臀中肌受臀上神经支配，一旦臀上神经受到刺激、压迫，功能下降，必然会牵及臀中肌。所以临床上必须排除能够引起臀上神经损伤的疾病，如腰椎间盘突出症、脊神经炎、运动神经元疾病等。

3.股骨头坏死

疼痛部位相似，病程相似，需通过影像学诊断确诊。

4.梨状肌损伤

疼痛位置、压痛点有明显区别。

(六) 治疗对策

1.急性期

急性期治以活血散瘀、消肿止痛。应适当休息，有助于消除肌肉的紧张、痉挛，消除炎性水肿。选择消炎止痛类西药，如布洛芬、洛索洛芬钠等，内服外用配合，也可使用中药，如各种活血散瘀止痛类膏药。

2.慢性期（劳损）

慢性期治以温经散寒、软坚散结、通络止痛。

（1）手法

1）温经通络

首先寻找压痛点（筋结），以压痛点为中心在整个肌肉上行擦法、揉法，至病位温热、柔软。

2）软坚散结

在筋结上行弹拨法、按推法，配合内收牵拉法，注意"不痛用力、十取其一"的原则。

3）散瘀止痛

局部使用散法、擦法，至病位温热，经久绵长。在治疗臀中肌的同时，要注意同侧协同肌如臀大肌、臀小肌、梨状肌等及拮抗肌如内收肌、股四头肌等的处理，以恢复关节周围肌力的平衡。

同时需要配合调理骨盆对侧肌肉，因为骨盆一侧肌肉力量发生变化，必然会引起骨盆倾斜，连带对侧肌肉受累，长期的骨盆倾斜一定会累及双侧的肌肉、韧带。

（2）药物

配合中药外敷（骨科熥洗药），每日两次，每次20分钟。

（3）练功

后期加强臀中肌肌肉力量的锻炼及延展性训练，如抗阻力外展及内收牵拉。经过系统治疗，可完全痊愈。臀大肌、臀小肌损伤参考本病治疗。

四、梨状肌损伤与梨状肌综合征

（一）定义

由于受寒、外伤等原因，引起单纯的梨状肌损伤，属于筋膜炎范畴；或由于梨状肌肿胀、痉挛刺激相邻神经干（坐骨神经）从而引起神经放射痛。

（二）大体解剖

梨状肌起于第2~4骶椎前面的骶前孔外侧和骶结节韧带（骨盆内），肌纤维斜向外下方，穿过坐骨大孔到达骨盆外，出孔后即移行为肌腱，紧贴髋关节囊后上部，止于大转子上缘后部。在梨状肌下部止点与髋关节囊之间，有滑囊存在，炎症发作时可以刺激梨状肌痉挛。梨状肌受骶神经（S_{1-3}）支配，主要有外旋、外展大腿的功能，伸髋时使髋外旋，屈髋时使髋外展。两侧同时收缩，使骨盆后倾，以维持骨盆稳定。梨状肌穿过坐骨大孔从骨盆内到达骨盆外，将坐骨大孔分为上下两部分，即梨状肌上孔（臀中肌下缘与梨状肌上缘之间）和梨状肌下孔（梨状肌下缘与上孖肌上缘、骶结节韧带之间）。孔内多是移行的筋膜，有少量肌纤维或腱纤维（图5-4-1）。

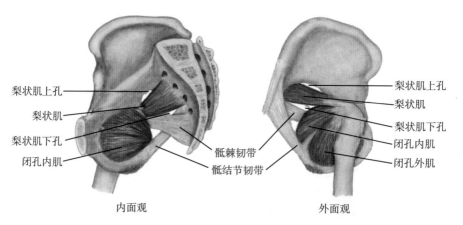

内面观　　　　　　　　　　　外面观

图5-4-1　梨状肌及周围结构

梨状肌上孔有臀上神经通过，主要支配臀中肌；梨状肌下孔通过的肌肉分别有阴部神经，主要支配会阴部的皮肤与肌肉；股后皮神经，主要支配大腿后侧皮肤；臀下神经，主要支配臀大肌；坐骨神经，主要支配大腿后侧的肌肉及小腿的皮肤与肌肉。当梨状肌损伤后肌腹出现肿胀或痉挛时，粗大的肌腹有可能刺激、挤压相邻的神经干，引起相应的干性神经放射痛，构成梨状肌损伤综合征。临床上以坐骨神经症状出现概率最大，坐骨神经相对最粗大，受到压迫的机会大。

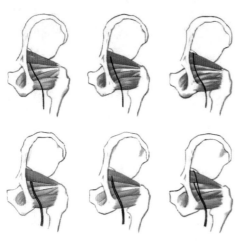

图5-4-2　梨状肌与坐骨神经之间的关系

梨状肌与坐骨神经的相对位置关系有多种形式，坐骨神经大多数出梨状肌下孔，有些出梨状肌上孔，有些穿梨状肌肌腹之间，还有些分为两叉，分别出梨状肌上、下孔或出梨状肌下孔与肌腹中间（图5-4-2）。

其中，84.2%的坐骨神经出梨状肌下孔；11.7%的坐骨神经分为两叉，分别从梨状肌下孔和肌腹中间穿出；2.2%的坐骨神经分别出梨状肌上孔与下孔，0.8%的坐骨神经出梨状肌肌腹之间。

梨状肌与坐骨神经之间不同的位置关系，在梨状肌痉挛、肿胀对坐骨神经形成压迫时造成的影响差别很大，在梨状肌损伤综合征的发生、发展

宫廷理筋术（四肢）

与缓解的过程中有重要意义，因为只有当肿胀的肌纤维完全离开神经时，神经刺激症状才能慢慢减轻、消除。

坐骨神经出梨状肌下孔时，因神经在肉下，间距相对较大，梨状肌肿胀略有减轻（消减10%左右），肌肉与神经之间就可能出现间隙，神经刺激症状就可能减轻；出上孔时，因神经在肉上，如同肌肉扛着神经，两者之间间距较小，只有当肌肉肿胀消除20%左右，神经牵拉的情况才可能改善，神经刺激症状才可能有减轻；如果神经从肌纤维之间穿出，此时神经在肉中，为肌纤维夹着神经，间距更小，只有当肌肉肿胀消减50%左右，神经刺激症状才会改善。

（三）病因病理

由于受寒或外伤，导致梨状肌肌腹紧张、痉挛，发生无菌性炎症。梨状肌损伤的病变部位主要在肌腹（肌纤维）。若失治误治，可以继发纤维化、粘连，局部形成筋结。梨状肌附着处有滑囊存在，滑囊炎也可以刺激梨状肌使之紧张、痉挛。

如果肿胀的肌腹刺激、压迫相邻的神经干，引发相应的神经症状，则构成梨状肌损伤综合征。

（四）临床特征

1.病史

有明确的受寒或外伤史。外伤多由抗阻力收缩过度或受到过度牵拉，导致局部肌纤维紧张、痉挛，甚至出现部分肌纤维撕裂。

2.症状

臀部疼痛是主要症状，疼痛类型不一，可以是隐痛、酸痛、胀痛；也可以是刀割样、烧灼样剧痛。疼痛部位局限在梨状肌的解剖学位置范围，受寒或肌肉受力时疼痛加剧。有时腰部可以有轻微疼痛，为低级神经中枢的神经反射痛。

3.压痛点

压痛明显，位于梨状肌肌腹上。急性期可以触摸到紧张、僵硬的肌束，拒按。慢性期可以触摸到明显的筋结，喜按，并且筋结周围肌纤维可以继发萎缩。

自髂后上棘至尾骨尖做一连线，在此连线中心点向股骨大转子尖再做一直线，即大致代表梨状肌下缘的体表投影。此连线的中、内1/3交界处为梨状肌肌腹与坐骨神经交汇处。

4.功能活动受限

患者在梨状肌负重过久时疼痛明显加重，因此不能久站、久坐，不敢做下蹲动作，否则疼痛加重。穿袜子、坐低矮座椅等姿势均可以导致疼痛加剧，有时咳嗽、打喷嚏都可以诱发疼痛加重。患者发病后喜健侧卧位，患肢在上，屈膝屈髋。膝内侧以物（枕头、被子）支撑时感觉最舒服，疼痛最轻。

5.直腿抬高试验阳性

直腿抬高60°之内疼痛逐渐加重，超过60°时疼痛反而减轻，提示坐骨神经痛系梨状肌受压迫引起的干性神经痛而非椎间盘突出引起的根性神经痛。

6.梨状肌牵拉试验阳性

患者仰卧，健侧下肢伸直，患侧屈膝屈髋，足跟着床。医者推患膝关节外侧使之过度内收内旋，梨状肌出现疼痛为阳性。或患者俯卧，健侧下肢伸直，患肢屈膝。医者推外踝使下肢外展外旋，诱发疼痛者为阳性。梨状肌牵拉试验阳性提示梨状肌紧张、痉挛，有炎症存在；如果出现坐骨神经放射痛，提示梨状肌已刺激到坐骨神经。

7.外旋下蹲试验阳性

患者直立，足与肩宽，脚尖略向外。做下蹲动作，诱发疼痛出现或加重者为阳性，提示疼痛来自于梨状肌紧张。

8.局部封闭试验阳性

梨状肌局部封闭可以使肌肉紧张、痉挛立刻消失，封闭后如果压痛点消失，且直腿抬高试验、下蹲试验、梨状肌牵拉试验均由阳性转阴性，提示病变部位在梨状肌。

9.神经放射痛

单纯梨状肌损伤（筋膜炎）时没有神经放射痛。一旦出现以坐骨神经放射痛为代表的骶丛神经放射痛，并确认是由梨状肌紧张、痉挛或肥厚、僵硬（筋结）进而刺激、压迫神经干引起的，临床定义为梨状肌损伤综合征。

10. X线片

X线片无明显阳性征象。

（五）鉴别诊断

1.股骨头坏死

疼痛部位相似，压痛点有时重合，需要拍片以明确诊断。

2.髋关节骨关节炎

疼痛部位在关节缝，X线片有助于明确诊断。

3.臀中肌劳损

压痛点位置不同。

4.其他原因引起的坐骨神经痛

出现神经放射痛时，注意排除腰椎间盘突出症、骶髂关节错位、急性腰扭伤等可以诱发坐骨神经痛的病变。

（六）治疗对策

与臀中肌损伤性质相似，病变部位都是肌腹（筋膜炎），以肌纤维紧张、痉挛或继发纤维化、粘连形成筋结为主要病理改变，治疗方法相同。

急性期治疗时强调注意"不痛用力"，虽然力度过小影响疗效，但力量过大反而会加重水肿，导致病情不轻反重。手法治疗后配合中药外敷（骨科熥洗药）。注意休息，防止肌肉受力过大，加重损伤。一般治疗1~3次可见效，5~10次左右可痊愈，没有后遗症。

五、髋关节周围肌腱炎

（一）定义

主要是由于肌腱受到过度（被动）牵拉导致肌腱附着处出现牵拉伤，急性期局部出现水肿、渗出甚至出血，多数伴有部分纤维组织断裂，慢性期继发纤维化、粘连。有部分研究认为髋关节周围肌腱炎是发生于肌腱附着处的滑膜炎。

（二）大体解剖

在髋关节周围，髋骨与下肢骨之间，分布着使髋关节屈曲，下肢内收、内旋与外展外旋的许多肌肉，肌腱附着在骨隆凸的骨膜上，在肌腱与骨的间隙，有滑囊存在。在外力的作用下，肌腱附着处（或滑囊）可以出现损伤。本节仅以常见的内收肌群损伤为例分析、介绍（图5-5-1）。

1.耻骨肌

起于耻骨上支，肌纤维向外下方，过髋关节前方，止于股骨粗线内侧唇上方。

2.短收肌

起于耻骨肌内侧，与其并行，止于其下方。

3.长收肌

起于短收肌下方，与之并行，止于其下方。

以上三条肌肉受闭孔神经支配。近固定时主要使大腿内收、前屈、外旋。远固定时一侧收缩使骨盆向同侧倾斜，两侧同时收缩使骨盆前倾。该肌群在下肢外展、后伸时容易损伤。

4.大收肌

起于坐骨结节、坐骨支及耻骨下支，过髋关节前方，止于股骨内侧粗线上2/3及股骨内上髁。受闭孔神经支配，近固定时可使大腿内收、后伸和旋外。远固定单侧收缩时可使骨盆向同侧倾，双侧收缩使骨盆后倾。

5.股薄肌

起于耻骨上支，肌纤维向下，过髋关节前侧及膝关节内侧，止于胫骨上端内侧，受闭孔神经支配。近固定时使大腿前屈、内收，小腿屈及内旋；远固定时双侧同时收缩使骨盆前倾。

6.缝匠肌

起于髂前上棘，肌纤维向内下方，过髋关节前方、膝关节前内侧，止于胫骨粗隆内侧面。受股神经支配，近固定时使大腿屈和旋外，远固定时双侧收缩使骨盆前倾。

7.股直肌

起于髂前下棘，过髋关节前方、膝关节前方，止于胫骨粗隆。受股神经支配，主要功能是屈髋、伸膝。每条肌肉的附着处，都有大小不同的滑囊存在，防止肌腱与骨摩擦，保护肌腱不受损伤。

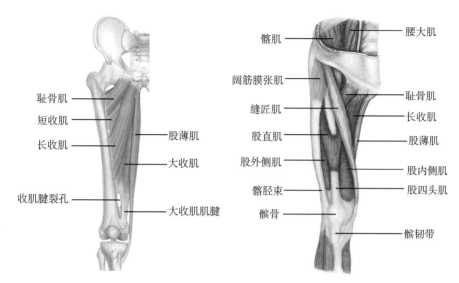

图5-5-1 下肢肌群

（三）病因病理

病变部位主要在肌腱附着处，过度牵拉造成肌腱附着处损伤，局部水肿、渗出，产生无菌性炎症或部分腱纤维组织撕裂，为非滑囊受到挤压引起的滑囊炎。病久局部可继发纤维化、粘连，肌腱短缩（攒筋）。

（四）临床特征

1. 外伤史

多数有牵拉外伤史，如过度外展、后伸（劈叉）等动作，偶尔出现在超负荷抗阻力收缩之后。

2. 疼痛

外伤后立刻出现，位于髋关节前侧肌腱附着处，疼痛程度差别较大，与外力大小、撕裂的程度相关。

3. 压痛点

损伤后立刻出现，多数位于耻骨支肌腱附着处，急性期疼痛拒按，可触及肿胀。慢性期可触及肌腹紧张、僵硬，附着处出现筋结，喜按。偶尔（病久时）可以在肌腱下附着处出现压痛点或筋结。

4. 功能活动

急性期主动抗阻力收缩时或受到过度牵拉（外展、后伸）时疼痛明显加剧，有撕裂性疼痛，惧怕做此类动作，主动收缩时疼痛、被动牵拉时也出现疼痛。

慢性期主动收缩时疼痛不明显，但髋关节活动范围明显下降，是由于筋结形成导致"筋短"。表现为髋关节内收时合不上，感觉腹股沟内（大腿根儿）似有物支撑，可以触摸到筋结；外展时打不开，肌腱有牵拉感，被动外展时则疼痛加剧。

5.检查

（1）屈膝屈髋试验阳性

患者仰卧，双腿同时屈膝屈髋，使大腿前面尽量贴近腹壁。正常时双侧屈髋程度相似，为阴性。如果患侧大腿前面不能像健侧一样贴近腹部，屈髋程度减小，并且同时感觉腹股沟处有支撑感，为阳性。提示髋关节前方可能有肌腱或滑囊损伤，注意排除肱骨头、股骨颈病变及腹股沟病变。

（2）外展外旋试验阳性

患者仰卧，屈膝屈髋，足跟着床（在同一水平线上），嘱患者尽量外展外旋双下肢，正常情况下双下肢外展外旋的程度相似，为阴性。如果患侧外展外旋的角度与健侧相比明显下降，同时肌腱附着处有牵拉、撕裂感，为阳性。提示有肌腱或滑囊损伤，注意除外关节疾病，如肱骨头坏死、股骨颈骨折等。

6.X线片

X线片无阳性征象。

（四）鉴别诊断

1.髋关节滑膜嵌顿

急性期两者疼痛、压痛位置相似，但疼痛程度较轻，病史短，髋关节活动基本不受限，外展外旋试验阴性。

2.股骨头坏死

急性或慢性期疼痛部位相似，需拍X线片鉴别。

3.髋关节骨关节炎

呈慢性进行性加重，疼痛位置相似，需通过影像学检查以鉴别。

（五）治疗对策

1.急性期

制动休息，防止损伤加剧。局部消肿止痛，可选择指颤法活血散瘀止痛。

以中药外敷，活血散瘀止痛（骨科熥洗药），或外涂双氯芬酸二乙胺乳，或外贴膏药，如巴布贴。

2.慢性期

（1）治"点"

找到压痛点或筋结，"以痛为腧"，行滚法、指揉法、弹拨法、按推法、反向牵拉法、髋关节摇法、外展外旋拔伸法（宫廷理筋术）等，温经通络、软坚散结、恢复功能。治疗过程中注意"十取其一"原则。

（2）治"线"

放松僵硬、挛缩的肌肉肌腱，理筋通络。

（3）治"面"

调整协同肌及拮抗肌，恢复关节周围肌肉的力量平衡。

（4）练功

加强肌肉力量（抗阻力内收为主）与韧性（后伸牵拉为主）锻炼。经过系统治疗后，预后良好。髋关节周围其他肌肉肌腱牵拉伤（肌腱周围炎），由于病变性质相似，均可以参考本病治疗。股直肌损伤时，压痛点及筋结通常位于髂前下棘；缝匠肌损伤时压痛点及筋结通常位于髂前上棘；腘绳肌损伤时压痛点位于坐骨结节。

六、髋关节周围滑囊炎

（一）定义

因肌肉超负荷抗阻力收缩做功或受到过度被动牵拉，挤压邻近的滑囊，或因受寒等原因，引起髋关节周围滑囊产生无菌性炎症。

（二）大体解剖

在肌腱与骨之间有滑囊存在，可保护肌腱不受损伤。髋关节周围滑囊众多，每条肌腱周围（腱与骨之间）都分布着滑囊，且多数与关节囊相通，每个滑囊都有可能会产生炎症。髋关节周围比较大的滑囊如下。

1.髂耻滑囊

又称腰大肌滑囊，位于髂腰肌与耻骨之间，与髋关节相通，与股神经关系密切。

2.股骨大粗隆滑囊

位于臀大肌与股骨大粗隆之间，此囊不与关节腔相通。

3.坐骨结节滑囊

位于腘绳肌附着处与坐骨结节之间。

4.内收肌滑囊

位于内收肌与耻骨之间。

（三）病因病理

由于受寒、肌肉反复主动收缩或静态做功，导致滑囊受到持续性挤压，产生无菌性炎症。病变位置主要在滑囊。

（四）临床特征

1.髂耻滑囊炎

股三角处（急脉穴）肿胀、疼痛及压痛，并可以因为挤压股神经而放射至大腿前面及内侧，患肢常处于屈曲位，如将患肢伸直、外展或内旋时，可引起疼痛加剧。如果髋关节囊受累，则髋关节各方向的活动均受限。

2.股骨大粗隆滑囊炎

大粗隆处疼痛、压痛明显，局部肿胀，正常凹陷消失；患肢常处于屈曲外展外旋位，否则疼痛加重。髋关节活动不受限，此囊不与髋关节囊相通。

3.坐骨结节滑囊炎

坐骨结节滑囊解剖学位置（承扶穴，股二头肌长头及半膜肌、半腱肌肌腱附着处）疼痛，压痛明显，痛有定处，可以触及囊性肿胀；患者不敢用此处受力久坐，腘绳肌抗阻力收缩或受到过度被动牵拉时，疼痛明显加剧。受寒可以诱发或加重病情。

4.内收肌滑囊炎

患处位于内收肌附着处，局部疼痛、压痛，可以触及囊性肿胀，屈膝屈髋试验阳性，髋关节功能活动正常，可以引起疼痛加重，但活动范围不受影响。

5.辅助检查

滑囊炎普通X线片检查无阳性发现，软组织B超检查及MRI检查可以明确诊断。髋关节周围肌腱炎与滑囊炎既可单独为病，也可同时发生，在急性期很难区分。以内收肌群为例，急性期疼痛及压痛点位置相近，肌肉主动收缩及被动牵拉时都可以出现疼痛加重。肌腱炎属于牵拉痛，滑囊炎属于挤压痛，唯一不同点是压痛点一个在肌腱附着处，一个在肌腱旁滑囊，但触诊上难以区分，都是拒按的局部肿胀感，软组织B超及MRI可以协助诊断。慢性期区别较大，肌腱周围炎在压痛点可以触及实性筋结，肌肉紧张、僵硬，髋关节活动范围明显下降（筋短）；而滑囊炎压痛点触及的是囊性肿胀，髋关节活动时压痛点疼痛虽然增加，但活动范围基本不受影响。

（五）鉴别诊断

1.股骨头坏死

与髂耻滑囊炎疼痛部位相似，单纯从临床症状、特征上不易区分，必要时需拍片以明确诊断。

2.臀下皮神经炎

与坐骨结节滑囊炎疼痛部位相似，但表现为皮神经损伤，以皮肤感觉障碍为主，痛无定处且不涉及深层组织。坐骨结节滑囊炎病变位置在深层坐骨结节滑囊，痛有定处。

3.根性与干性神经痛

有明显的下肢神经放射痛时，需要与椎间盘突出症、梨状肌损伤综合征等能够引起神经放射痛的疾病相鉴别。本病痛点局限在坐骨结节，可以触及囊性肿胀，而其他疾病的主要压痛点不在此处。

（六）治疗对策

活血散瘀、消肿止痛，消除局部无菌性炎症。可参考肩峰下滑囊炎的治疗。

七、髂胫束劳损

（一）定义

是指下肢在以髋关节为轴做前屈后伸运动时，髋关节大转子处可以听到或感觉到的弹响，又称"弹响髋"。

（二）大体解剖

1.大腿阔筋膜与髂胫束

在大腿肌肉的周围，包裹着一层深筋膜，称大腿阔筋膜。大腿阔筋膜起紧束大腿周围肌肉的作用，使大腿肌肉在协同用力时更协调、更有力。其在大腿外侧重叠、肥厚的部分，称髂胫束或髂胫束韧带。髂胫束在股骨大转子处，悬挂于阔筋膜张肌及臀大肌上，下端过膝关节外侧，止于胫骨粗隆外侧。

在正常情况下，大腿阔筋膜紧张有度，髂胫束柔软有弹性，在髋关节屈伸运动时，髂胫束上段可以在股骨大粗隆上自由滑过，屈时在大转子前，伸时在大粗隆后。下段可以在股骨外上髁上自由滑过，伸时在前，屈时在后。大腿肌肉越受力、越粗壮，大腿阔筋膜及髂胫束受到的牵张力越大，持续的时间一旦超越极限，劳损出现的概率上升。

2.阔筋膜张肌

起于髂前上棘，肌纤维向下，过髋关节外侧至股骨大转子处移行为髂胫束。

受臀上神经支配，能屈髋、内旋下肢及维持骨盆稳定并向上提拉髂胫束。骨盆倾斜、不良姿势、髂胫束劳损时容易受到连带损伤。

3.臀大肌

起于骶髂关节背侧的筋膜及韧带，肌纤维向外下方过髋关节后侧，大部分止于股骨臀肌粗隆，少部分向后上方牵拉髂胫束。受臀下神经支配，主要使大腿后伸及悬吊髂胫束。阔筋膜张肌、臀大肌可以牵吊、紧张髂胫束，在膝关节屈曲15°~30°的范围内，紧张、收缩这两块肌肉，有辅助伸膝功能。屈膝15°~30°并下肢内旋时，髂胫束最紧张。

（三）病因病理

1.骨折与手术

股骨颈骨折畸形愈合及股骨头置换手术，可造成股骨颈长度加大，导致阔筋膜张肌及髂胫束紧张而损伤。

2.慢性静力性损伤

久站、跷二郎腿、盘腿等姿势，可导致大腿阔筋膜紧张，导致髂胫束紧张、僵硬，继发肥厚、挛缩。

3.阔筋膜张肌劳损

外伤或不良姿势引起阔筋膜张肌损伤，迁延不愈可导致肌肉僵硬、挛缩，连带髂胫束紧张。

4.股骨大转子滑膜炎

股骨大转子滑囊肿胀，支撑（起）肌腱，造成髂胫束紧张。

5.膝关节疾病

膝关节疾病引起伸膝功能下降，使臀大肌、阔筋膜张肌及髂胫束在伸膝时受力增加，引起劳损，病变部位主要在筋膜。以上原因可造成髂胫束紧张、僵硬，局部肥厚、挛缩，柔软度及弹性下降，出现筋膜炎（髂胫束劳损）。如果在以髋关节为轴屈伸下肢时，髂胫束上段不能顺利滑过股骨大粗隆而与之发生摩擦，引起弹响，则称之为"弹响髋"。

（四）临床特征

1.病史

有典型病史，多数呈慢性进行性加重。

2.症状

疼痛不常见，自我感觉大腿外侧髂胫束（胆经循行处，以风市穴为中心）酸胀不舒，有僵硬感、沉重感、寒凉感。喜欢自我叩击或让别人帮助敲击（捶）髂胫束部位，叩击后不适感可迅速缓解。平时关节及大腿可感沉重、乏力感，久站及走路较长时更明显。有时在髂前上棘至股骨大转子之间（居髎穴，阔筋膜张肌肌腹）或臀大肌肌腹上（环跳穴）可出现疼痛不适感。

3.体征

以手触摸髂胫束，柔软性消失，僵硬如弦，在膝关节屈曲15°~30°下肢内旋时最明显，有时可以在髂胫束走向上看到或摸到索状凹沟。在髂胫束走行上以适当力度做推法，除感觉僵硬外，可以触摸到大小不一、软硬不等的筋结。

髂胫束下端附着在胫骨粗隆外侧，正常情况下在屈伸膝关节时，髂胫束下段能顺利滑过股骨外侧髁，伸膝时在外上髁前方，屈膝时在外上髁后方，不引发弹响。出现"弹响髋"时，以髋关节为轴屈伸下肢，可以听到或感觉到（以手轻轻触摸在股骨大转子上）髂胫束艰难滑过大转子尖时两者摩擦引起的弹响。如果在屈伸膝关节时出现弹响，称为"弹响膝"。

4.功能活动

除弹响外，功能活动基本正常。

（五）鉴别诊断

与股外侧皮神经炎相鉴别。两者自我感觉症状相似，但股外侧皮神经炎的不适感局限在皮肤上，不涉及深层组织。

（六）治疗对策

松弛紧张、僵硬、挛缩的髂胫束，恢复其原有的长度及柔韧性。

1.手法治疗

首先在阔筋膜张肌、臀大肌、髂胫束上行掌推法，按照前、中、后的顺序，逐步循序叠加，避免跳跃、遗漏，探寻有无紧张、痉挛，有无筋结以及筋结的位置、大小、软硬。

以压痛点或筋结为中心，始自髂前上棘阔筋膜张肌起点及骶髂关节背侧臀大肌起点，沿肌肉、肌腱、韧带（髂胫束）走向至下附着点，首先施擦法，至局部温热，温通经络。以指揉法、弹拨法、按推法在筋结上或压痛点施术，有筋结以筋结为腧；无筋结以压痛点为腧；无压痛点以环跳、居髎、风市、膝阳关、阳陵泉为腧，注意治筋"喜柔不喜刚""十取其一"的原则，软坚散结。

最后施以推法、拍法，顺经络而行，散瘀止痛。治疗中注意点线结合，以点（筋结）带线（臀大肌、阔筋膜张肌、髂胫束）。

2.中药外敷

配合骨科熥洗药外敷。

3.锻炼

侧躺在健身球上（或床边），患肢在上，做下肢内收垂牵运动，牵拉、放松紧张的髂胫束。经过系统治疗及锻炼，本病通常预后良好。

八、髋关节相关疾病

1.股骨头骨骺滑脱

本病又名股骨头骨骺分离。好发于12~17岁的青少年，发病可能与外伤及发育过快有关。患者走路跛行，髋关节屈曲时多呈外旋，甚至在外旋状态下行走。X线片可以明确诊断。

2.扁平髋

本病又称少年畸形性骨软骨炎、股骨头软骨病、幼年性股骨头缺血性坏死。儿童好发，一般认为是外伤致股骨头血液循环障碍引起。表现为髋痛、乏力、跛行。患肢萎缩，轻度屈曲内收畸形。影像学检查可以明确诊断。

3.髋关节骨软骨炎

髋关节股骨头分负重区与非负重区两部分，骨软骨炎发生在非负重区。最初病变在软骨，正常软骨无血液供应，靠关节液滋养（软骨下骨毛细血管）。软骨吸收营养需要受到间接性压迫，如同海绵吸水，软骨如果不能吸收到足够的营养物质则会发生退变。软骨退变表现为关节面连续性破坏，呈丝状破坏，基质减少，胶原原纤维之间出现裂隙，使原本柔软、光滑的关节软骨面变得粗糙不平、坚硬，甚至出现软骨片脱落，游离。

此时一旦血管（滑膜血管及软骨下毛细血管）进入软骨，软骨将逐渐转变为纤维组织或骨组织（软骨变骨），形成骨刺。骨刺最早发生在软骨与滑膜的交界处，骨刺可以刺激周围血管（滑膜与软骨下骨血管）增殖，导致骨刺发展，骨刺内血管平行在软骨内，呈管状，其骨髓为红髓。

负重区软骨在过多压力下发生侵蚀、磨损，负重区没有新骨形成，关节面变薄，间隙变小直至消失。软骨下骨彼此摩擦、撞击，出现细微骨折、愈合，再骨折、再愈合的过程，局部骨密度上升，出现眼线征。

临床上表现为髋关节疼痛，功能活动受限。影像学检查可以明确诊断。急慢性炎症及内分泌失调对血管生长起刺激作用，与运动过度有关，与年龄无直接关联。

4.钙化性髋关节周围炎

指钙盐沉积在肌腱、腱鞘、韧带、关节囊、滑囊及疏松的结缔组织中。系由于反复损伤及退变导致局部血液循环下降，血液酸碱度发生改变，钙盐沉积。临床以关节周围疼痛为主要表现，属退行性病变，需行X线检查以明确诊断。

5.髋部结核

髋关节周围疼痛，多数有结核病史，X线片提示骨质破坏，有结核病相应检查支持。

6.髋关节化脓性关节炎

髋关节周围疼痛，有细菌感染史，实验室检查支持感染诊断。

九、髋部筋伤基本检查思路

1.下肢外旋相关因素

首先患者仰卧，双下肢自然伸直，医者握双下肢踝部或提裤脚将下肢抬起后自由落体式坠下，首先观察下肢有无肌肉萎缩及异常内、外旋。如果下肢有外旋存在，应考虑如下因素：是否因关节脱位、股骨骨折引起，是否存在滑膜嵌顿；使下肢内旋的肌肉是否存在萎缩、肌力下降。

下肢外旋，需首先考虑维持下肢中立位的肌肉及牵拉下肢内旋的肌肉（股四头肌、耻骨肌、大收肌、臀中肌、臀小肌等）是否出现肌肉萎缩、肌力下降，观察、触摸相应肌肉，判断肌肉萎缩和肌力下降是由于肌肉自身问题引起的还是由于支配这些肌肉的神经出现了问题。

2.下肢外旋肌肉的异常

其次注意判断使下肢外旋的肌肉是否出现紧张、挛缩。考虑使下肢外旋的肌肉（髂腰肌、梨状肌、闭孔内肌、闭孔外肌、股方肌等）是否紧张、挛缩，牵拉下肢外旋是否能引起不适，触摸相应的肌肉有无紧张、僵硬、挛缩。下肢出现内旋时，参考外旋反向思考。

3.直腿抬高试验阳性

当患者出现直腿抬高试验阳性时，医者应注意判断以下问题。

（1）是否存在屈髋肌肉（髂腰肌、股四头肌、缝匠肌、耻骨肌等）力量下降，缘于肌肉自身还是支配这些肌肉的神经出现问题。

（2）关节和股骨是否存在问题，排除脱位、骨折。

（3）是否存在滑膜炎、滑膜嵌顿、滑囊炎。

（4）后方肌肉（臀大肌、臀中肌、梨状肌、腘绳肌等）是否未放松。

（5）坐骨神经是否受到压迫，例如椎间盘突出症导致的根性压迫，直腿抬高试验在60°以内随角度增加而疼痛加剧；梨状肌干性压迫在60°之前疼痛，超过60°反而不痛。

4.下肢内收内旋受限

患者屈膝屈髋，足骨着床，臀足在一条直线上。推膝关节外侧使之内旋，正常时双侧一致。一侧角度变小时应考虑内侧是否有支撑物妨碍，如内侧滑囊炎、慢性损伤筋结；外侧肌腱是否不放松，如梨状肌、臀中肌紧张、痉挛或挛缩，或外侧滑囊炎，或外侧肌肉急性牵拉伤。

5.下肢外展外旋受限

患者屈膝屈髋，足骨着床，臀足在一条直线上。推膝关节内侧使之外旋，角度变小。考虑内侧肌肉急性牵拉伤或慢性劳损形成筋结（筋挛），或内侧滑囊炎。此时让患者俯卧，观察肌肉有无萎缩；触摸肌肉有无萎弱，有无筋结、压痛点；膝关节屈曲，下肢外旋时有无疼痛，确定压痛点的位置；膝关节屈曲，下肢内旋时有无疼痛，确定压痛点的位置。

第六章　膝部筋伤

一、概述

（一）大体解剖

谈膝部伤筋，首先要明确"膝"与"筋"的概念。膝，指膝关节。膝关节由股骨下端、胫骨上端和髌骨构成，三块骨头包裹在同一个关节囊中。髌骨内面关节软骨与股骨滑车部关节软骨形成髌股关节，股骨下、后关节面关节软骨与胫骨上关节软骨形成股胫关节（图6-1-1）。

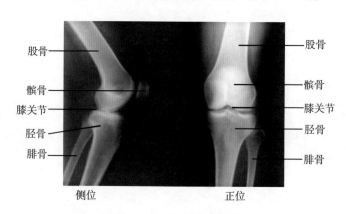

股骨		股骨
髌骨		髌骨
膝关节		膝关节
胫骨		胫骨
腓骨		腓骨
侧位		正位

图6-1-1　膝关节影像图

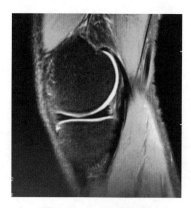

图6-1-2　关节软骨

1.关节软骨

在每块骨的骨端，都附着有一层关节软骨，相对应的两块骨的软骨面分别形成髌股关节面和股胫关节面，构成关节运动的"轴"（图6-1-2）。

2.关节囊与关节腔

关节囊包裹上、下骨端，形成一个密闭的腔，称关节腔。关节囊由内、外两层构成。外层叫纤维层，与两端骨的骨膜相

宫廷理筋术（四肢）

连，极坚韧；内层叫滑膜层，与两端的关节软骨相连。

3.脂肪垫

在关节囊内、外层之间，髌韧带深层，有脂肪存在，称为脂肪垫，又称翼状皱襞。

4.半月板

在关节腔内，有内、外侧半月板存在，协助维持膝关节的稳定性（图6-1-3）。

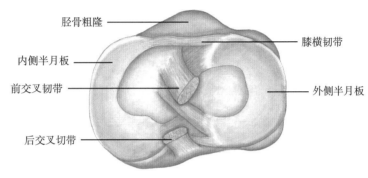

图6-1-3　膝关节半月板

胫骨粗隆

膝横韧带

内侧半月板

前交叉韧带

外侧半月板

后交叉切带

5.交叉韧带

在关节腔内，有交叉韧带连结股骨与胫骨，主要功能是防止两者前、后错动。

6.侧副韧带

在关节囊外面，膝关节内、外侧，分别有内侧（胫侧）和外侧（腓侧）副韧带，具有加强膝关节稳定性的作用。

7.肌腱与滑囊

在关节的前方和后方，分别有股四头肌、腘绳肌、缝匠肌、股薄肌、髂胫束、小腿三头肌、腘肌、跖肌等通过，它们协同运动，作为动力源，牵拉膝关节完成屈伸运动。在这些肌肉、肌腱与骨之间，分别有滑囊存在，防止肌腱与骨的过度摩擦。膝关节主要由这些组织构成，它们在神经系统的支配之下，相互配合，以膝关节为轴，以股骨、胫骨为杠杆，以肌肉为动力源，协同完成膝关节的各种运动（图6-1-4）。

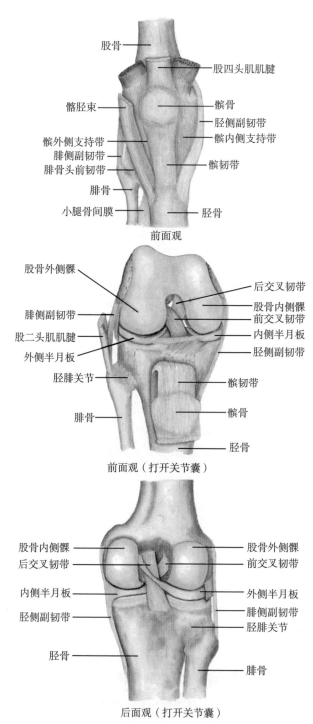

股骨
股四头肌肌腱
髂胫束
髌骨
胫侧副韧带
髌外侧支持带
髌内侧支持带
腓侧副韧带
腓骨头前韧带
髌韧带
腓骨
小腿骨间膜
胫骨
前面观

股骨外侧髁
后交叉韧带
腓侧副韧带
股骨内侧髁
前交叉韧带
股二头肌肌腱
内侧半月板
外侧半月板
胫侧副韧带
胫腓关节
髌韧带
腓骨
髌骨
胫骨
前面观（打开关节囊）

股骨内侧髁
股骨外侧髁
后交叉韧带
前交叉韧带
内侧半月板
外侧半月板
胫侧副韧带
腓侧副韧带
胫腓关节
胫骨
腓骨
后面观（打开关节囊）

图6-1-4　膝关节结构图

（二）膝关节的功能

膝关节是人体结构中负重最大且结构相对复杂的关节。膝关节的主要功能是屈伸，但在屈膝且小腿放松的情况下（比如坐在床边小腿自然下垂），也可以做轻度的内、外旋动作。因此，膝关节是小幅度变化的（不典型的）屈戌关节。

在髋、踝关节功能正常的情况下，膝关节被固定后，行走功能不受太大影响。膝关节在伸直位时，具有最大的稳定性，在屈曲位时，又具有相当的灵活性，以适应在崎岖不平的路面上进行各种走、跑、跳等动作。膝关节自然伸直时为中立位，活动范围伸直时为0°，过伸可达到10°左右，主动屈曲可以达到140°。在髋关节伸直状态下，膝关节主动屈曲可以达到130°，被动屈曲可以达到160°，足跟基本可以触及臀部。当坐位小腿自然下垂时，足尖向内为内旋，可以达到30°，足尖向外为外旋，同样可以达到30°。膝关节屈曲超过90°后，旋转活动范围减小。

（三）"筋"的概念

在膝部伤筋中，筋的概念实际囊括了除骨以外的所有组织，包括关节软骨、关节囊、滑囊、脂肪垫、韧带和肌腱。这些结构的损伤都可以称为"筋伤"。

1.膝部筋伤病

运动系统疾病主要包括骨折、脱位和筋伤，除骨折、脱位以外，其他病症都可以归纳在筋伤范围之内。膝部筋伤病的诊断相对简单，膝关节有哪些软组织，就可以出现哪些软组织的损伤。只要我们以解剖学为基础，由内而外（或由外及内）的逐层剖析，就基本能够做到正确诊断，分析如下。

（1）关节表面有软骨，所以可以发生软骨炎或软骨脱落（关节内游离体来源之一）等关节软骨病变，如软骨炎。

（2）关节囊内有半月板和十字交叉韧带，所以可以发生半月板损伤和交叉韧带损伤，如损伤、断裂、撕脱骨折等。

（3）关节囊上有滑膜层、脂肪垫、纤维层和支持带，所以可以发生滑膜炎、滑膜嵌顿、脂肪垫炎、支持带损伤等。

（4）关节囊外有维持关节稳定的侧副韧带，所以可以发生侧副韧带损伤。

（5）关节周围有牵拉膝关节运动的肌肉肌腱，所以可以发生肌腱损伤，如肌腱炎。

（6）肌腱与肌腱、肌腱与相邻组织（韧带、骨）之间存在大小不同但功能相似的滑囊，所以可以发生滑囊炎。

（7）膝关节外侧有髂胫束经过，所以可以发生髂胫束损伤。

（8）膝关节的屈伸活动需要由骨、关节、肌肉共同参与完成，伸膝装置是重要组成之一，如果伸膝装置出现问题，例如与周围组织出现粘连，必然会导致伸膝功能障碍，所以临床可以发生"伸膝装置粘连"。

（9）除此之外，在发育期，由于胫骨粗隆处尚处于骨骺阶段，骨皮质不是十分致密、坚硬，当活动过多且缺钙时，可能引起胫骨粗隆处骨皮质损伤，形成小儿胫骨粗隆骨骺炎。

为了便于理解、记忆，我们将上述疾病按解剖位置划分，归纳为囊内病变、囊上病变和囊外病变三类。

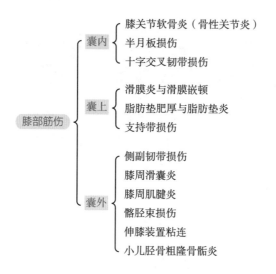

（四）筋伤病特点

筋伤病属于骨伤科范围，属于运动系统疾病。在运动系统中，关节是运动的轴，骨是运动的杠杆，肌肉是运动的动力源。因此，只要涉及到骨、关节、肌肉的病变，一定或多或少地伴有程度不同的疼痛和运动功能障碍。

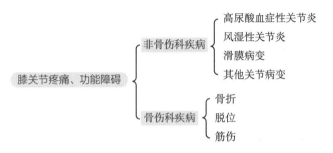

$$\text{运动系统疾病特征} \begin{cases} \text{疼痛——痛有定处、可以找到} \\ \text{功能活动障碍——必然存在，程度不同} \end{cases}$$

（五）膝关节筋伤病的诊断思路

如前所述，筋伤病属于骨伤科疾病，属于运动系统疾病，而运动系统疾病必然伴有程度不同的疼痛和功能活动障碍。但是在临床上接诊患者时，见到膝关节疼痛和功能活动受限时，却并不一定都是由筋伤病或者骨伤科疾病引起，一定要广开思路，尽可能全面的考虑到、排除掉能够引起膝关节疼痛和功能活动受限的其他科病症，才能真正做到不漏诊、不误诊。

$$\text{膝关节疼痛、功能障碍} \begin{cases} \text{非骨伤科疾病} \begin{cases} \text{高尿酸血症性关节炎} \\ \text{风湿性关节炎} \\ \text{滑膜病变} \\ \text{其他关节病变} \end{cases} \\ \text{骨伤科疾病} \begin{cases} \text{骨折} \\ \text{脱位} \\ \text{筋伤} \end{cases} \end{cases}$$

作为专科医生，我们不可能对能够引起膝关节疼痛和功能活动受限的所有疾病都有所了解，但应该对常见病、多发病有所认知，起码在脑子里应该有这样一种思路、模式，无法明确诊断时，可以请其他相关科室会诊。

二、膝关节创伤性滑膜炎与滑膜嵌顿

（一）定义

膝关节创伤性滑膜炎是指滑膜在外力作用下形成损伤，导致关节滑液代谢失调产生积液，从而形成的创伤性无菌性炎症。

滑膜炎有急性与慢性之分，本节主要介绍急性滑膜炎，慢性滑膜炎将在膝关节骨性关节炎中进行介绍。滑膜嵌顿是指原本在关节腔中能够自由移动的滑膜在膝关节不协调运动时出现扭曲、折叠，被卡压在关节缝中，使关节突然失去屈伸功能的一种现象。滑膜炎可以说是膝关节最常见、最基础的疾病，在其他膝关节筋伤病里几乎都存在不同程度的滑膜炎。

（二）大体解剖

膝关节囊有内外两层构成，整体薄而坚韧，关节腔内有关节液充盈，呈负压状态。

1.纤维层

关节囊外层称纤维层，上下两端分别与股骨和胫骨的骨膜相连，相对较坚韧。

2.滑膜层

关节囊内层称滑膜层，分别起于胫股关节面的软骨边缘，然后反折在纤维层的内面作其衬里。

滑膜表面积比纤维层宽阔许多，在正常情况下可以形成许多皱襞，反衬在纤维层的内面，除关节软骨、半月板以外，关节腔内的韧带、肌腱都有滑膜包裹。

滑膜上端在前面超过股骨远端的关节面，在股四头肌肌腱下形成囊状隐窝，其上端与髌上囊相通，两侧超过股骨髁关节面约1.6cm。外侧下降至股骨外上髁腘肌肌腱及腓侧副韧带附着点以下，围绕腘肌肌腱形成滑膜突起。后侧延至腓肠肌起点，常与腓肠肌内侧头和半膜肌肌腱之间的滑囊相通。交叉韧带亦包裹在滑膜所形成的双层皱襞内；滑膜在内、外侧半月板下突出，覆盖胫骨约0.7cm。

膝关节滑膜具有滑膜面积最大、分泌区最广、绒毛数量最多，与周围结构（特别是肌腱）明显分开等3个特点。虽然滑膜层的表面积比纤维层宽阔，表面有许多皱褶，且关节腔内是负压状态，但在正常情况下，在关节液的润滑下滑膜可以在关节腔内随着关节的运动而自如移动。

正常的滑膜分为两层，即细胞层和血管层（内膜下层）。血管层含有泡沫组织，有脂肪细胞、成纤维细胞、巨噬细胞和巨大细胞等，与滑膜平行的有弹性纤维，能防止滑膜皱襞形成。细胞层含有滑膜细胞，有A、B两型，A型细胞具有吞噬功能，B型细胞具有分泌（透明质酸）作用。滑膜细胞分泌的滑液即关节液，充盈在关节腔中。滑膜具有吸收作用和吞噬功能。

因此，关节液的量与质是恒定的，滑膜细胞维持其量与质的正常水平，代谢后的关节液被不断吸收，新鲜的关节液又被不断产生，从而维持其量与质的正常，维持其正常生理功能。

膝关节关节液的正常含量是1~2ml，为含有高度聚合的、高黏度的透明质酸，既能充当关节润滑剂，使关节软骨的摩擦系数减至0.001，又可以滋养关节软骨和半月板，维持其新陈代谢。此外，滑膜还可以散热，具有维持关节正常温度的作用。滑膜上有丰富的感觉神经末梢，受到刺激后可以引起疼痛。

（三）病因病理

1.急性损伤

（1）间接暴力

一次过度、过量的膝关节屈伸运动，如长距离骑自行车，蹬台阶、负重下蹲、跳绳、跳舞等，可造成滑膜因摩擦而损伤，产生炎性反应。

（2）直接暴力

各种跌打扭伤、外力可以直接作用于滑膜，产生炎性反应。

（3）急性半月板损伤

半月板急性损伤或破裂，锐利的破损面可以刺激、损伤滑膜，从而产生炎症。

2.慢性损伤

各种原因引起的膝关节软骨炎，都可以使原本表面柔软、光滑的软骨面变得坚硬并出现破损，造成表面凹凸不平甚至出现裂隙，摩擦滑膜从而产生炎症。

3.其他原因

由滑膜色素绒毛结节、滑膜结核、尿酸过高形成的结晶盐、肿瘤、骨折、关节内异物等原因引起的滑膜损伤，均可以形成滑膜炎，该种不属于创伤性滑膜炎的范畴。

4.病理表现

主要为滑膜炎与滑膜嵌顿。

（1）滑膜炎

创伤使滑膜遭受损伤，滑膜充血、肿胀，滑膜细胞活跃，产生大量积液，其中含有血浆、白细胞、吞噬细胞等。正常关节液为碱性液体，损伤后由于渗出增多，关节内酸性代谢产物堆积，滑液变为酸性，促使纤维素堆积、沉淀，如不及时清除，关节滑膜长期受到炎性刺激，可导致滑膜逐渐增厚，甚至出现纤维机化，引起粘连，影响滑膜和关节的正常功能。

（2）滑膜嵌顿

膝关节在相对放松状态下突然收缩或小腿旋转时，如跳跃时落地不稳或坐在床上用脚在床下勾东西，使原本可以在关节腔中自由移动的滑膜瞬间被挤压在关节缝中，形成滑膜嵌顿。

（四）临床特征

急性滑膜炎出现在外伤之后，而慢性滑膜炎多继发于骨性关节炎之后。急性创伤性滑膜炎由于病因不同，外力大小不同，症状差别较大，但具有共同特点。

1.病史

急性发病，有明显外伤史，如跌仆闪挫，或一次走路、爬山、蹬自行车后，或蹲起动作过多等。

2.肿胀

均有不同程度的肿胀，外伤之后立刻出现，逐渐加剧，一般8~24小时达到高峰，其肿胀程度多数与外伤情况成正比。如果肿胀迅速，在1~2小时达到高峰，多为滑膜破损出血。可伴有局部皮肤青紫或瘀斑、破损，多由外伤引起。

3.疼痛

伤后立刻出现，逐渐加重，一般以胀痛为主，刺痛较少。

4.压痛点

自我感觉疼痛在关节缝里面，单纯急性滑膜炎时一般在关节周围找不到压痛点，除非伴有肌肉、韧带损伤，压痛点出现在肌肉、韧带上。

5.功能活动

关节是运动的轴，关节积液后内压增大，运动阻力加大，屈伸功能或多或少都有受限，其程度与外伤大小、肿胀程度成正比。多数情况下患者膝关节处于半屈曲状态，因为疼痛而不敢用力屈伸，但忍痛仍然能够屈伸。

滑膜嵌顿时，膝关节功能活动突然出现障碍，表现为典型的弹性固定，即膝关节突然被固定在某一个角度，既不敢屈，也不敢伸，不动不痛，动则疼痛剧烈，患者自述关节内好像"有什么东西卡着"。

6.特殊检查

（1）浮髌试验阳性

在正常情况下，膝关节腔内有1~2ml关节液，做浮髌试验动作时，医者手下可以有轻微的波动感，当关节腔内液体增加时，浮动感明显增加。

患者取仰卧位，检查者用一手由近向远挤压髌上囊，拇、食指置于髌骨与股骨缝上，另一手拇指将髌骨向股骨按压或左右推移髌骨，可以感到运动范围比正常时大。或医者一手拇、食指分别置于髌骨内、外缝上，将关节囊向中心归挤，另一手拇指按压髌骨向股骨滑车方向，体会关节液是否增加。当积液不多时，可让患者取仰卧位，医者一手以拇、食指自下方置于髌骨内、外缘缝上，另一手自上而下挤压髌上囊，手下可有波动感，借以体会、判断关节液是否增多（图6-2-1）。

（2）抽屉试验阴性

患者坐于床上，屈膝屈髋，足底置于床上。医者侧坐于床边，以己之臀固定患者足部，使之不能前后移动。

医者双手分别自内外两侧固定患者胫骨上端，向前牵拉或者向后推挤胫骨上端，在正常情况下，可以有极轻微移动。医者平时需要经常检查正常人以获得感性认知。若移动范围加大，并伴有关节内疼痛，提示可能患有十字韧带损伤。向前移动范围加大，提示前交叉韧带损伤，向后移动范围加大，提示后交叉韧带损伤。如果出现运动范围过大（异常活动），预示交叉韧带可能断裂。必要时应及时行B超、MRI检查以确诊（图6-2-2）。

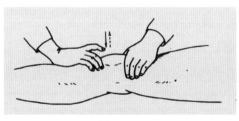

图6-2-1

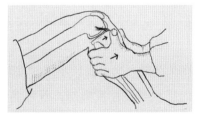

图6-2-2　抽屉试验

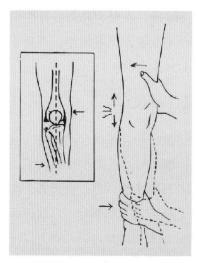

图6-2-3 侧副韧带抗阻试验

（3）侧副韧带抗阻试验阴性

以内侧副韧带检查为例。患者下肢伸直，医者一手握住患者踝关节，另一手以掌握紧患者膝关节外侧，两手相对反向用力，即握踝关节之手向外，扶持膝关节之手向内。正常情况下，患者无特殊不适感，或仅仅感觉膝关节内侧韧带有轻微牵拉感。如果出现膝关节内侧副韧带解剖区域疼痛，提示内侧副韧带损伤；如果出现异常活动（活动范围超出正常），提示内侧副韧带撕裂或断裂（图6-2-3）。

（4）半月板挤压试验阴性

患者仰卧，检查者左手固定膝关节，右手握足踝最细处，尽量使胫骨外旋，左手在腓侧推挤使膝关节内翻，在此外旋内翻力量持续作用的同时，慢慢伸直膝关节，如果内侧有响声或疼痛，则提示内侧半月板有损伤。反向操作，可以检查外侧半月板。

注意观察出现响声时关节所处的角度，若在关节完全屈曲时出现响声，表示半月板后角损伤，关节伸直接近90°时出现响声，表示体部损伤，关节近似伸直位出现响声，表示半月板前部损伤。在外伤早期，至少2周内做此检查的意义不大，因为膝关节损伤后周围软组织损伤尚未恢复，检查往往不能完成，即使引发疼痛，患者也往往确定不了疼痛的准确位置。此外，检查时应注意响声的出处，注意鉴别髌骨摩擦声及肌腱（髂胫束）引起的摩擦声。

（5）膝关节旋转提拉试验、膝关节旋转挤压试验均阴性

膝关节旋转提拉试验为患者俯卧，膝关节屈曲90°，检查者双手握住踝关节处，向上提拉小腿并旋转，出现疼痛者为阳性。疼痛出现在关节缝内提示有半月板损伤；若疼痛出现在侧副韧带上，则提示侧副韧带损伤（图6-2-4）。

膝关节旋转挤压试验又称半月板研磨试验，是检查半月板损伤的常用

检查方法之一。患者俯卧，膝关节屈曲90°，检查者双手握住踝部并将小腿下压，同时做内外旋动作，关节内出现疼痛者为阳性，提示有半月板损伤。

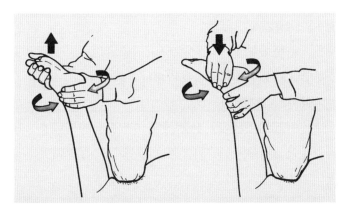

图6-2-4　膝关节旋转提拉试验（左）、膝关节旋转挤压试验（右）

7.影像学检查

如遇外伤力量较大时，需要行X线检查以除外骨折，行MRI检查以确认关节液是否增多（图6-2-5），排除半月板损伤、十字交叉韧带损伤等。行B超检查可以明确关节液含量并确认滑膜是否有增厚，因滑膜增厚是慢性滑膜炎的特征之一，由变性的积液反复刺激滑膜引起。

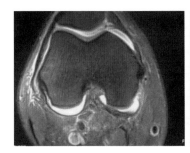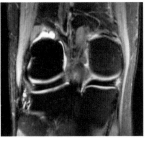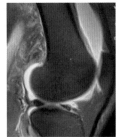

图6-2-5　关节积液

8.关节液检查

关节液在外伤后增多，有渗出液与漏出液的区别。漏出液由非炎性原因导致，如心衰、肝硬化、静脉淤血、血浆渗透压改变等因素。漏出液肉眼观为透明、淡黄色，不能自凝。渗出液属于炎性积液，由炎症、肿瘤或其他化学或物理性刺激引起，肉眼观为透明或浑浊、脓性或血性，可自凝。以上检查必须做，借以排除是否有半月板损伤、内外侧副韧带损伤及十字韧带损伤。

（五）鉴别诊断

1.慢性外伤性滑膜炎

病史较长，呈缓慢加重，以40岁以上的患者居多，女性常见。大多数伴有膝关节变形，X线片提示有髌骨软化或骨质增生。

2.其他疾病引起的滑膜炎

如滑膜结核引起的滑膜炎、色素绒毛结节引起的滑膜炎、尿酸结晶盐引起的滑膜炎（高尿酸血症）、风湿性关节炎引起的滑膜炎、肿瘤引起的滑膜炎等。

（六）治疗对策

治以活血散瘀、消肿止痛。

1.急性滑膜炎

（1）制动

尽量减少、避免膝关节运动，防止加剧滑膜损伤，必要时可以使用护膝、绷带、夹板、石膏等外固定手段。

（2）出血期冷敷

出血期采用冷敷，促进局部小血管收缩，减少出血量。软组织损伤的出血期视损伤外力的大小，一般不超过2小时。正常情况下，血管内压力比周围组织间隙高，局部血管损伤后血液从血管内流入组织间隙（出血阶段）。随着出血量的逐渐增多，组织内压力也不断上升，当出血量达到一定程度时，即组织间隙内压力与血管内压力持平，出血自然停止。在凝血机制的作用下，转入凝血阶段，此期特点是"凝而未结"，虽然出血停止了，但尚未凝结牢固。

1）外用药物

推荐使用利多卡因氯己定气雾剂。方便、快捷、有效，损伤后立刻喷涂，可以每隔30分钟喷涂1次，连续使用5~6次。效果显著，疼痛、肿胀可立刻缓解。也可以使用云南白药喷雾剂局部喷涂，或使用双氯芬酸二乙胺乳、青鹏软膏等外涂患处。

2）冰敷

可以使用一切可利用之物，冰水混合物（冰与水以 2∶1 比例混合）最好，但每次持续时间建议不超过 15~20 分钟，防止出现冻伤。

（3）瘀血期热敷

出血期过后，立即采取热敷，在出血"凝而未结"时即可进行，以利水消肿、散瘀止痛。推荐使用消积液汤。

（4）推拿手法

治以活血散瘀、利水消肿、通络止痛。不可以使用按揉类手法，防止尚未凝结牢固的破损面在外力作用下再次损伤，导致再次渗出、出血，建议采用掌振（颤）法。患者仰卧，下肢自然伸直。如果不能伸直，腘窝处可以用枕头等软物支撑，防止诱发由于膝关节过伸而导致的疼痛。医者面对患者而坐，一手以掌心扣按在患者髌骨之上，指尖朝向患者肩部方向。掌心微微用力下压，使髌骨下沉，关节囊松弛，施用掌振（颤）法施术 15~20 分钟。该法可增加关节腔内压力，使关节液充分震荡，刺激关节滑膜细胞做功，加快关节液新陈代谢，消肿止痛。

通过以上治疗，根据急性创伤性滑膜炎损伤程度的不同，一般 1~2 周左右可痊愈。需要提示的是，急性滑膜炎的治疗一定要及时、彻底，避免形成慢性滑膜炎。

2.膝关节滑膜嵌顿

以复位（解除嵌顿）为主，采用宫廷理筋术膝关节治疗总法。患者仰卧于床上，患侧尽量靠近床边，肌肉放松。一助手立于床边，面朝患者踝部方向，以丁字步站好，双手分别自内、外两侧握持住患者膝关节上方（股骨下端）。医者与助手相对而立，两手分别自内、外踝方向握持住患者踝关节并保持踝关节稳定。

医、助相对用力，沿胫骨纵轴方向牵拉，使膝关节间隙被拉大，关节囊被绷紧，在保持足够牵引力的情况下，先牵拉小腿内旋到极限、再慢慢外旋至极限（反复数次），直至嵌顿在关节间隙之间的滑膜弹出，同时可以听到轻微的弹响声。

如果依然没有弹响声出现，或者医、患均没有感觉到关节内有轻微松动感出现，在保持足够牵引力的情况下，使膝关节在中立位被慢慢屈曲

（尽量）至极限，再慢慢牵直至极限，即可听到关节弹响或者感觉到关节出现轻微动作，此时功能活动可立刻恢复正常。可以反复施术两遍，第二遍时助手慢慢松劲，医者牵拉患肢缓缓拔直。

复位（嵌顿解除）后，膝关节功能活动可立刻恢复，疼痛明显减轻或消失，一部分患者仍然可以感到有一些残留的疼痛，但此疼痛来源于滑膜被卡压后引起的急性滑膜炎，可能延续2~3天，随着滑膜炎的逐渐好转而减轻、消失。手法复位后必须配合中药局部熏洗（消积液汤），每天熏洗2~3次，每次20分钟。

3.慢性滑膜炎

（1）手法治疗

1）掌揉法

以掌心做着力点，扣按在髌骨之上（使掌、骨合一），在保持足够的按压力下，做环状揉法10~15分钟，使关节内温热。

2）按揉法、弹拨法、按推法

因局部滑膜可能会出现肥厚，如果在关节缝某个部位触及压痛点，则"以痛为腧"，使用按揉法、弹拨法、按推法等分筋手法，以"不痛用力、十取其一"的原则施术，软坚散结。

3）被动运动法（膝关节总法）

每次治疗反复使用两遍，通过膝关节被动运动，防止、松解滑膜粘连，预防滑膜肥厚。

4）搓散法

施术5分钟左右，保持关节囊温热感，以散瘀消肿。

（2）药浴

手法治疗后配合中药泡浴，推荐使用消积液汤，每日2~3次，每次20分钟，以利水消肿。

（3）锻炼

适度进行股四头肌收缩、放松运动或空蹬自行车运动，防止关节液沉淀、加快关节滑囊血液循环，促进关节液的生成及代谢，防止因关节液酸碱度改变刺激滑膜而反复发生炎性反应，避免形成滑膜肥厚。

（4）避寒保暖

保证关节囊正常血液循环，维持关节液的正常代谢。经过以上综合治疗，10次左右的治疗基本可达到临床痊愈，少部分患者增厚的滑膜不能恢复正常。

三、十字韧带损伤

（一）定义

是指在外力的作用下，十字韧带出现牵拉伤或断裂伤，严重时可以伴有撕脱骨折。

（二）大体解剖

十字韧带又称交叉韧带，分为两条，即前交叉韧带和后交叉韧带，是膝关节的特有结构之一（图6-3-1）。

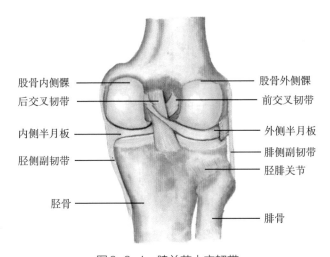

股骨内侧髁　　　　　股骨外侧髁
后交叉韧带　　　　　前交叉韧带
内侧半月板　　　　　外侧半月板
胫侧副韧带　　　　　腓侧副韧带
　　　　　　　　　　胫腓关节
胫骨　　　　　　　　腓骨

图6-3-1　膝关节十字韧带

1.前交叉韧带

前交叉韧带起于胫骨上端非关节面髁间前区的内侧及外侧半月板的前角，向后、向上呈扇形，止于股骨外侧髁内侧面的后部，平均长39mm。其血液供应来源为膝中动脉，由上附着点进入。前交叉韧带前部在膝关节屈曲时紧张，后部在膝关节伸直时紧张。前交叉韧带能防止胫骨向前移位，或防止股骨向后移位，同时能限制膝关节过伸，当足部固定在地（即小腿不动）时，能限制股骨内旋。

2.后交叉韧带

后交叉韧带，下端起于胫骨内外侧髁关节面的后方，并延伸至胫骨上端后面，即内、外侧半月板后角，纤维向上、向前、向内，在前交叉韧带的后内侧，止于股骨内侧髁的外侧面后部，平均长38mm、宽13mm。其强度较大，是前交叉韧带的2倍。后交叉韧带无论在屈膝还是伸膝时均处于紧张状态而不松弛。后交叉韧带能限制胫骨后移，限制膝关节过伸，限制小腿过度内、外旋及侧向运动。

（三）病因病理

1.病因

（1）膝关节在过伸或者直立状态下、交叉韧带处于紧张状态时若受到外力冲击，易造成损伤，如站立时膝关节受到来自侧向或者前方的冲击力。

（2）在屈膝状态下，为了稳定膝关节，若交叉韧带受到超过耐受极限的力量冲击，易造成损伤，如体操运动员急速跳跃结束时最后的落地站稳动作。

（3）关节脱位时，胫骨前后的移动距离超过交叉韧带的生理长度而出现损伤甚至断裂。

（4）膝关节受到过度的纵向牵拉，超过韧带的固有长度而出现损伤。

（5）小腿过度内、外旋，超过韧带的固有长度，出现损伤。

2.病理

（1）无菌性炎症（牵拉伤）

在外力作用下，韧带附着处受到牵拉，局部水肿、渗出，产生无菌性炎症，或存在部分纤维组织断裂，此时剩余部分仍可胜任正常生理功能，临床可采取保守治疗。

（2）撕裂伤（断裂伤）

当外力较大时，造成韧带纤维组织撕裂较多，剩余部分不能胜任正常生理功能，或完全断裂时，临床多考虑手术治疗。

（3）撕脱骨折

特殊情况下，韧带附着处出现骨质撕脱，导致十字韧带附着处撕脱骨折，此时临床多采用手术治疗。

（四）临床特征

1.病史

有明显的、能够造成交叉韧带损伤的外伤史，患者多在主诉中明确告知。

2.疼痛、肿胀

多数情况下伴有急性创伤性滑膜炎，膝关节肿胀、疼痛，程度轻重不一，与损伤程度成正比。

3.压痛点

自觉疼痛位于关节缝内，膝关节周围找不到明确压痛点。伴有肌腱、韧带损伤时，膝关节可以找到压痛点，但此压痛与十字韧带无关。浮髌试验依据水肿的程度可以呈阳性或阴性。

4.功能活动

膝关节功能活动障碍，在膝关节过伸时感觉膝关节里面疼痛明显，或者在过度内、外旋小腿时，引起膝关节里面疼痛加剧。

5.特殊检查

抽屉试验、浮髌试验呈阳性，侧副韧带牵拉试验、半月板挤压试验、膝关节提拉旋转试验、膝关节旋转挤压试验呈阴性。以上各特殊检查操作见"膝关节创伤性滑膜炎与滑膜嵌顿"一节。

（五）辅助检查

X线、MRI、B超等检查可以协助明确诊断。同时可以排除有无侧副韧带损伤、断裂；有无半月板损伤、破裂等。

（六）鉴别诊断

抽屉试验是判断有无十字韧带损伤的金标准，有时MRI检查也只是参考，虽然MRI可以确认韧带是否存在撕裂，并确定撕裂的程度，但不能提示剩余部分是否能胜任正常的生理活动。

（七）治疗对策

1.十字韧带断裂或撕脱骨折

建议手术治疗，否则十字韧带的功能不可能自行恢复，必然会影响膝关节功能，且进一步影响生活质量。但十字韧带断裂是否必须手术，取决于患者的自我要求。因许多非特殊职业（如运动员）的人群，对十字韧带的功能要求不高，故其诉求为只要不严重影响正常生活就行。

但撕脱骨折时强烈建议行手术治疗，否则韧带头上的骨片可能成为游离体而被关节软骨卡压，除反复造成膝关节急性嵌顿、滑膜炎之外，还可以造成关节软骨继发破坏。

2.十字韧带牵拉伤

十字韧带的单纯无菌性炎症及伴有小部分纤维撕裂时，因剩余部分完全能够胜任正常生理活动，故可以采取保守治疗。

（1）制动

首先需要制动，避免在膝关节运动（如过伸、小腿旋转）时加重十字韧带损伤。可酌情选择护膝、夹板、石膏等外固定方法，等待损伤处自行修补、愈合。制动3天后配合股四头肌锻炼，避免出现股四头肌萎缩。

（2）消除急性滑膜炎症状

方法参照"膝关节创伤性滑膜炎"。

四、半月板损伤

（一）定义

半月板损伤是指各种外力导致半月板出现破损或碎裂，并引起相应的临床症状的疾病。

（二）大体解剖

半月板为纤维软骨盘，属于纤维软骨的范畴，是膝关节的特殊结构之一。

半月板由内外两层构成，外表层覆盖薄层纤维软骨，内部全为混有大量弹性纤维的致密胶原纤维，所以具有较大的弹性，可以对抗一定的冲击压迫而不会轻易破碎。这种情况在儿童时期最明显，以后随着年龄的增加而逐渐减弱，故成年人更容易出现半月板损伤。

半月板是两个月牙形的纤维软骨，位于股骨髁关节面与胫骨平台内侧和外侧的关节面上。其横断面呈三角形，外缘肥厚，借助冠状韧带与胫骨髁边缘及关节囊的纤维组织紧密相连；内缘锐利，游离于关节腔内；前、后端分别借助胫骨韧带附着在胫骨平台中间部非关节面的部位，即髁间棘的前方和后方，前、后交叉韧带附着处的附近，该部位被称作半月板的前角和后角（图6-4-1）。

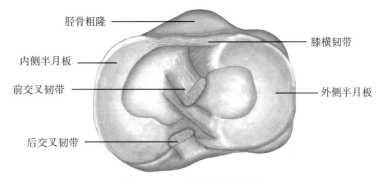

胫骨粗隆

内侧半月板

前交叉韧带

后交叉韧带

膝横韧带

外侧半月板

图6-4-1　半月板结构图

半月板上面稍呈凹形，以便与股骨髁相吻合，下面是平的，与胫骨平台相接。这样的结构恰好使股骨髁在胫骨平台上形成一个较深的凹陷，从而使球形的股骨髁与胫骨平台的稳定性增加。

半月板上下两面在出生时有滑膜覆盖，3岁后不再覆盖滑膜。半月板前、后角部分的血液供应极其丰富，体部的外侧由紧邻半月板周围结缔组织的小血管（膝内、外侧动脉关节血管支形成的半月板周围动脉丛）提供，但外侧半月板的后外侧无血液供给，这些血管深入半月板的10%~30%（平均20%），其余内侧80%的部分无血液供应。半月板微小损伤的裂口如果与血管网相通，肉芽组织可以长入缺损内，协助完成修复过程，如果裂口不与血管网相通，则不会愈合。

半月板的表面，尤其是上下面，有包含丰富血管网的滑膜分散分布，但不深入到半月板内。内侧半月板较大，呈C形或半圆形，前窄后宽，边缘肥厚，越接近中央凹陷处越薄。前角借助胫骨韧带附着于前交叉韧带胫骨止点之前；后角借助胫骨韧带附着于外侧半月板后角胫骨韧带止点之后和后交叉韧带胫骨止点之前；胫侧缘与关节囊及内侧副韧带紧密相连。

内侧半月板后部与半膜肌相连，运动时常常受到其牵制，受外力时损伤概率较高。外侧半月板多为环形或圆形，边缘厚，中央薄。前角借助胫骨韧带附着于前交叉韧带之后，后角借助胫骨韧带附着于内侧半月板后角胫骨韧带止点之前。腓侧方不与外侧副韧带相连，但与关节囊相连。

外侧半月板侧后方有一个凹陷，有腘肌腱通过，从而将外侧半月板与关节囊分隔，因此外侧半月板较内侧半月板运动自如，逃逸性强，损伤概率小。

从半月板的形态和位置来说，半月板的功能主要是稳定膝关节，传导、分布膝关节负荷力、促进关节内营养代谢等。正是半月板起到稳定负荷的作用，才保证了膝关节可长期负重运动而不致损伤。

半月板与相关联的肌肉、韧带协同配合，在维持膝关节稳定性方面起重要作用，其具体功能如下。

（1）保护作用

由于半月板具有弹性，能吸收一定的震荡，具有缓冲作用，所以对相邻的股、胫骨髁关节面能起到保护作用，尤其是在膝关节过度屈曲或伸直时此作用更明显。

（2）分散压力

半月板具有分散压力的作用，当从高处跳下落地时，膝关节承受了很大的由于身体重量带来的作用力，但股骨髁和胫骨平台的软骨并没有受到损伤，除了半月板的弹性作用以外，半月板可以将这一作用力分散到整个膝关节，而不是局限在股骨髁接触胫骨平台的某一个点。

（3）充填作用

半月板的楔形结构，可以弥补股骨髁和胫骨平台之间的不契合，因此具有一定的稳定性，可以填塞股、胫骨之间的空腔，使膝关节更加稳定，并可以阻止滑膜窜入关节面之间而出现损伤或嵌顿。

（4）制动作用

半月板具有弹性，犹如车轮下的垫物，有增加摩擦、防止相邻两骨相对滑动的作用，可以防止股骨髁在胫骨平台上朝前滑动。

（5）"滚珠"作用

半月板在关节腔内犹如一个滚珠，将一个关节轴面变成两个，有利于关节的屈伸和旋转。

（6）"弹簧"作用

半月板可以从5mm压缩至2.5mm，但仍然能保持弹性，当关节受力时可被压缩，除具有吸收震荡、保护关节面的作用外，还能够增加摩擦力，起到轻度"刹车"的作用；当压力解除后又如弹簧一样，可以将蓄积的能量向反方向释放，使动作变得轻盈而富有弹性。

（7）限制作用

半月板可以与副韧带一起，限制膝关节的侧向运动及过度的内、外旋。

（8）适合、稳定作用

半月板的凹凸结构，可以使股、胫骨关节面相契合、适应，有利于关节的稳定和运动。

（9）调节关节内压力

内侧半月板能够使关节内的压力保持平衡，压力大时向外移动，压力小时向内移动。

（10）润滑作用

半月板表面分布有滑液，可通过与相邻关节面的接触使其润滑，减少摩擦。

由于半月板具有以上诸多功能，因此在非必须的情况下，应该保留半月板而不是轻易切除。

随着年龄的不断增加，半月板也在逐渐老化，出现裂隙在所难免，可通过MRI检查观察其老化程度，而保留与否的关键要看其是否还能够胜任原有的生理功能，即使生理功能下降了，也要看它是否会影响、损害相邻结构。只要它不给相邻结构造成损坏，不引发临床不适，可不必手术。

只有当半月板碎块作为"游离体"经常卡塞在关节面之间，有可能造成急性滑膜炎、膝关节嵌顿、侧副韧带损伤、关节软骨持续性破坏等一系列更严重的后果（如关节置换）时，才需要手术切除。

（三）病因病理

1.病因

（1）垂直冲击力

例如自高处跳下，在重力作用下，关节缝变小，半月板受到来自上下两方的作用力，如果冲击力过大，超过半月板的耐受极限，可以造成半月板出现裂隙或破碎。由于内侧半月板较外侧薄，所以损伤的概率高。

（2）旋转牵拉力

在半屈曲位内旋或外旋并伸直膝关节，半月板被挤压在关节缝中而运动不灵活，此时如果动作过于突然，超越了半月板移动的同步性，半月板可因受到副韧带的牵拉而出现破裂。由于内侧半月板与副韧带相连，半月板的移动性受到限制，所以损伤概率较高。

（3）持续挤压力

当股四头肌与腘绳肌无力时，膝关节间隙变小，半月板受到的挤压力增加，可因长期受到慢性压迫、碾压而破裂。由于股骨内侧髁较外侧大，导致内侧半月板损伤的概率较高。

（4）退变

随着年龄的增长或长期受寒，导致膝关节局部血液循环变慢，关节液质量下降，半月板缺乏营养而逐渐退变，变干、变脆、出现裂隙甚至破裂。

2.病理

（1）滑膜炎

出现裂隙的半月板表面变得粗糙不平，极容易划伤周围滑膜而产生无菌性炎症。

（2）膝关节绞索

破碎的半月板在关节腔内成为游离体（"关节鼠"），一方面可以直接刺激滑膜产生炎症反应，另一方面可能在膝关节运动时被卡压在关节缝中造成膝关节绞索（半月板碎块嵌顿），甚至可以直接造成关节软骨面损伤，被嵌顿时碾压关节软骨面。

（四）临床特征

1.外伤史

多数患者有明显外伤史，如从高处坠落、半屈膝位跌倒等，如跳马运动员落地时不稳、滑冰运动员意外跌倒等类似动作，也有部分患者由于长期半蹲位工作姿势而患病，如菜田、花圃工人。

2.滑膜炎症状

急性损伤时可出现典型的急性滑膜炎症状，慢性损伤时也必然存在滑膜炎症状，只是可能不明显。

3.疼痛

膝关节有明显疼痛（来源于滑膜炎），自我感觉疼痛出现在关节缝内，可以判断出是内侧或者外侧，位置相对固定。

4.压痛点

单纯半月板损伤时患者虽然感觉到膝关节疼痛，但是疼痛位于关节缝内，无论自己还是医者，在膝关节周围都找不到压痛点。如果能摸到压痛点，应该是伴有韧带、肌腱损伤，压痛点位于肌腱、韧带上，与半月板本身没有关联。

5.功能活动

走路时自觉膝关节内疼痛，位置相对固定，可以出现"打软腿"现象。半月板出现裂隙时即可发生，可能是裂隙摩擦滑膜而影响滑膜移动导致。或者出现"绞锁"现象，即走路时感觉膝关节内突然被什么东西卡住，固定在某一个特定角度，不能伸屈。需要自己或旁人慢慢旋转小腿才能解除，同时可以听到关节内有弹响声。系半月板破碎后的碎块形成的游离体，嵌塞在关节缝隙内所导致。

临床上形成关节绞锁的现象比较常见，嵌顿在关节间隙内的游离体可以是滑膜、破碎的半月板、脱落的软骨面、撕裂的十字韧带、异物等。

6.肌肉萎缩

病程较长时可以出现肌肉萎缩，尤其以股四头肌明显，系因膝关节疼痛肌肉收缩力受影响而导致的废用性萎缩。

7.特殊检查

包含确诊性检查及排除性检查。

（1）半月板挤压试验阳性

以右膝为例，患者仰卧，检查者左手固定膝关节，右手握足踝最细处，在膝关节屈曲的情况下，尽量使胫骨外旋，左手在腓侧推挤使膝关节内翻，在此外旋、内翻力量持续作用的同时，慢慢伸直膝关节，如果内侧有响声或疼痛，则提示内侧半月板有损伤。反向操作可以检查外侧半月板。

注意观察出现响声时的关节角度，若在关节完全屈曲时出现响声，表示半月板后角损伤，关节伸直接近90°时出现响声，表示体部有损伤，关节近似伸直位出现响声，表示半月板前部损伤。

在外伤早期（至少2周内）做此检查的意义不大，因为膝关节损伤后周围软组织的损伤尚未恢复，检查往往不能完成，即使引发疼痛，患者也往往确定不了疼痛的准确位置。此外，检查时应注意响声的出处，注意区别髌骨摩擦声及肌腱（髂胫束）引起的摩擦声。

（2）膝关节旋转提拉试验阳性

患者俯卧，膝关节屈曲90°，检查者双手握住踝关节处，向上提拉小腿并旋转，出现疼痛为阳性，提示有半月板损伤（疼痛出现在关节缝内）或者副韧带损伤（疼痛出现在副韧带上）。

（3）膝关节旋转挤压试验阳性

该试验又称为半月板研磨试验，是检查半月板损伤的常用检查方法之一。患者俯卧，膝关节屈曲90°，检查者双手握住踝部并将小腿下压，同时做内、外旋动作，关节内出现疼痛为阳性，提示有半月板损伤（图6-4-2）。

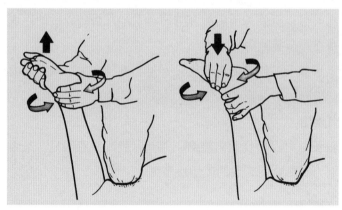

图6-4-2 膝关节旋转提拉试验（左）、膝关节旋转挤压试验（右）

（4）侧副韧带抗阻试验阴性

以内侧副韧带检查为例。患者下肢伸直，医者一手握住患者踝关节（内侧为主），另一手以掌握紧患者膝关节外侧，两手相对反向用力（握踝关节之手向外，扶持膝关节之手向内）。正常情况下，患者无特殊不适感，或仅仅感觉膝关节内侧副韧带有轻微牵拉感。如果出现膝关节内侧副韧带解剖区域疼痛，提示有内侧副韧带损伤。如果出现异常活动（活动超出正常范围），提示内侧副韧带撕裂或断裂（图6-4-3）。

（5）抽屉试验阴性

患者坐于床上，屈膝屈髋，足底置于床上。医者侧坐床边，以己之臀固定患者足部，使之不能前后移动。医者双手分别自内外两侧固定患者胫骨上端，向前牵拉或者向后推挤胫骨上端。在正常情况下，可以有极轻微的移动。若移动范围加大，并伴有关节内疼痛，提示可能出现十字韧带损伤，向前移动范围加大，提示前交叉韧带损伤，向后移动范围加大，提示后交叉韧带损伤（图6-4-4）。如果出现运动范围过大（异常活动），预示韧带可能断裂或出现撕脱骨折，需要参考其他检查如X线、MRI、关节镜等。

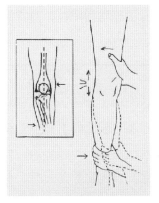

图6-4-3　侧副韧带抗阻
试验阴性

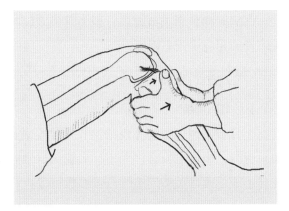

图6-4-4　抽屉试验

8.影像学检查

可以明确告知半月板有无解剖学上的损伤、破裂，可以明确损伤出现的位置、程度。但无法确认是否会引起临床症状，也无法确认患者现有的临床症状是否与半月板损伤有关（图6-4-5）。

许多人在例行体检时，发现半月板有不同程度的损伤、破裂，但却从来没有出现过膝关节疼痛等一系列半月板损伤的临床症状。解剖学上的半月板破裂，不等同于临床上的半月板损伤。

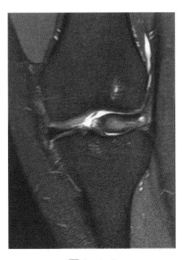

图6-4-5

（五）鉴别诊断

1.单纯滑膜炎

两者同样是出现关节缝内疼痛，膝关节周围触摸不到明确压痛点，但单纯滑膜炎的特殊检查中，半月板研磨试验、半月板挤压试验均为阴性，MRI检查可以确认是否存在半月板损伤。

2.十字韧带损伤

疼痛同样位于关节缝，关节周围没有明确压痛点，但十字韧带损伤时抽屉试验阳性。

3.膝关节骨性关节炎

疼痛同样位于关节缝内，但半月板破裂的特殊检查均为阴性，而骨性关节炎的相应检查呈阳性。

（六）治疗对策

1.绞锁的解除

半月板破裂形成的碎块（关节内游离体）卡在关节面之间引起绞锁现象出现时，患者可以自己固定住大腿，尽量放松股四头肌，并轻轻内、外旋转小腿，改变关节间隙，绞锁多数可以自行解除。自我解除无效时，立刻施用膝关节总法，即刻解除绞锁。

由于绞锁现象是破裂的半月板碎块形成的游离体卡在关节缝中形成的，除可以造成绞锁、引发急性滑膜炎外，同时还可以损伤关节软骨，使软骨面破损而粗糙不平，甚至可以造成部分退变的软骨面脱落，形成新的游离体。所以，如果临床上经常出现绞锁，建议尽快采取手术（关节镜）治疗，清除关节内游离体，避免频繁地发生绞锁现象，避免引发二次伤害和对关节软骨的进一步损伤。

2.单纯半月板破裂

半月板破裂后，几乎不存在自我修补的能力（儿童除外），所以临床上半月板损伤（破裂）不适用保守治疗。

由于半月板具有不可替代的生理功能，手术切除需要综合考量，而不是单单看影像学的检查结果。临床上若患者经常出现打软腿、绞索现象，并确认是由半月板破裂引起的，需要手术治疗。

在生活中，许多人影像学检查结果上提示有半月板损伤，但是却从来没有出现过绞锁现象、打软腿等，甚至未发生过膝关节疼痛，不符合临床上半月板损伤的诊断，不一定必须采取手术摘除。

3.兼症处理

在半月板损伤的同时，或出现绞锁现象之后，患者往往伴有滑膜炎、侧副韧带损伤、周围肌肉肌腱损伤、滑囊炎等。许多患者的疼痛、功能活动受限的临床症状是这些结构损伤引起的，与半月板破损无直接因果关系。推拿等保守治疗可以消除这些病症所引起的临床症状，而不是修复损伤的半月板。

许多患者自我感觉有膝关节疼痛，MRI检查提示有半月板破裂，就认为疼痛是半月板损伤引起的。但实际上，这些症状经常是半月板以外的其他结构如韧带、肌腱、滑囊损伤引起的，与半月板本身无关。

五、膝关节侧副韧带损伤

（一）定义

为由各种外力因素引起膝关节侧副韧带损伤或断裂，并引起相应临床症状的疾病。可分为急性和慢性两种，急性多见于外伤，慢性多继发于膝关节骨性关节炎之后。

（二）大体解剖

膝关节侧副韧带包括胫侧副韧带和腓侧副韧带。

1.胫侧副韧带

胫侧副韧带又称内侧副韧带，呈扁平三角形，基底向前，为关节囊纤维层的加厚部分。胫侧副韧带分浅、深两层，两层之间密切结合没有间隙，有滑囊存在。

（1）浅层

浅层较长，起于股骨内侧髁顶部的内收肌结节附近，止于胫骨上端的内面，距胫骨关节面2~4cm。其前部纤维纵行向下，称前纵部，与深层的关节囊之间有滑膜囊存在，反复摩擦可以形成滑膜炎，便于两结构之间自由运动。膝关节伸直时，浅韧带前移并紧张，膝关节屈曲时，浅韧带后移并松弛。后部纤维由短纤维构成，分为后上斜部与后下斜部。后上斜部起于前纵部浅层上端的后缘，斜向后下，止于胫骨内侧髁的后缘，并向后延展，附着于内侧半月板后缘。后下斜部起于前纵部下端的后缘，斜向后上越过半膜肌腱，亦止于胫骨内侧髁后缘，并附着于内侧半月板后缘。

（2）深层

内侧副韧带深层较短，构成关节囊的一部分，即关节囊内侧韧带。可分为前、中、后三部分，其中后1/3部分又称后斜韧带。深层起于股骨内上髁，止于胫骨干内侧面和关节边缘，内侧面与半月板紧密相连。内侧副韧带下端虽然附着于胫骨之上，但却并非与胫骨上部紧密相连，其近端距胫骨关节面4~5cm，远端距关节面7cm左右。因此，在内侧副韧带与胫骨上部之间有间隙存在，内有血管（膝下内动脉）及神经通过。内侧副韧带具有保持膝关节稳定和调节关节活动的作用，其紧张度随关节位置的不同而改变。

当膝关节完全屈曲时，前部韧带纤维紧张，后上斜部和后下斜部松弛；膝关节半屈曲位时，大部韧带松弛，膝关节可有外翻和轻度旋转功能；膝关节完全伸直时，全部韧带紧张，可以限制膝关节的过伸及外翻。

因此，在膝关节完全伸直及完全屈曲时，内侧副韧带紧张，在韧带紧张的同时，可通过神经反射使膝关节周围肌肉出现反射性收缩，使膝关节相对稳定。

此时，内侧副韧带与内侧半月板相互牵扯，部分限制了内侧半月板的活动范围，在此状态下，一旦活动范围超出这一极限，极易造成连接处的撕裂，造成半月板损伤。

2.腓侧副韧带

腓侧副韧带又称外侧副韧带。为一长约5cm的圆索，上端附着于股骨外上髁，下端抵止于腓骨小头尖端（外侧靠前）。外侧副韧带不与外侧半月板相连，其间隔有关节囊及腘肌腱。外侧副韧带在伸膝时紧张，可以防止膝关节过伸及内翻；半屈曲位时相对松弛。

（三）病因病理

侧副韧带损伤可以分为急性损伤与慢性损伤两类。

1.病因

（1）急性损伤

韧带具有较强的韧性，且有固定的长度，既不能主动收缩变短，也不能无限延长。当其受到的被动牵拉力太大或者持续的时间太长，超越韧带生理耐受极限时，必然会出现损伤或者断裂。

1）过伸位损伤

内、外侧副韧带均位于膝关节侧部中线的后方，伸膝时处于紧张状态，可限制膝关节过伸。此时，如果来自膝关节前方的外力足以使膝关节过度过伸并超过副韧带的抵抗力，就有可能造成侧副韧带损伤。

2）侧向冲击力

内侧副韧带位于膝关节内侧，可限制膝关节外翻；外侧副韧带位于膝关节外侧，可限制膝关节内翻。如果膝关节受到来自于内、外方向的侧向冲击力，并超过韧带的耐受极限，就可以造成其损伤。

3）纵向牵拉力

膝关节受到过度的纵向牵拉，并且超过副韧带的保护能力，即可造成副韧带或者半月板、十字韧带损伤。

4）膝关节过度旋转

过度的旋转膝关节或者旋转小腿，超过韧带的保护能力，同样可以造成副韧带、半月板、十字韧带等损伤。

（2）慢性损伤

多数情况下缘于膝关节内稳定下降之后。膝关节的稳定由内、外两部分组成。内稳定主要来源于关节软骨、半月板、十字韧带；外稳定主要来源于侧副韧带，膝关节周围的肌肉肌腱、滑囊。

当患者长期患有膝关节囊内病变如关节软骨炎、半月板损伤或破裂、十字韧带损伤时，关节内稳定作用下降，导致外稳定组织受力增加，处于持续紧张的状态，日久可出现疲劳性损伤。

2.病理

（1）急性期

1）韧带附着处无菌性炎症

韧带受到外力牵拉，力量相对较小，仅导致局部组织水肿、渗出或少量出血，形成急性无菌性炎症。

2）韧带附着处牵拉伤

韧带受到外力力量较大，在无菌性炎症的基础上，出现部分纤维组织断裂，形成急性牵拉伤。

3）韧带断裂伤

韧带受到外力力量过大，超出韧带承受能力，形成韧带断裂，多数出现在附着处。

（2）慢性期

局部水肿、渗出及少量出血未能及时消散、吸收，在修补损伤的同时使本不应该相连的相邻纤维之间或相邻组织之间出现粘连，导致韧带变厚变硬，形成"筋结"，韧带长度相对变短，关节活动范围下降。

（四）临床特征

1.病史

多数情况下有明确的外伤史或膝关节骨性关节病史，如髌骨软化症、骨质增生等。

2.疼痛

出现疼痛，程度轻重不一，与损伤程度成正比。疼痛来源有二，其一是来源于韧带损伤，并与损伤的外力大小及损伤程度相关，位置在膝关节内侧或外侧副韧带的解剖学位置。其二，疼痛还可以同时来源于伴发的滑膜炎。

3.压痛点

可以明确触摸到压痛点，拒按。压痛点位于解剖学位置，韧带附着处常见，也可见于韧带中间（任何）的部位。在急性期压痛位置可以触及肿胀（急性炎症），或者触及局部有异常缺损或凸起（部分纤维撕裂），或韧带缺失（纤维全部断裂）。慢性期可触及明显的筋结，喜按。

4.功能活动受限

由于膝关节过伸、下蹲、走路等动作均可引起损伤的韧带负重增加，所以可以导致疼痛加剧，行走在不平坦路面上时更明显，韧带完全断裂时站立困难。

5.特殊检查

（1）侧副韧带抗阻试验阳性

以内侧副韧带检查为例。患者下肢伸直，医者一手握住患者踝关节

（内侧为主），另一手握紧患者膝关节外侧，两手相对反向用力，即握踝关节之手向外，扶持膝关节之手向内。正常情况下，患者无特殊不适感，或仅仅感觉膝关节内侧副韧带有轻微牵拉感。如果出现膝关节内侧副韧带解剖区域疼痛，提示有内侧副韧带损伤。如果出现异常活动（活动超出正常范围），提示内侧副韧带撕裂或断裂。

（2）膝关节提拉旋转试验阳性

患者俯卧，膝关节屈曲90°，检查者双手握住踝关节处，向上提拉小腿并旋转，出现疼痛为阳性。疼痛出现在副韧带上提示有侧副韧带损伤，疼痛出现在关节缝内提示有半月板损伤。

（3）半月板研磨试验阴性

半月板研磨试验又称膝关节旋转挤压试验，是检查半月板损伤的常用检查方法之一。患者俯卧，膝关节屈曲90°，检查者双手握住踝部并将小腿下压，同时做内外旋动作，关节内出现疼痛为阳性，提示有半月板损伤。

（4）抽屉试验阴性

在抽屉试验中若膝关节移动范围加大，并伴有关节内疼痛，提示可能患有十字韧带损伤，向前移动范围加大，提示前交叉韧带损伤，向后移动范围加大，提示后交叉韧带损伤。如果出现运动范围过大（异常活动），预示交叉韧带可能断裂。必要时应及时通过影像学检查以确诊。

（5）浮髌试验可能为阳性

在正常情况下，膝关节腔内有1~2ml关节液，做浮髌试验动作时，医者手下可以有轻微的波动感，当关节腔内液体增加时，浮动感可明显增加。

患者取仰卧位，检查者用一手由近向远挤压髌上囊，拇、食指置于髌骨与股骨缝上，另一手拇指将髌骨向股骨按压或左右推移髌骨，可以感到运动范围比正常时大。或医者一手以拇、食指分别置于髌骨内、外缝上，将关节囊向中心归挤，另一手拇指按压髌骨向股骨滑车方向，体会关节液是否增加。

当积液不多时，医者可一手以拇、食指自下方置于髌骨内、外缘缝上，另一手自上而下挤压髌上囊，手下可有波动感，借以体会、判断关节液是否增多。因为多数情况下膝关节损伤大都同时伴有滑膜炎。

6.影像学检查

可以明确诊断，并确认病变程度为炎症、部分纤维断裂还是全部纤维断裂。

（五）鉴别诊断

1.半月板破裂

经常与副韧带损伤同时出现，半月板挤压试验、半月板研磨试验阳性。

2.十字韧带损伤

经常与副韧带损伤同时出现，抽屉试验阳性。

3.鹅足囊损伤

内侧副韧带下附着点损伤需要与鹅足囊炎相鉴别，压痛点位置不同。

4."弹响膝"

外侧副韧带损伤需要与"弹响膝"（髂胫韧带劳损）相鉴别，髂胫韧带可以随着膝关节屈伸在股骨外上髁上前后滑动，外侧副韧带则不能。

（六）治疗对策

1.急性副韧带断裂伤

由于副韧带具有稳定膝关节的作用，全部断裂时必然会导致膝关节稳定性下降，影响膝关节功能，所以应该尽快行手术修补。

2.急性副韧带牵拉伤

如果外力较小，仅出现局部无菌性炎症或小部分纤维断裂，且不影响副韧带稳定膝关节的功能时，可以考虑保守治疗。

急性期的病理变化特点主要是损伤局部有无菌性炎症，部分纤维组织断裂、挛缩并远离断裂端，处理的原则主要是理筋复位，使韧带紧张松解、使断端尽量贴近，加速损伤纤维的修复，以通络止痛。

（1）外用药物

损伤两小时以内，可以外用药物以及冷敷，以减少渗出。

1）首选利多卡因氯己定气雾剂，应尽早使用，可以每30分钟使用1次，效果明显。也可以选择云南白药喷雾剂等类似药物。

2）冰敷

在没有药物的情况下可以使用冷敷，以冰水混合物最好（冰水比例1∶2），冰敷时必须注意持续时间，一般每次冰敷15~20分钟左右，间隔10分钟后可以重复使用，防止出现冻伤。

（2）宫廷理筋手法复位

首先通过触诊确定韧带损伤的具体位置，是韧带上端、中部还是下端，为推法的使用方向提供依据。全程以"松、正、理"贯穿。

1）松筋（"松"）

主要选择适度的指揉法、捋顺法，从不伤端移向伤端，但不在伤处施术，以免加重损伤，可缓解韧带痉挛，使断端尽量相互靠近。

2）理筋复位（"正"）

主要采用宫廷理筋术的侧副韧带急性损伤合法。

①内侧副韧带损伤合法

患者仰卧床上，患肢在外，屈膝屈髋并外展外旋。医者立于床边，面朝患者健足方向，右脚在前，左脚在后，丁字步站好。右手握持患者踝关节上方小腿较细处，虎口向足尖方向，拇指位于内踝，余四指护住外踝；左手扶持膝关节，虎口向足，拇指指腹扣按痛点，余四指托持腘窝，并使患者膝关节外侧贴靠在医者腹壁，以加强稳定性。

医者左手与腹壁固定患者膝关节，拇指指腹按定痛点不动；右手施加适度牵引力，在保持足够的牵引力下以膝关节为轴，先做外旋摇法8次，然后将患肢向外上方（医者右肩方向）尽量拔直；在左手拇指指腹固定压痛点不动的情况下，余四指先离开腘窝再回按委中，右手同时牵拉小腿使膝关节尽量屈曲至极限（如盘腿动作），使足跟近臀；左手按痛点之拇指松开后移至副韧带健侧端，保持足够的按压力，沿韧带走向，向患侧方向做捋顺（推）法以理筋复位，使挛缩的韧带舒展，断端贴近，右手同时牵拉小腿，使膝关节慢慢伸直。

②外侧副韧带合法

患者侧卧，面朝外，患肢在上。医者面对患者而立，左手握持患者踝部较细处，虎口向足尖，拇指在外踝、四指在内踝；右手拇指指腹按压住痛点，余四指在腘窝，并使患者膝部抵于医者腹部以加强固定作用。

医者左手在保持足够的牵引力下，先使小腿以膝关节为轴，做内旋摇法8次，然后牵拉小腿向远端尽量拔直；右手拇指指腹按住痛点不动，其余4指先离开腘窝再迅速回按委中穴，左手同时在保持足够的牵引力下使膝关节尽量屈曲，使足跟近臀；右手按痛点的拇指松开，移到韧带健侧端，在保持适度的按压力下，向伤端做推法以理筋续断，左手同时牵拉小腿，使膝关节慢慢伸直。

合法具有理筋、续断的作用，使挛缩的纤维组织舒展，使部分断裂的纤维组织向断裂处靠近，以利于损伤组织修复。操作的要点是在做将顺（推）法时，必须沿着韧带的解剖走向，从健侧端向患侧端运动。

被动运动法（合法）在急性期仅在第1次治疗时能够使用，因手法复位后需外固定，可以反复施术两遍，以求到位。

3）理筋（"理"）

使用合法之后，酌情配合按推法（从不痛端向痛处）以理筋，长按法5分钟以续断，指振法15分钟以散瘀止痛。

（3）制动

膝关节尽量保持半屈曲位，即韧带相对松弛状态，避免膝关节运动，必要情况下可以考虑外固定，防止韧带受到再次牵拉，避免加重损伤。

（4）药物使用

痛点外敷活血止痛类膏药，如活血止痛膏、701跌打镇痛膏，既可固定又可止痛。同时可以内服云南白药、七厘散等中药以活血散瘀、消炎止痛；或服用布洛芬、洛索洛芬钠等非甾体抗炎药以消炎止痛。

3.慢性侧副韧带损伤

属于保守治疗的适应证。慢性期的主要病理变化是相邻纤维组织之间出现粘连，导致其在关节运动时相互牵制，自由度受限，功能活动范围下降。形态上而言是韧带变厚、变硬、变短。因此，治疗的关键就是松解粘连，尽量恢复韧带的原有厚度、长度及柔韧性，恢复关节正常功能。

（1）手法治疗

首先通过触诊确定韧带损伤的具体位置，是韧带上端、中部还是下端，为推法的使用方向提供依据。

1）温经通络（"松"）

首先在痛点周围粘连的部位（筋结）施用滚法、指揉法，范围涉及整条韧带及相关组织如关节囊、肌腱等，施术5分钟左右或至病位有温热感，使局部血液循环加快，韧带放松。

2）软坚散结、恢复功能（"正"）

①弹拨法、按推法、牵旋法、摇法等

接上法，在筋结上施以弹拨法、按推法、牵旋法、摇法等，使病位由僵硬变柔软，分解粘连。操作时强调"不痛用力"，时刻体现治筋"喜柔不喜刚"、治筋"十取其一"的原则。

②宫廷理筋术合法

内侧副韧带损伤慢性期使用宫廷理筋术合法。患者仰卧床上，患肢在外，屈膝屈髋并外展外旋。医者立于床边，面朝患者健足方向，右脚在前，左脚在后，丁字步站好。医者右手握持患者踝关节上方小腿较细处，虎口向足尖方向，拇指位于内踝，余四指护住外踝；左手扶持膝关节，虎口向足，拇指指腹扣按痛点，余四指托持腘窝，并使患者膝关节外侧靠在医者腹壁，以加强稳定性。

医者左手与腹壁固定患者膝关节，右手施加适度牵引力，在保持足够的牵引力下，先以膝关节为轴，做外旋摇法8次，然后将患肢向外上方（医者右肩方向）尽量拔直；医者左手先离开膝关节（距腘窝尺许），然后再虚掌迅速扣击并固定在腘窝位置，右手同时牵拉小腿以膝关节为轴尽量屈曲（小腿外旋）至极限，使足近臀，并将医者左掌挤压在腘窝处；原左手按痛点之拇指回按痛点（患处），保持适度的按压力，沿韧带走行向健侧方向做捋顺（推）法，右手同时牵拉小腿，使膝关节慢慢伸直。

外侧副韧带损伤慢性期使用宫廷理筋术合法。患者侧卧，面朝外，患肢在上，屈膝屈髋。医者面对患者而立，左手握持患者踝部较细处，虎口向足尖，拇指在外踝、四指在内踝；右手拇指指腹按压痛点，余四指在腘窝，并使患者膝部抵于医者腹部以加强固定作用。

医者左手在保持足够的牵引力下，先使小腿以膝关节为轴，做内旋摇法8次，然后牵拉小腿向远端尽量拔直，医者右手先离开膝关节尺许，然后再虚掌迅速扣击腘窝处，左手同时使膝关节尽量屈曲至极限并将右手挟挤在腘窝，该步骤具有扩大关节间隙的作用，起到牵拉韧带的效果；右手原按痛点之拇指回按痛点，在保持适度的按压力下，向健侧端反复做推法；左手同时牵拉小腿，使膝关节慢慢伸直。

合法（慢性期）具有松解粘连、牵拉韧带恢复固有长度、增加关节活动度的作用，可使挛缩、粘连的纤维组织松解，使韧带逐步变软、变薄、变长。操作的要点是在做推法时，必须沿着韧带的解剖走向，从患侧向健侧运动。被动运动法在慢性期使用时，每次治疗中都可以使用，每次反复施术两遍，以求到位。

3）散瘀消肿止痛（"理"）

接上法，配合使用推法、搓散法、擦法。

（2）功能锻炼

每次治疗后，配合膝关节过伸（或伸直）训练，伸直的角度在痛与不痛之间、能忍（耐受）的情况下进行，强度为耐受极限的70%左右，例如能做10个便做7个，配合松解韧带粘连。

膝关节侧副韧带损伤之后，周围肌肉在急性期因为制动可以出现废用性萎缩，在慢性期因需代偿副韧带功能可出现慢性劳损。所以必须注意加强肌肉的力量锻炼，提高肌肉对关节的稳定作用，降低韧带压力，防止再次损伤。

（3）药物治疗

每次治疗、锻炼之后，必须配合活血化瘀、消肿止痛类中药（如骨科熥洗药）熏洗，每次20分钟，加快渗出物质的吸收速度，以求完全消散，避免出现二次粘连。

通过上述系统治疗，慢性侧副韧带损伤可以达到临床痊愈。由膝关节炎、半月板损伤等关节内稳定失衡引发的慢性侧副韧带损伤，在治疗侧副韧带症状（标）的同时，要注意关节内病变（本）的治疗，以达到标本同治。

在膝关节承受较大外力时，可以同时出现半月板损伤、十字韧带损伤和侧副韧带损伤（必然伴有急性滑膜炎），形成膝关节急性损伤三联征，在临床上要注意与单纯的副韧带损伤鉴别。

六、髌下脂肪垫肥厚与脂肪垫炎

（一）定义

指各种急、慢性原因引起的脂肪垫肥厚或导致的无菌性炎症。

（二）大体解剖

脂肪垫由脂肪组织构成，位于膝关节囊的纤维层和滑膜层之间，将两者分开并将滑膜挤向后方的关节软骨面，如同交叉韧带一样，成为关节内与滑膜外之间的结构。脂肪垫后方的滑膜有许多悬垂状突出物或翼状突起，突向关节腔内，形成一对翼状襞，其中之一称黏膜韧带，伸向股骨髁间窝前部，将脂肪垫固定于股骨。

髌下脂肪垫的浅面（前方）呈凹形，前面是髌韧带；深面（后方）平坦，附着在胫骨的关节软骨面，部分覆盖在半月板的前部，再后方是翼状襞和关节腔，它的上界是半月板下面，下界是髌下深囊（图6-6-1）。

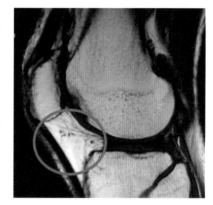

图6-6-1 脂肪垫位置

髌下脂肪垫填充在髌骨、胫骨髁前上缘及髌韧带之间，位于髌韧带深层，在髌韧带下最厚，两侧向外延展并逐渐变薄，最外侧超过髌骨两侧外缘约1cm，在髌骨两侧向上延伸，与髌滑膜襞共同构成翼状襞（图6-6-2）。

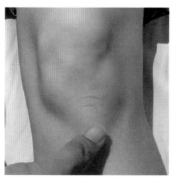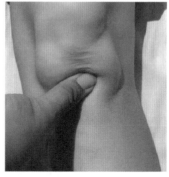

图6-6-2 髌下脂肪垫

脂肪垫具有垫衬及润滑的作用，当股四头肌收缩、髌韧带紧张时，脂肪垫外形改变，内压增高，成为坚硬的实体，填充在髌韧带与后方的关节缝隙中，可吸收震荡并防止其相互之间过度摩擦。此外，还能起到加强膝关节稳定的作用。

脂肪垫内有一个小血管，在特殊情况下可破裂出血。除髌下脂肪垫外，膝关节还有：前髌上脂肪垫，位于股四头肌肌腱与髌上囊前壁之间；后髌上脂肪垫，位于股骨下端骨膜与髌上囊后壁之间；腘脂肪垫，位于腘肌囊之前。

（三）病因病理

脂肪垫具有稳定膝关节、减轻髌韧带与其后方组织之间摩擦的作用。当膝关节屈伸运动（尤其是过伸运动）过多时，脂肪垫受到髌韧带的不断挤压、摩擦，可以产生无菌性炎症，程度较轻时，局部仅有轻度水肿、渗出，患者略觉酸胀、乏力而无疼痛感，此时若不及时给予干预，脂肪垫在炎性刺激下可逐渐变得肥厚，凸起于膝眼位置，称为脂肪垫肥厚。如果炎症较重，引起疼痛或者酸胀不适，则称为脂肪垫炎。

1. 膝关节过度屈伸运动

膝关节在做屈伸运动时，髌韧带紧张，可刺激、挤压位于其深层的脂肪垫，引发无菌性炎症。如一次较大运动量的登山、骑自行车、蹲起运动之后。

2. 继发于慢性滑膜炎

膝关节滑膜炎时，关节腔内关节液增多、内压增高，推挤脂肪垫向外，加剧其与髌韧带之间的挤压程度，诱发出现或加重炎症。

3. 体重因素

体重超标，增加膝关节及髌韧带的负荷，容易引起脂肪垫炎。

4. 性别因素

脂肪代谢与性激素相关，女性较男性性激素水平下降较早，所以女性较男性患病率高。

（四）临床特征

1. 病史

患者发病前常有一次较剧烈的膝关节屈伸运动史，如登山、爬台阶、骑自行车、跳绳等；或有经常蹲着工作史；或患有慢性膝关节滑膜炎、骨性关节炎病史等。本病35岁以后易发，女性多于男性，体重超标者易患病。

2.疼痛

位于膝关节髌韧带深层或两侧，有时可波及内、外膝眼，疼痛程度轻重不一，差别较大。

本病呈慢性发作，症状多较轻，常表现为酸痛、胀痛或凉痛（疼痛且寒凉），上、下台阶或半蹲时疼痛最明显，遇寒凉刺激可被诱发或明显加重。

急性发作（如一次走台阶太多）时可出现剧痛，每走一步（蹬台阶）都疼痛难忍，自我感觉疼痛部位被髌韧带、关节面反复轧压，走一步痛一下。走平路及休息时（膝关节不运动）疼痛明显轻微，以至于不敢（愿）继续行走。多数伴有急性滑膜炎，膝关节可见不同程度的肿胀。

3.压痛点

可以准确触摸到，位于髌韧带深层、髌骨下缘以下、胫骨关节面以上。严重时可涉及内、外膝眼。在髌韧带深层，有脂肪垫和髌下深囊存在，以胫骨平台为界，以上是脂肪垫、以下是髌下深囊。急性发作时局部可以触摸到肿胀，拒按；慢性发作时可见到脂肪垫肥厚。脂肪垫炎肿胀明显时，以一手置于内膝眼，另一手置于外膝眼并适度按压，置于内膝眼的手指细细体会可以感受到液态冲击感。

4.功能活动

膝关节屈伸活动受限，上、下台阶或半屈膝位（大腿与小腿之间角度在130°左右）负重时疼痛明显加重，走平路基本无碍。

5.体格检查

患肢单腿半蹲试验阳性。患者直立，健肢屈曲离开地面。患肢单独负重下蹲，引发脂肪垫疼痛出现或加重，为阳性。

阳性时需要注意询问、触摸疼痛出现的具体位置到底是脂肪垫，还是股四头肌、髌上囊、髌韧带、股骨滑车关节软骨面、髌下深囊或者髌韧带胫骨粗隆，疼痛的位置不同，代表的疾病不同。

6.其他检查

B超检查可以辅助诊断。

（五）鉴别诊断

1.股神经损伤

股神经损伤时，由于股四头肌失去神经支配而萎弱无力，导致膝关节屈伸运动受到影响。可以触摸到股四头肌萎弱、疼痛。股神经牵拉试验阳性。

2.髌骨软化症

髌骨软化症的症状与本病相似，疼痛主要出现在半屈膝位，但疼痛出现在关节内，找不到明确压痛点，单腿半蹲试验疼痛出现在髌关节、股关节面，膝关节屈伸时可以感觉到或听到有摩擦音。

3.髌下（深）滑囊炎

疼痛同样出现在半蹲位，但髌下（深）滑囊炎的压痛点位置靠下，在胫骨前的胫骨平台以下。

4.胫骨粗隆骨骺炎

该病儿童多见，压痛点位置靠下，位于胫骨粗隆。

（六）治疗对策

1.急性期

（1）基本治疗

首先制动，防止运动加剧损伤。局部封闭治疗，局部外涂双氯芬酸二乙胺乳、青鹏软膏或外敷膏药。

（2）手法治疗

首先于压痛点行按揉法，拇指与食指分置于内、外膝眼，向关节腔方向用力，以得气为度，施术5分钟左右，以温经通络。然后于压痛点行指振（颤）法，施术10分钟左右，以散瘀止痛。

最后行脂肪垫炎牵拉旋转法。患者正坐于床上，患肢在外，屈膝屈髋。医者面对患者坐于床边，臀部压住患者足背。医者双手分别自内外两侧握住患肢胫骨上端，两拇指分别扣按内、外膝眼，余四指固定于胫骨上端的两侧及腘窝。

在保持足够牵拉力使胫骨上端前移、膝关节间隙被加大的同时，适度内、外旋转小腿数次，按痛点的拇指同时向关节腔内方向施按压。可以有效为脂肪垫减压，利于炎症消散、吸收。

（3）药物治疗

建议局部中药热敷，如骨科熥洗药。

2.慢性期

（1）手法治疗

首先于压痛点施以揉法，至局部温热；继施以指揉法（向关节囊内方向），"不痛用力"，使温热感向关节囊内传导；配合膝关节脂肪垫牵拉旋转法，反复施术两次；最后以膝关节搓散法，至压痛点及关节内持续温热为佳。

（2）药物治疗

以骨科熥洗药外敷，每天两次，每次20分钟。或外用双氯芬酸二乙胺乳，外敷膏药。

（3）功能锻炼

尽量减少膝关节的负重屈伸运动，防止炎症加剧。加强股四头肌、腘绳肌、小腿三头肌力量锻炼，减少脂肪垫压力。经过系统治疗，可以达到临床痊愈，但本病容易反复，诱因多是受寒或膝关节屈伸运动过度。

七、膝关节支持带损伤

（一）定义

各种原因导致膝关节支持带损伤、松弛或断裂，并引发相应临床症状的疾病。

（二）大体解剖

股四头肌肌腹向下延伸为股四头肌肌腱，覆盖髌骨前方向下，延续为髌韧带，止于胫骨粗隆。股四头肌通过收缩与放松，可以牵拉髌骨上下移动，强力持续收缩时，具有固定髌骨的作用。

在髌骨及髌韧带两侧，有髌内、外侧支持带分布，使髌骨两侧（近髌尖处）与胫骨平台边缘及副韧带坚强连接，能够加强髌骨的稳定性，并保持髌尖固定。

髌内、外侧支持带分深浅两层，深层为水平支持带，连结髌骨两侧和股骨、胫骨，浅层为髌内、外侧垂直支持带。

髌胫内侧支持带为股内侧肌腱的一部分，起于股内侧肌腱及髌底，沿髌韧带内侧向下，止于胫骨上端内侧面，协助髌韧带固定髌骨并限制髌骨外移。髌胫外侧支持带为股外侧肌腱的一部分，起于股外侧肌腱及髌底，沿髌韧带外侧向下，止于胫骨上端外侧面。此韧带的外侧与髂胫束愈合，协助髌韧带固定髌骨并限制髌骨内移。

此外还有髌股内、外侧支持带。髌骨内侧支持带起于髌骨内侧，止于股骨内侧髁，限制髌骨外移；髌股外侧支持带起于髌骨外侧，止于股骨外侧髁，限制髌骨内移。

（三）病因病理

1.外力损伤

膝关节支持带具有防止髌骨过度向内、外移动的作用，当来自膝关节内、外两侧的冲击力较大，超过韧带固定髌骨的力量极限时，可造成韧带损伤。

2.股四头肌乏力

股神经损伤或股四头肌损伤之后，股四头肌萎缩、乏力，固定髌骨的力量下降，膝关节支持带负荷增加，日久可造成疲劳性损伤。

3.髌骨软化症或骨质增生

髌骨软骨面软骨炎、股骨滑车部软骨炎（髌骨软化症），或软骨边缘骨质增生，可造成髌骨移位，支持带持续受到牵拉，日久出现疲劳性损伤。

病理变化早期主要为无菌性炎症，日久可出现机化、肥厚、僵硬、挛缩，延展性及弹性下降。

（四）临床表现

1.病史

有外伤史，或有股四头肌萎缩、膝关节骨性关节炎病史。

2.疼痛

存在疼痛，程度或轻或重，位于髌骨边缘，屈膝时明显。

3.压痛点

以指腹在髌骨边缘做捋顺法，可以在髌骨边缘触摸到明显的、僵硬的条索，触之疼痛。若以髌骨为表盘，髌尖朝下为6点钟的位置，疼痛多出现在3、5、7、9点钟的位置，可以触及髌骨偏移或股四头肌不同程度的萎缩。

4.功能活动受限

膝关节屈伸运动时疼痛加剧，髌骨有侧向滑脱移动，严重时不敢上下台阶。

5.髌骨活动度检查

患者坐于床上，膝关节伸直，股四头肌放松。医者捏住髌骨并左右推移，支持带松弛时可见髌骨左右活动度加大，挛缩期可见髌骨活动度变小，断裂时出现异常活动。

6.X线片

膝关节轴位片，可见髌骨移位，软骨软化或者骨质增生（图6-7-1、图6-7-2）。

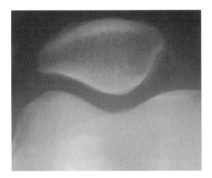 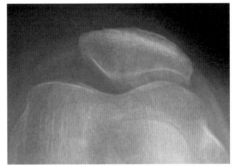

图6-7-1 支持带损伤、髌骨位移

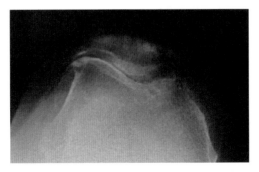

图6-7-2 骨关节炎造成髌骨移位，支持带损伤

（五）鉴别诊断

1.脂肪垫炎

压痛点位置明显不同，膝关节支持带损伤压痛点在髌周，脂肪垫炎疼痛点位于髌下。

2.髌骨软化症

髌骨软化症及骨性关节病可以伴有支持带损伤，首先需要排除有无骨性关节炎，骨性关节炎在膝关节屈伸时可以出现摩擦音，X线片有助于协助诊断。

（六）治疗对策

断裂时采取手术修补。单纯外力损伤时在急性期必须及时外固定，防止髌骨运动导致损伤加重，同时内服、外用活血止痛类药物，以消肿止痛。慢性期挛缩阶段及由膝骨性关节炎引起者，以软坚散结、恢复功能为主，针对病因进行治疗。

1.手法治疗

首先在筋结上施以指揉法，至局部柔软，温通经络；继施用弹拨法、按推法、提牵法分解粘连，软坚散结；再以指颤法、搓散法散瘀止痛。

手法治疗对单纯外伤引起者疗效显著，可痊愈。对骨性关节病引起者可以改善临床症状，因病因不能消除，故不能根治。

2.药物治疗

局部外敷膏药或中药熏洗。

3.功能练习

加强股四头肌锻炼，增加肌肉对髌骨的稳定作用，减少支持带负荷。

八、膝周滑囊炎

（一）定义

通常是指滑囊在机械性刺激的作用下出现的无菌性炎症。

（二）大体解剖

在膝关节周围，分布着许多牵拉关节运动的肌肉，在肌腱与肌腱之间以及肌腱与骨、韧带、皮肤之间，存在着防止两者之间出现摩擦的黏液囊。

1.黏液囊

黏液囊是一种结缔组织扁囊，由内外两层构成。外层为纤维层，由致密结缔组织构成，极坚韧，具有抗挤压作用，保护黏液囊不易被损坏。内层为滑膜层，表面分布有丰富的小血管和末梢神经。滑膜上的细胞能分泌少量黏液，充盈在滑膜之间，使滑囊充盈。黏液囊可以位于皮肤、肌肉、肌腱、韧带与骨之间，具有防止二者相互间摩擦的作用。

2.滑囊

黏液囊如果与相邻的关节囊相通，则称为滑囊。由于人体关节周围的大多数黏液囊都与关节囊相通，所以习惯上笼统称为滑囊。在膝关节周围，分布着许多滑囊。髌前主要有4个滑囊，分别是髌上囊、髌前皮下囊、髌下皮下囊、髌下深囊（图6-8-1）。

3.髌前主要滑囊

（1）髌前皮下囊

位于髌骨前面，皮肤与髌韧带之间。上界位于髌骨下部，下界位于髌韧带上部。髌前皮下囊的作用是使髌前的皮肤能运动自如，在屈膝时绷紧，伸膝时松弛（出现皱褶）。由于髌前皮下囊的位置表浅，容易遭受摩擦而肿大，但又由于此囊位于皮下组织内，而此处皮肤又比较松弛，肿胀、疼痛感相对不严重，故临床以此处疼痛就医者较少。

（2）髌下皮下囊

又称髌下浅囊，位于胫骨粗隆下部与皮肤之间，与关节腔不相通。跪姿时，此囊可以减少外力对胫骨粗隆、髌韧带及髌尖的刺激。在持续刺激下，可以产生无菌性炎症，引起滑囊炎，俗称"撞击膝"，临床不常见。

（3）髌下深囊

又称髌韧带下囊，位于髌韧带与胫骨之间，上界为胫骨平台，下界为胫骨粗隆。该囊是独立的滑囊，与关节腔不通，囊内液体很少。在屈膝位时，被挤压在髌韧带与胫骨之间，具有减少二者之间摩擦的作用。若过度遭受挤压，可以发生无菌性炎症。

（4）髌上囊

又称股四头肌腱下囊，位于股四头肌肌腱与股骨下端前面之间，是膝周最大的滑囊。髌上囊高出髌底6~7cm，约80%正常人群中，该囊与膝关节腔相通，约20%的人群该囊被残存的胚胎膜隔开。因此囊在胎儿至儿童时期，为独立的滑膜囊，与关节腔不通，成年后通常与膝关节滑膜腔广泛相通，可视为膝关节滑膜腔的一部分。在屈膝时，该囊可以减少股四头肌肌腱与股骨前面之间的摩擦，挤压过度时可以发生无菌性炎症。

4.髌周其他滑囊

在膝关节周围肌腱与骨之间，还存在许多小滑囊，如髂胫束囊、鹅足囊等，将在下节（肌腱周围炎）讲述。

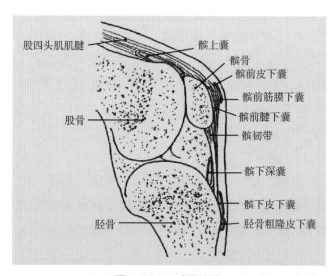

股四头肌肌腱

髌上囊

髌骨

髌前皮下囊

髌前筋膜下囊

髌前腱下囊

髌韧带

髌下深囊

髌下皮下囊

胫骨粗隆皮下囊

股骨

胫骨

图6-8-1　膝周滑囊

（三）病因病理

滑囊主要位于肌腱与骨之间，具有防止肌腱与骨摩擦、保护肌腱的作用。

1.间接暴力

在肌肉抗阻力收缩完成屈伸膝运动或在静力状态下维持膝关节稳定（半蹲或全蹲姿势）时，肌肉受力做功，肌腱与骨之间压力增大，可以持续对滑囊造成挤压，一旦超出其耐受程度，便可引发滑囊的无菌性炎症。

2.受寒

局部受寒，导致血液循环障碍，影响正常代谢产物排泄，引发滑囊炎。

3.直接暴力

外力直接撞击，可引发滑囊的无菌性炎症。膝关节急、慢性滑膜炎时，由于关节囊内关节液增多，内压增大，可以波及与之相通的滑囊，引起滑囊炎。同样道理，滑膜炎也有可能波及关节囊。慢性滑膜炎可以导致滑囊囊壁肥厚、滑液变性，继发钙化。

（四）临床特征

1.病史

具有长时间膝关节屈伸状态下的运动史，如上、下台阶，半蹲等；或者伴有膝关节滑膜炎病史，如髌骨软化症及膝关节骨性关节炎。

2.疼痛

本病必然会出现疼痛，疼痛位于受损部位的相应解剖学位置，疼痛程度轻重不一，多数比较轻微，与损伤程度成正比。

3.压痛点

可以明显触摸到压痛点，同样位于相应受损部位的解剖学位置，触之有肿胀、波动感。

4.功能活动受限

所有能使滑囊受到挤压力增加的动作，即肌肉抗阻力收缩或受到过度牵拉，都可以使疼痛被诱发或明显加重，以半蹲姿势最明显，例如上、下台阶时疼痛加重。

5.体格检查

单腿半蹲试验阳性，疼痛出现在滑囊位置。

6.其他检查

B超、MRI检查可以明确诊断。

（五）鉴别诊断

1.髌骨软化症

疼痛都是在半蹲位明显，但该病疼痛位于关节缝内，压痛点位于膝周关节缝软骨面上（髌骨内面或股骨滑车部），膝关节屈伸时可以出现摩擦音。

2.脂肪垫炎

疼痛都是在半蹲位明显，但压痛点明显不同，该病疼痛位于脂肪垫位置。

3.膝关节支持带损伤

两者同样是半蹲位疼痛明显，但压痛点不同，并且在压痛点（髌骨边缘）可以触及条索。

4.小儿胫骨粗隆骨骺炎

两者同样是半屈膝时疼痛明显，但儿童易发，压痛点位于胫骨粗隆，伴有局部肿大、变形。

5.各种原因引起的股四头肌萎缩无力

应探查原发病因并积极治疗。

（六）治疗对策

以消除滑囊无菌性炎症为目的。由于在膝关节屈伸运动及维持膝关节稳定时滑膜都在受到挤压，所以首先必须适度减少膝关节运动，避免滑囊炎症加重。其次需要加快局部血液循环，促进炎性渗出物的吸收、消散。

1.手法

以擦法、指揉法、指振（颤）法、搓散法为主。首先选择擦法，在病位施术，至局部温热；继以指揉法，强调压力适度，不可重力下压，防止加重滑囊损伤，用力方向指向关节囊内，施术5分钟左右；再使用按法或推法，自滑囊推向关节腔方向，促进关节液与滑液置换，借助关节腔内滑膜，加快对无菌性炎症的吸收。其后以掌振（颤）法施术10分钟，至滑囊温热，以能传导至关节腔最佳，使局部微循环加快，促进炎症吸收；最后以搓散法结束。如果滑囊与关节囊不相通，则推法不强调施术方向。

2.中药外洗

以消积液汤每天外洗2~3次，每次20分钟。

3.练功

进行股四头肌的收缩、放松训练，加快滑液循环，防止内容物沉淀，促进炎症吸收，避免滑液变性继而刺激滑囊壁肥厚，形成慢性病变。经过系统治疗、锻炼，可以痊愈。

九、膝周肌腱周围炎

（一）定义

泛指膝关节周围肌腱附着处因受到过度牵拉而产生无菌性炎症，或部

分纤维组织撕裂。也有部分观点认为是与肌腱相邻的滑囊产生了无菌性
炎症。

（二）大体解剖

在膝关节周围，分布着许多肌
肉，这些肌肉在神经系统的支配之
下可协调地收缩与放松，牵拉骨骼
以膝关节为轴完成屈伸等运动（图
6-9-1、图6-9-2）。

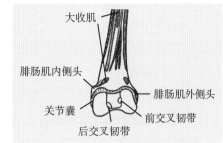

图6-9-1　股骨下端肌肉附着处

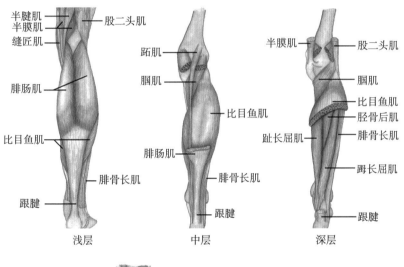

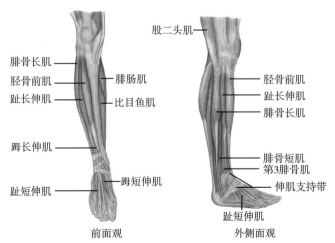

图6-9-2　膝周及小腿处肌肉

1.肌肉

这些肌肉主要包括股四头肌、腘绳肌、腘肌、跖肌、小腿三头肌等。

（1）股四头肌

以髌韧带的形式附着于胫骨粗隆，质坚韧、肥厚，损伤概率小，儿童易发胫骨粗隆骨骺炎。

（2）缝匠肌

远端附着于胫骨粗隆内侧。

（3）股薄肌

远端附着于胫骨粗隆内侧，缝匠肌外侧，即缝匠肌与半腱肌之间。

（4）半膜肌与半腱肌

半腱肌远端附着于胫骨粗隆内侧，即股薄肌外侧，半膜肌远端附着于胫骨内侧髁后面。胫骨粗隆内侧附着三条肌肉，由内向外分别是缝匠肌、股薄肌、半腱肌。两者滑囊相通，名"鹅足囊"。

（5）腓肠肌

上（近）端附着于股骨内、外侧髁后面。

（6）腘肌

近端起于股骨外上髁后面、远端止于胫骨内侧髁后面。

（7）跖肌

上端附着于股骨外侧髁，腓肠肌外侧头内侧。

（8）股二头肌

下端附着于腓骨小头后外侧，正外侧为腓侧副韧带下附着处。

（9）比目鱼肌

上端附着于胫骨外侧髁及腓骨小头后面。

2.滑囊

在上述肌肉的肌腱之间以及肌腱与韧带、骨之间，也分别存在着滑囊，起减轻肌腱之间以及肌腱与骨、韧带之间摩擦的作用。膝关节周围小滑囊较多，通常分为后侧、内侧、外侧三组。

（1）膝关节后侧滑囊

1）腓肠肌内侧囊

位于腓肠肌内侧头起始部深处，与关节腔和半膜肌相通。

2）腓肠肌外侧囊

位于腓肠肌外侧头与关节囊之间，部分与关节腔相通。

3）腓肠肌内侧头与半膜肌肌腱之间的滑囊

位于腓肠肌内侧头的浅部与胫骨内侧髁半膜肌肌腱之间，约1/3与关节腔相通。肿胀时通常称为Baker's囊肿，属于常见的腘窝囊肿之一。发病率高，多见于中年男性。发病特点是疼痛较轻，肿胀感明显，影响膝关节屈伸。

4）腘肌滑囊

位于腘肌起始部与关节囊之间。

5）腓肠肌外侧头与股二头肌肌腱滑囊

位于腓肠肌外侧头与股二头肌肌腱之间。

（2）膝关节内侧滑囊

1）鹅足囊

位于缝匠肌、股薄肌、半腱肌肌腱与内侧副韧带之间，发病时称鹅足囊炎。

2）半膜肌囊

位于半膜肌肌腱、胫骨内侧髁及腓肠肌内侧头之间，部分与关节腔相通。

3）内侧副韧带滑囊

位于内侧副韧带深浅两层之间，囊内可以出现钙化。

（3）膝关节外侧面滑囊

1）髂胫束囊

位于髂胫束与股骨外上髁之间。

2）股二头肌囊

位于股二头肌与外侧副韧带之间。

（三）病因病理

1.肌腱受到过度被动牵拉

在受到过度被动牵拉力的作用下，如一次过大的外力或持续受到小力牵拉，导致肌腱与骨膜的连结处产生无菌性炎症，甚至出现部分纤维组织断裂，导致局部水肿、渗出，甚至出血。该期为急性期。

迁延日久，可以继发机化、粘连，肌腱附着点处与相邻组织粘连在一起，致使肌腱有效长度缩短，运动时与相邻组织相互牵制，导致关节功能活动范围下降。该期为慢性期。

2. 肌肉过度主动做功

在肌肉反复抗阻力收缩或处于持续性静力收缩状态下，或肌肉受到过度牵拉，导致与肌腱相邻的滑囊由于受到来自肌腱的反复或持续性挤压而产生无菌性炎症。

（四）临床特征

1. 病史

多数有明确外伤史，通过患者主诉可知是受到过度被动牵拉还是缘于过度主动收缩引起，前者易引起肌腱牵拉伤，后者易引起滑囊炎。

2. 疼痛、压痛特征

疼痛、压痛存在，位于固定的解剖学位置。因肌腱炎与滑囊炎的发病位置相同，不容易区分。急性期两者几乎无法明确区分，因治疗原则相同，故不影响治疗。慢性期肌腱周围炎在肌腱附着处可以摸到明显筋结（硬），滑囊炎在肌腱附着处周围可以摸到囊性肿胀（软）。

3. 功能活动

急性期肌肉主动收缩及被动牵拉时，肌腱炎与滑囊炎均可以出现疼痛加重，肌腱炎表现为牵拉痛，滑囊炎表现为挤压痛。功能活动范围均有下降，不易区分。慢性期肌肉主动收缩时，滑囊炎因滑囊受到挤压而疼痛加重，肌腱炎疼痛不明显。

被动使肌肉处于过伸（反向极限牵拉）状态，肌腱炎由于肌腱附着处有牵拉伤（急性），或与周围组织有粘连（慢性），均可以出现疼痛加重。过伸（牵拉）动作受到影响，活动范围下降，被动加大过伸角度则附着处有撕裂样疼痛。

滑囊炎时，滑囊虽然由于受到肌腱挤压也会引起疼痛，但以胀痛为主，由于没有粘连，疼痛虽然加重但关节活动范围基本不受影响。

4. 辅助检查

B超检查、MRI检查可以明确诊断。

（五）鉴别诊断

1.骨性关节炎

骨性关节炎后期伴有肌腱炎、滑囊炎症状，因此需要首先确认患者是否患有骨性关节病。

2.韧带损伤

韧带损伤时压痛点位置明显不同。

（六）治疗对策

滑囊炎治疗参考"膝周滑囊炎"章节，本节只讨论肌腱周围炎的治疗。

1.急性期

以减少渗出、出血，加快损伤组织修补、消除无菌性炎症为目的。

（1）出血期外治疗法

可外用双氯芬酸二乙胺乳、局部封闭等方法以消炎止痛，亦可以外用云南白药喷雾剂或冰敷。

（2）制动

尽量减少运动，必要时采取外固定，避免由于运动过多而加重局部损伤，促进、加快损伤组织修补。

2.慢性期

以解除肌腱周围细小粘连，恢复肌腱、韧带固有长度，恢复正常生理功能为目的。

（1）推拿治疗

1）治"点"

首先选择压痛敏感点或筋结，找到后即"以痛为腧"行㨰法、指揉法，至局部温热（温经通络）；继以指揉法、弹拨法、按推法、牵旋法、反向牵拉法、摇法等施术于筋结，注意"不痛用力""十取其一"。酌情配合使用宫廷理筋术"膝关节屈膝屈髋蹬空法""内外侧副韧带损伤合法"以软坚散结、恢复功能，最后配合局部搓散法以散瘀止痛。

屈膝屈髋蹬空法（宫廷理筋术）操作如下。患者仰卧于床上，患肢在外，屈膝屈髋。医者面对患者而立。右手以肘部托患肢踝关节（曲池对昆仑），手掌托扶患肢腘窝处，拇指在内侧，中指指尖点按委中穴，左手手掌按实患侧髌骨。双手协同用力，使患肢反复做小幅度的伸膝伸髋动作，在患肢完全放松状态下，两手突然同时发力，即左手推、右臂牵拉并上提，在患者能耐受范围内，使膝关节尽量伸直，此时可牵拉肌腱附着处，松解粘连。

手法操作时最后的伸膝动作幅度不能太大，力量不能太强，防止出现肌腱附着处的过度牵拉伤，既能松解部分粘连，又不至于造成过度损伤，保证撕裂引起的渗出、出血能被手法促进吸收、消散，避免形成恶性循环，即"宁可不足，决不有余"。

2）治"线"

自压痛点或筋结随经（筋）而上，揉法、拿法、牵法并用，放松紧张、痉挛的肌肉及挛缩的肌腱。

3）治"面"

注意同侧协同肌及对侧拮抗肌的协同治疗，使关节周围肌肉力量达到动态相对平衡，有利于关节运动。

（2）药物治疗

手法治疗后配合中药热敷（骨科熥洗药）或痛点外涂双氯芬酸二乙胺乳、外贴膏药等。

（3）功能练习

1）韧性（长度）锻炼

适度牵拉挛缩的肌肉、肌腱，恢复肌腱的韧性及长度。

2）力量锻炼

加强萎弱肌肉的力量锻炼，使之与健侧肌肉平衡、协调。单纯肌腱周围炎，经过系统治疗、锻炼完全可以痊愈。

十、髂胫束摩擦综合征

（一）定义

指由于髂胫束紧张、挛缩，在滑过股骨外上髁时与之摩擦，引发弹响，又称"弹响膝"。

（二）大体解剖

1.大腿阔筋膜与髂胫束

在大腿肌肉的周围，包裹着一层深筋膜，即大腿阔筋膜。阔筋膜在大腿外侧重叠肥厚的部分，称为髂胫束。此束由两层较薄的环形纤维夹以一条坚强的纵行纤维束构成（图6-10-1）。

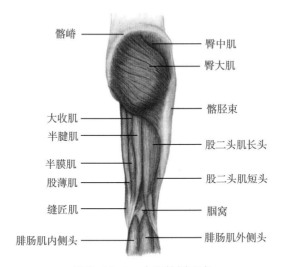

图6-10-1 大腿外侧肌肉

髂胫束上端在大转子位置，一部分悬挂于阔筋膜张肌，一部分悬挂于臀大肌，也可以把髂胫束看作是这两条肌肉筋膜的直接延续。髂胫束的前部分是阔筋膜张肌的腱膜、后部分为臀大肌肌腱的延续。髂胫束的下部为坚强的韧带，也称髂胫韧带，与大腿外侧肌间隔相连，止于腓骨小头内侧、胫骨外侧髁前面的髂胫束粗隆，其后面为胫腓上关节。在髂胫束与股骨外上髁之间有滑囊（髂胫束囊）存在，起分隔两者并减少彼此之间摩擦的作用，过度摩擦可以引发无菌性炎症。

髂胫束在大腿外侧走向与足少阳胆经相吻合，经过的腧穴主要包括环跳、居髎、风市、中渎、膝阳关、阳陵泉等。

2.臀大肌

起于骶髂关节上部背侧的韧带，肌纤维向外下方，经髋关节后方，大部分抵止于股骨大转子，小部分延续并悬挂髂胫束。

3.阔筋膜张肌

起于髂前上棘，肌纤维向下，过髋关节外侧，在股骨大转子处移行为髂胫束并悬挂髂胫束。

阔筋膜张肌能向前上牵拉髂胫束，臀大肌能向后上牵拉髂胫束。两条肌肉共同收缩，能沿大腿纵轴向上牵拉胫骨并协助伸直膝关节。

（三）病因病理

大腿阔筋膜具有约束、紧张大腿肌肉的作用，当大腿肌肉持续性紧张、收缩时（如久站及长时间半蹲），髂胫束必然受到牵张。

膝关节屈曲15°~30°时，髂胫束紧张度最大。当胫骨内旋时，髂胫束紧张度明显加剧。因此，膝关节屈曲15°~30°并内旋胫骨时，最容易引起髂胫束损伤，同时还可以出现内侧副韧带及前交叉韧带损伤。

髂胫束下端（髂胫韧带）与股骨外侧髁不直接连接，股骨外上髁是一个骨性突起，尖端有髂胫束滑囊。膝关节伸直时，髂胫韧带位于外上髁之前，但在膝关节屈曲时，髂胫韧带可以顺利滑过滑囊跨越股骨外上髁而位于外上髁之后。

在膝关节不断屈伸运动时，髂胫束（髂胫韧带）需要在股骨外上髁及其滑囊上不断的前、后滑过，日积月累可以引发滑囊及髂胫韧带无菌性炎症。

炎症反复发作迁延不愈，可导致滑囊囊壁肥厚；髂胫束肥厚、挛缩、僵硬，有效长度缩短，使原本可以顺利滑过股骨外上髁的髂胫韧带在滑过外上髁及滑囊时出现阻力，虽然能够勉强滑过但会引起疼痛并出现弹响，即"弹响膝"。

（四）临床特征

有大腿肌肉持久受力及胫骨内旋病史，自感大腿外侧部位僵硬、酸胀、疼痛不舒并伴有沉重感、寒冷感、乏力感，久站及走路劳累时尤其明显，以手适度叩击或按压、推按后疼痛可缓解。此外，屈伸膝关节时，以手触摸髂胫束滑囊处可以感觉到或听到膝关节外侧有弹响声。

患膝屈曲15°~30°，小腿内旋15°，检查者以掌自上而下或自下而上推按髂胫束，可以明显感觉髂胫束有僵硬感甚至出现大小程度不一、软硬程度不同的筋结，以风市、膝阳关一带最常见。有时甚至可以摸到或看到有一条凹沟。在膝关节外侧肱骨外上髁髂胫韧带区域，可以触摸到明显压痛或筋结。

（五）特殊检查

弹响膝检查

让患者坐于床上，患肢自然下垂。医者以手指触摸在股骨外上髁髂胫束滑囊位置的髂胫韧带上，嘱患者不断屈伸膝关节，医者可以感觉到或听到由于紧张、挛缩的髂胫韧带费力滑过外上髁时引起的跳动及弹响，即阳性。

正常时髂胫韧带柔软松弛，可以顺利地滑过髂胫束滑囊越过股骨外上髁，没有颤动及弹响。

（六）治疗对策

松弛紧张、僵硬、挛缩的髂胫束，恢复其原有长度及柔韧性。同时消除髂胫束滑囊无菌性炎症及肥厚。

1.手法治疗

首先在髂胫束上行掌推法，按照前、中、后的顺序，探寻髂胫束有无紧张、痉挛，有无筋结以及筋结的位置、大小、软硬。应逐步循序叠加，避免跳跃、遗漏。以压痛点或筋结为中心，首先施㨰法，至局部温热，温通经络。以指揉法、弹拨法、按推法在筋结上（或压痛点）施术，注意治筋"喜柔不喜刚""十取其一"的原则，以软坚散结。后续行推法、拍法，顺经络而行，散瘀止痛。

治疗中注意"点""线"结合，"点"即筋结，"线"即臀大肌、阔筋膜张肌，以"点"带"线"。在重点调理髂胫束的同时，注意调整阔筋膜张肌及臀大肌，松解可能存在的肌肉紧张、痉挛，减轻髂胫束可能受到的牵拉。同时注意"面"的兼顾，应避免大腿肌肉过度紧张，防止大腿阔筋膜及髂胫束受到持续性牵张而加重病情，随时松解可能出现的肌肉紧张、痉挛。

2.局部拍打

患者自己以手掌或器械（如桑枝条束、拍打棒）适力、适度地叩击患处，每次10分钟左右，每天1~2次，松解紧张、痉挛的髂胫束。力度以自我感觉舒适、微痛能忍，即"又痛又舒服"为度。

3.配合中药外敷

以骨科熥洗药外敷，每天1~2次或每次治疗后进行。

（七）调养

养成良好的姿势与习惯，避免大腿肌肉过度紧张，减少对大腿阔筋膜的牵张刺激，保护髂胫束。反向牵拉紧张、挛缩的髂胫束，恢复韧带的长度及柔韧性。

十一、退行性膝关节骨关节炎（髌骨软化症）

（一）定义

骨性关节炎是一种常见的骨关节退行性疾病，其特征是以关节软骨进行性变性、破坏，关节软骨边缘进行性骨质增生及软骨下骨骨质反应性改变为病理表现的临床常见病。骨性关节炎可发生在任何关节，如颈椎、腰椎等，发生在膝关节的称为膝关节骨性关节炎。

膝关节骨性关节炎属于临床常见病、多发病，以膝关节疼痛、肿胀、功能活动障碍、关节僵硬、变形为主要特征。临床上能引起膝关节骨关节炎的疾病有很多，可笼统分为两大类，即单纯退行性骨软骨炎及其他疾病引起的骨软骨炎。

膝关节骨关节炎 { 单纯退变引起
其他疾病引起——风湿、类风湿、高尿酸血症等

本节只讨论单纯的退行性骨关节炎，其他疾病引起的症状性骨关节炎归属到原发病的治疗中，关节软骨炎只是疾病诸多症状之一。

退行性膝关节骨关节炎在临床上又常被称为老年性膝关节炎、增生性骨关节炎、膝关节骨质增生（骨刺）、髌骨软化症（退变只发生在髌骨关节面）等等。

据临床调查，膝关节骨性关节炎的发病率随年龄的增长而升高，40~49岁人群的患病率为16.5%左右，50~59岁人群的患病率为30.2%，60~69岁人群的患病率为37.9%，70岁以上总患病率为47.5%。

（二）大体解剖

膝关节由股骨下端、胫骨上端及髌骨组成，三块骨包裹在一个关节腔中，每块骨的骨端都生长有关节软骨。其中，髌骨内侧的关节软骨面与股骨滑车部的关节软骨面构成髌股关节、股骨下端的软骨面与胫骨上端的软骨面构成股胫关节。

股胫关节在膝关节伸直时，股骨下端关节面与胫骨上端关节面形成关节，屈曲时，股骨后侧关节面与胫骨上关节面形成关节。

髌股关节在伸膝时，髌骨关节面仅上部与股骨的髌骨面相接；轻微屈曲时，中部与之相接，当膝关节屈曲、大腿与小腿之间角度为130°左右时，关节面之间没有任何缝隙，紧密相贴；较大屈曲时，下部与之相接。完全屈曲时，与股骨髁间窝内缘的月形面相接。单纯髌股关节软骨面出现软骨炎时，称为髌骨软化症。

1.关节软骨的构造

关节软骨生长于骨端的软骨下骨之上，表面光滑，质地柔软、坚韧，厚度2~4mm（图6-11-1）。

（1）软骨构成

软骨由软骨组织及其周围的软骨膜组成。

1）软骨膜

除关节软骨表面为透明软骨、没有软骨膜以外，所有软骨（弹性软骨、纤维软骨）的周围都包裹着一层较致

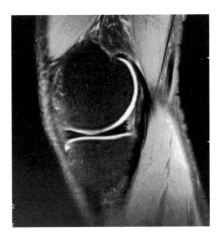

图6-11-1　关节软骨

密的结缔组织，这层组织叫软骨膜。软骨膜由内外两层组成，外层致密，主要起保护作用；内层较疏松，富含神经和一些小血管。软骨膜能保护和营养软骨，对软骨的生长起重要作用。软骨膜在软骨转变成骨时，转化为骨膜。

2）软骨组织

软骨组织主要由纤维、软骨细胞及基质构成。

2.软骨的分类

根据软骨组织内所含纤维成分的不同，软骨又可分为透明软骨、弹性软骨和纤维软骨，根据各自特点的不同，分布在不同骨的末端。

软骨分类 { 透明软骨——主要位于关节、肋软骨
弹性软骨——耳廓软骨、会厌软骨
纤维软骨——椎间盘、关节盘、耻骨联合

3.关节软骨（透明软骨）的构造

作为软骨组织的一种，透明软骨同样由软骨细胞、基质、纤维三部分构成。

透明软骨构造 ⎰ 纤维——胶原原纤维，占59%
　　　　　　 ⎱ 软骨细胞——软骨细胞，占10%
　　　　　　 　 基质——占31%，主要成分是水和糖胺聚糖，其中75%是水

（1）纤维

透明软骨中没有胶原纤维，但有许多细小的无明显横纹的胶原原纤维（图6-11-2），排列不整齐，约占软骨有机质成分的40%。

这些胶原原纤维构成透明软骨的基本框架，这种框架呈半圆形，两端基底部紧紧附着在深层的骨质（软骨下骨）上，顶端朝向关节面。这种结构可以使关节软骨与其深层的软骨下骨紧密结合而不易发生脱离，同时在其受到表面压力的时候，可以出现些许的弯曲、变形以缓冲压力，避免软骨损伤及软骨下骨受到冲击、损伤（图6-11-2）。

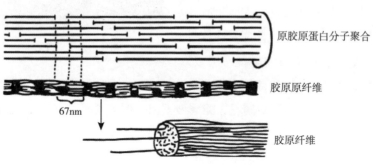

原胶原蛋白分子聚合

胶原原纤维

67nm

胶原纤维

图6-11-2　胶原纤维层级

（2）基质

在这些胶原原纤维的缝隙中，填满了软骨基质。透明软骨的基质主要由水和软骨黏蛋白组成。水分占75%，有利于营养物质的渗透。软骨黏蛋白的主干是长链透明质酸，其上结合了许多蛋白链，蛋白链上又结合了许多硫酸软骨素和硫酸角质素。透明质酸是构成关节软骨和滑液的主要成分，对关节生理功能的发挥起至关重要的作用，它参与细胞外液中电解质及水分的调节，能够润滑关节，抵御感染，并参与创伤愈合。硫酸软骨素具有抗关节炎的作用。

（3）软骨细胞

软骨细胞位于软骨基质内的软骨凹陷中，每一个凹陷的周围都有一个软骨囊，软骨囊含少量胶原，但含有较多的硫酸软骨素，软骨细胞由浅入深，分别呈扁平型、椭圆形和圆形。软骨细胞主要通过糖酵解（无氧）的方式获得代谢能量，可以不断地产生新的软骨基质，维持着关节软骨的新陈代谢。

为了便于理解，我们可以把胶原原纤维理解成附着在软骨下骨上的丝网，网眼内填满了泥土（基质），泥土内埋藏着种子（软骨细胞）。软骨细胞（种子）从关节液中获取营养，不断生长出基质（泥土），填充在胶原原纤维（丝网网眼）之间，支撑着胶原原纤维，使之不至于塌陷、折断，从而束缚、保护基质不会破裂、脱落，保护软骨细胞生有所依，不断生产出新的基质。如果胶原原纤维首先退变（脆性增加）、折断，可以导致基质出现裂隙、脱落，使软骨细胞无所依存而随之脱落、消失，失去生产基质的功能。三者之间生理上相互依存，病理上互为因果。

4.关节软骨的营养来源与新陈代谢

软骨细胞主要以糖酵解的方式获得能量。软骨内没有神经支配，也没有血管，其营养成分必须从关节液中获得，小部分来源于软骨下骨微小血管，其代谢产物也必须排到关节液中进行代谢。关节软骨的这种新陈代谢方式，必须通过关节运动，使关节软骨不断受到压力刺激（挤压）才能得以完成，类似海绵浸泡在水中，只有通过挤压与放松，才能完成海绵内外液体的置换。因此，适度的关节运动，对维持关节软骨的正常起重要作用。由于软骨基质内含有大量水分，易于营养物质渗透，所以即使是深层的软骨细胞，也同样能够获得足够的营养。

5.关节液的来源

关节液由关节滑膜产生，滑膜细胞又分A型和B型两种，B型细胞不断地产生健康、新鲜的关节液，释放到关节腔内；而A型细胞又不断地把关节软骨的代谢产物不断吸收、排泄出去，从而保证关节液的质量及软骨的营养供给。因此，从生理解剖学的角度分析，关节软骨维持正常生理结构应该与下列因素相关，其中任何一个环节出现问题，都可能影响到关节软骨。

（1）食物中是否含有足够的、能被软骨利用的营养物质。

（2）这些营养物质是否能够被消化系统吸收、利用。

（3）这些营养物质能否被血液循环顺利送至关节囊滑膜。

（4）滑膜上的滑膜细胞数量、功能是否正常，是否能产生足够的关节液，关节液是否含有足够的软骨需要的营养成分。

（5）是否有足够的膝关节运动能使关节液进入到软骨中完成新陈代谢。

6.关节软骨的作用

关节软骨表面光滑，平均厚度2~4mm，关节凸面的中心和关节凹面的四周相对较厚。在关节液的润滑作用下，关节软骨摩擦系数很小，仅为0.002（比冰面光滑）。

（1）承受力学负荷

关节软骨作为一个整体，可以将局部承受到的压力均匀分散到软骨表面，使承重面加大，不但能使承受负荷加大，还能保护软骨免受损伤。

（2）润滑作用

软骨表面有关节液滋润，非常光滑，有利于运动并减少损伤。

（3）吸收震荡

关节软骨具有弹性，能最大限度的吸收震荡，缓冲压力。

（三）病因病理

1.病因

关节软骨本身没有血管、淋巴和神经，主要靠关节液滋养。而关节液主要由关节囊滑膜上的滑膜细胞分泌，滑膜细胞能否分泌、产生足够的关节液，取决于滑膜上的毛细血管是否有足够的血液供应。

因此，滑膜局部微循环是否正常、滑膜细胞功能是否完善，是关节液能否顺利产生并充足的基础。其次，关节软骨的基质中含有大量水分，其特征类似于海绵，只有在关节适度运动产生间歇性挤压力的作用下，才能够从关节液中吸收营养物质并排除废物，完成新陈代谢，维持软骨的正常结构。因此，适当的关节运动，是维持软骨营养充分、功能正常的又一个基本保证

综上所述，食物中是否含有足够的营养物质，这些营养物质能否被人体顺利吸收，能否被小血管输送到关节囊，是滑膜细胞能否生产足够关节液的基础；滑膜自身数量、功能是否正常，是关节液量与质的保障；软骨是否受到了足够、适度的挤压，是关节液能否进入关节软骨并完成新陈代

谢的关键。

因此，关节液的量与质、适度的软骨挤压，是维持关节软骨营养充分、结构正常的必要基础，其中任何一个环节出现问题，都有可能成为关节软骨退变的原因。

（1）年龄

30岁以后，人体许多器官逐渐出现退变，在关节软骨上主要有以下变化。

1）胶原原纤维变性，弹性及延展性下降，甚至出现断裂，使原本光滑、柔韧的关节软骨面变得坚硬、粗糙不平，甚至出现裂隙、脱落，从而割剐关节滑膜，产生炎性反应。

2）软骨细胞老化、退变，不能产生足够的软骨基质，导致原本光滑的关节软骨面粗糙不平。

3）骨质疏松、骨密度下降之后，软骨面的基底部（软骨下骨）塌陷，导致软骨面破损。这是老年人为什么容易患关节软骨炎的原因之一。

（2）外力

直接暴力（骨与骨的迎面直接撞击）或间接暴力（反复、多次、过度的关节运动摩擦），都可以损伤关节软骨，造成软骨面破裂。

（3）饮食因素

关节软骨的营养物质来源于关节液，而关节液的营养物质来源于血液循环，归根结底是来源于食物中营养物质的吸收，如果由于禁食、减肥、挑食等原因导致食物中钙离子、维生素D、硫酸软骨素等营养物质缺乏，势必会造成软骨营养不良而出现退变。

（4）局部受寒

局部受寒可以导致膝关节局部血液循环障碍，滑膜细胞没有足够的血液供给，关节液产生受阻，关节液不足，致使关节软骨营养不足而出现退变。所以，寒冷地区人群患关节软骨炎的概率高。老年人血液循环较年轻时下降，故更容易患关节软骨炎。

（5）各种急慢性外伤损伤滑膜

在生活中，各种外力都有可能损伤关节滑膜，如跌打损伤的直接暴力；或一次走路、骑自行车过久，或一次登台阶过多等间接暴力，都可以随时损伤滑膜，造成滑膜产生急性无菌性炎症。滑膜的反复损伤可以直接损伤滑膜细胞，滑膜炎失治误治，可以导致关节滑膜肥厚、变性，使滑膜通透性下降。滑膜细胞的损伤及滑膜通透性下降，可以直接影响关节液的质与量，影响关节软骨营养物质的吸收和代谢产物的排泄，导致软骨营养障碍，出现退变。所以，许多特殊行业从业者如运动员、舞蹈演员等由于关节运动较其他人群多，容易患有关节软骨炎。

（6）缺少适当运动

关节软骨营养物质的吸收及代谢产物的排泄，依赖于关节运动产生的挤压与放松，如果缺乏足够的关节运动，挤压力不足，可以导致软骨新陈代谢障碍而出现退变。所以，长期卧床的人，膝关节打石膏的人，容易患关节软骨炎。

（7）激素水平变化

性激素在钙离子的吸收、代谢过程中起重要作用。性激素水平下降，可以导致钙离子的吸收、代谢障碍，致使软骨下骨出现骨密度下降或者骨质疏松、骨小梁细微骨折，导致软骨下骨塌陷，软骨面随之塌陷、不平，出现退变。由于女性性激素水平下降的年龄比男性早，所以女性骨关节炎的发病年龄较早，发病概率高。

（8）过度运动

关节软骨虽然表面光滑，摩擦系数低，具有抵抗外力摩擦的功能，但这种功能是相对的，任何过度的运动必然会导致关节软骨的磨损。所以许多运动员很早就出现了关节软骨炎。

（9）其他原因

某些特殊疾病如风湿、类风湿、高尿酸血症等可导致关节液中含有大量杂质，一方面会影响关节软骨营养物质的吸收，导致其由于营养不良而发生退变，另一方面可以直接影响、破坏关节软骨，使其形质发生改变。

2.病理

在不同阶段，病理变化存在较大差异。

（1）关节滑膜炎

在病变早期，病变仅局限于关节软骨退变，原本柔软、光滑的关节软骨表面变得质地坚硬、粗糙不平，在膝关节运动时，关节滑膜不断受到摩擦，从而引起滑膜炎。这是膝关节滑膜炎产生的主要原因之一。

（2）髌周滑囊炎、脂肪垫炎

由于滑膜炎反复、持续存在，关节腔内关节液增多、内压增大，炎症波及膝关节周围滑囊，从而引起滑囊炎。滑膜积液增多，推挤脂肪垫向外，加剧脂肪垫与髌韧带摩擦，诱发脂肪垫炎。

（3）膝关节侧副韧带损伤

由于关节积液、关节软骨面退变，导致关节间隙改变，关节内稳定因素下降，关节失稳。为了维护膝关节稳定，作为关节外稳定因素之一的侧副韧带持续受力，日久出现慢性损伤。

（4）膝关节周围肌腱炎

若关节失稳持续性存在，作为维持关节稳定的外部主要力量，关节周围肌肉肌腱负重增加，日久劳损，会出现肌腱周围炎或肌腱周围（小）滑囊炎，如鹅足囊炎。

（5）关节变形

由于关节软骨不断摩擦变薄，以及软骨周围不断出现骨质增生，导致关节变形，局部粗大，出现膝关节不能过伸、甚至不能伸直，或出现"O"形腿。

（6）滑膜肥厚

正常关节液呈微碱性，负责为关节软骨提供营养物质及润滑关节。滑膜炎后出现关节积液，导致关节液逐渐转变成酸性，不断刺激滑膜产生炎性反应而逐渐肥厚，功能下降。滑膜肥厚导致滑膜细胞受损，功能下降，关节液生成不足，新陈代谢障碍，加速关节软骨退变。

（7）骨质增生（骨刺）

正常情况下，关节软骨没有血管分布，靠关节液滋养，当软骨退变后，局部出现微细裂隙，邻近骨膜、滑膜内的小血管可以向软骨内生长，导致软骨不断骨化、钙化、形成增生（骨刺）。

因此，增生最初多发生在软骨边缘与滑膜、骨膜相接的部位，可以不断生长，退变的软骨裂隙内先有血管伸入，随之骨化形成。

骨刺为正常骨组织增长的一部分（软骨组织损伤后微小血管深入其中，软骨逐渐骨化而来），它和正常骨组织之间联系紧密，增生之后的关节面承重面积增大，单位面积承担的压力降低，关节自身的承重能力和稳定性都得到相应提升，从这个角度而言，骨质增生（骨刺）属于人体的自我保护反应。

（四）临床特征

退行性膝关节骨关节炎虽然是以膝关节肿胀、疼痛、功能活动障碍、关节变形等为主要临床特征，但不同病理阶段的临床症状有所不同，治疗方法自然不同，治疗结局也会不同。为诊断、治疗便利，我们将退行性膝关节骨关节炎分为急性期和慢性期。

1.急性期

病史在1~2周之内，多数有超负荷运动的情况，如上、下台阶过多，长距离骑自行车、跳绳、跳舞等过度运动史，膝关节肿胀、疼痛等急性滑膜炎症状较典型，屈伸功能受限，甚至不能弯曲、下蹲，浮髌试验阳性。可以兼见有滑囊炎、脂肪垫炎，可以伴有侧副韧带急性损伤，附着点疼痛、压痛阳性，但抗阻试验多为阴性。

2.慢性期

为更好的指导临床诊断、治疗，我们把慢性期划分为4期。

（1）Ⅰ期（滑膜炎期）

是骨性关节炎的最早期，以滑膜炎、脂肪垫炎、滑囊炎为主要表现。在各种致病因素的作用下，原本柔软、光滑的关节软骨面逐渐变得僵硬、粗糙不平，甚至出现裂隙，使原本在关节运动时可以在关节软骨之间自由变化的滑膜受到摩擦而反复出现损伤，形成滑膜炎。滑囊炎导致关节腔积液、关节腔内压增大，可以波及脂肪垫、（大）滑囊，继而出现炎性反应。

1）肿胀

患处存在肿胀，轻重程度与滑膜炎的程度成正比，双侧对比可见明显区别。

2）疼痛

患处存在疼痛，轻重程度与滑膜炎、脂肪垫炎、滑囊炎程度较一致。程度较轻时仅表现为在久站或长距离行走时膝关节不适、沉重或胀痛，下蹲时症状加剧。肿胀明显时可出现持续性胀痛，静息状态下（夜间）尤其明显。

3）压痛点

压痛点常见于髌骨边缘、脂肪垫、髌周滑囊部位。病变初期，由于损伤部位是滑膜，位于关节腔内，所以患者虽然感觉疼痛，但却触摸不到压痛点。随着病情发展，压痛可以出现在研磨髌骨、按压髌骨软骨面边缘及股骨滑车部软骨时。

①髌骨研磨试验阳性

医者以掌心按压患者髌骨，使之贴近股骨滑车部，再适度加力进行环转运动，使髌骨软骨面与股骨滑车软骨面摩擦，诱发疼痛者为阳性，提示在髌股关节面出现软骨退变。

②髌周叩痛或压痛阳性

分别向内侧或外侧推移髌骨，使其与相对应的股骨滑车相分离，扣按暴露的髌骨软骨面或者按压暴露的股骨滑车软骨面，诱发疼痛者为阳性。提示髌骨软骨边缘或者股骨滑车部出现退变。

③髌周滑囊、脂肪垫压痛阳性

由于病变涉及滑囊及脂肪垫，所以可以在髌上囊、髌下深囊、脂肪垫处触及压痛点。

4）功能活动

初期功能活动受限不明显，膝关节屈伸功能基本正常，可以完全屈曲、伸直及过伸，但过伸时有疼痛感或者不适感，所以患者不愿意过伸。

5）浮髌试验阳性

在正常情况下，膝关节腔内有1~2ml的关节液，做浮髌试验时，医者手下可以有轻微的波动感，当关节腔内液体增加时，浮动感可明显增加。患者取仰卧位，检查者用一手由近向远挤压髌上囊，拇食指置于髌骨与股骨缝上，另一手拇指将髌骨向股骨按压或左右推移髌骨，可以感到运动范围比正常时大。或医者一手拇食指分别置于髌骨的内外缝上，将关节囊向中心归挤，另一手拇指向股骨滑车方向按压髌骨，体会关节液是否增加。当积液不多时，医者可一手以拇食指自下方置于髌骨内外缘缝上，另一手自上而下挤压髌上囊，手下可有波动感，借以体会、判断关节液是否增多。

6）膝关节屈伸试验阳性（有摩擦音）

患者仰卧，患肢在外，屈膝屈髋。医者面对患者，一手以手掌扶按在患膝髌骨之上，另一上肢以肘部托持患者踝部后侧，手掌托扶患者小腿后侧近腘窝处。双手配合，使患膝被动完成完整的屈伸运动。在这过程中，按扶在髌骨上的手掌可以感觉到手下髌骨与股骨滑车部有摩擦存在，甚至可以听到摩擦音。

7）滑囊炎与脂肪垫炎

如果滑膜炎程度较重，关节积液较多，除肿胀明显外，由于膝关节腔内压力过大，炎症可以波及到与膝关节腔相通的髌周滑囊，从而可兼见髌上囊炎、腘窝囊肿等，相应解剖位置出现不同程度的肿胀，压痛阳性。由于膝关节腔内关节液过多，内压过大，原本位于关节囊内外层之间的脂肪垫被推挤向外，卡压在关节面与髌韧带之间，日久可产生无菌性炎症，形成脂肪垫炎。

8）影像学

X线片没有明显特征，MRI可见关节软骨面粗糙、软骨下骨骨质疏松（图6-11-3、图6-11-4）。

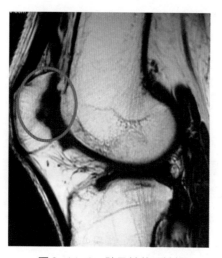 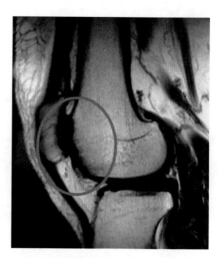

图6-11-3　髌骨关节面缺损　　　　图6-11-4　股骨滑车部软骨炎

（2）Ⅱ期（肌腱、韧带挛缩期）

随着关节软骨退变的逐渐加剧，关节软骨面越来越不平、软骨下骨开始出现细微损伤，关节软骨作为稳定膝关节的内在力量（内稳定）越来越弱，造成膝旁侧副韧带、肌肉肌腱等稳定膝关节的外部力量（外稳定）受累日益增加，日积月累可出现侧副韧带损伤及肌腱周围炎。除也存在Ⅰ期的症状、体征外，还会出现如下症状。

1）功能活动

膝关节可以伸直，但不能过伸，否则疼痛明显，脂肪垫处有挤压痛。

表现为走远路时膝关节有酸痛、乏力或者不适感，在下蹲时或上下台阶（尤其时下台阶时）时膝关节频繁出现疼痛、乏力及"打软腿儿"的现象，因下台阶时往往是患侧先行，尽量保持患膝不出现打弯。站久时膝关节僵硬感明显。

2）压痛点

主要位于侧副韧带、肌腱附着处及（小）滑囊。侧副韧带附着点可出现疼痛、压痛、筋结或条索状物，内侧较外侧常见，下附着点居多。膝旁肌腱附着处出现疼痛、压痛及筋结，可以涉及腘绳肌和小腿三头肌。以半膜肌、半腱肌下附着点（鹅足囊部位）损伤最常见，其次是股二头肌下附着点和腘肌，偶尔可见到腓肠肌上附着点，比目鱼肌损伤较少见。关节旁小滑囊可以触及囊性肿胀及压痛。

3）肌肉萎缩

股四头肌可以出现废用性萎缩，髌骨松弛，左右移动幅度加大，导致支持带损伤，出现疼痛或条索。

4）单腿半蹲试验阳性

患者先直立站好，最好双手有抓扶之处，正常进行屈膝，脚离地，把重量集中在患肢上。嘱患者慢慢屈膝至90°，再慢慢伸直，正常时无不适感或仅仅感觉吃力。如果屈膝接近130°时，若患者突然感到关节疼痛、乏力，不能支撑、维持现有角度，或出现快速下蹲现象，为阳性。提示股骨滑车部或者髌骨软骨面有破损。

膝关节屈曲在130°左右时，髌骨关节软骨面与股骨滑车部关节软骨面紧紧贴和在一起，几乎没有缝隙，如果软骨面存在破损，此时破损的软骨面受到对侧挤压，可导致患者疼痛、乏力瞬间加重，出现"打软腿儿"现象，一旦脱离这个角度，疼痛、乏力及不适感即刻减轻或消失。

5）下蹲试验阳性

患者首先直立，再慢慢下蹲，初起无不适感，若下蹲到一定角度，开始慢慢感到膝关节内部出现不适、疼痛，越接近下蹲极限，越感觉疼痛剧烈，甚至因疼痛而不（敢）能继续下蹲。或者勉强下蹲至极限，再重新开始站起时的初始阶段感觉疼痛、不适，待达到一定角度后，疼痛不适感可逐渐减轻或消失，以上为阳性征象。也就是说，膝关节屈曲的角度越大，疼痛越重。

下蹲试验阳性提示软骨面有损伤，除髌股关节面外，特别是股胫关节软骨面有破损。

6）X线片

可见到软骨下骨骨密度上升，出现"眼线征"（图6-11-5），关节间隙（缝）出现轻微不对称（图6-11-6）。

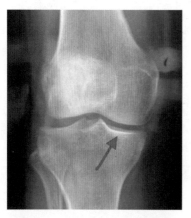 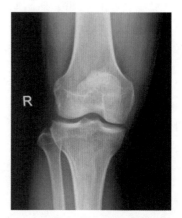

图6-11-5　软骨下骨密度增加（眼线征），关节间隙基本对称　　图6-11-6　关节间隙轻度不对称

（3）Ⅲ期（关节失衡期）

在上期症状基础上，出现以下症状。

1）功能活动

关节不能伸直，呈屈曲位，大腿与小腿角度在170°左右。膝关节不敢屈伸活动，否则膝关节疼痛明显加剧，有患者表现为从坐位站起时不能立即开始行走，需要先站一会儿，活动活动膝关节，然后才能迈步。或者在坐位时，需先活动活动膝关节才敢站起。

2）X线片表现

一侧关节软骨明显缺失，两侧关节缝明显不对称。但没有关节内游离体，可以有骨质增生，但并不严重，没有严重关节变形（图6-11-7）。

（4）Ⅳ期（关节变形期）

1）功能活动

膝关节不能伸直，呈屈曲位，大腿与小腿之间角度小于170°。膝关节不能完全自由屈伸，患者主诉多为"站时站不直，蹲时蹲不下"，关节屈曲功能明显受限，如厕时不能随意下蹲，甚至坐马桶时患膝都需要伸直而不能屈曲。严重者甚至站立、坐及行走等功能均明显下降，严重影响生活质量。膝关节明显变形或者出现"O"型腿。

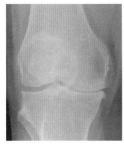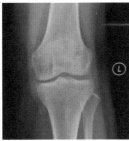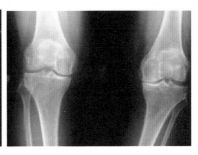

图6-11-7　膝关节失衡期

2）X线片表现

可见膝关节变形，严重骨质增生，关节缝狭窄或部分消失，关节囊内出现钙化，关节内软骨脱落形成游离体（图6-11-8至图6-11-13）。

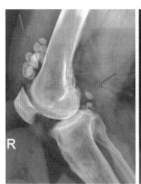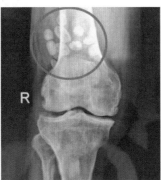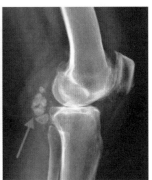

图6-11-8　髌上囊、髌后囊内出现钙化

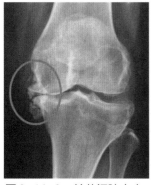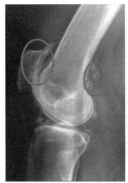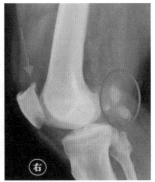

图6-11-9　关节间隙变小，　　　图6-11-10　股四头肌肌腱钙化、关节囊内钙化
　　　　　骨质增生，囊内钙化

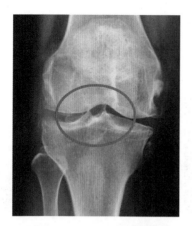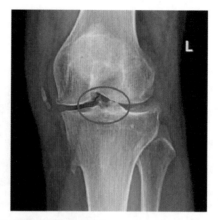

图6-11-11　髁间突骨质增生

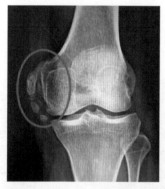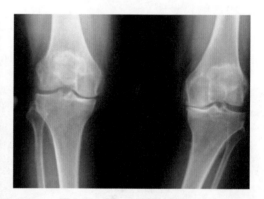

图6-11-12　内侧副韧带钙化　　　　　图6-11-13　关节间隙变小

　　不是关节缝越小关节运动幅度越小，缝隙的大小是相对概念，只要关节表面光滑、对称，关节的运动可以基本正常（图6-11-14）。

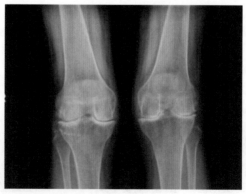

图6-11-14　关节缝变小但对称，变形不明显，功能影响不大

3.膝关节骨关节炎Ⅰ~Ⅳ期分类特点

膝关节骨关节炎Ⅰ~Ⅳ期在功能活动、压痛点、影像学检查等方面的特点如下（表6-11-1）。

表6-11-1　Ⅰ~Ⅳ期分类特点

	Ⅰ期	Ⅱ期	Ⅲ期	Ⅳ期
功能活动	可以过伸，但疼痛	可以伸直但不能过伸	不能伸直呈屈曲位但小于10°	不能伸直呈屈曲位且大于10°
压痛点	髌周软骨面、（大）滑囊、脂肪垫	侧副韧带、肌腱附着处（小滑囊）	腰、髋、踝出现连带劳损，压痛点广泛	在Ⅲ期基础上，可能出现嵌顿现象
影像学特点	软骨面不平，软骨下骨缺失	眼线征、关节间隙基本对称	关节间隙失衡	关节变形、关节内游离体、严重骨质增生

（五）治疗对策

膝关节软骨炎在Ⅲ期以内可行保守治疗，Ⅲ期以上且保守治疗无效时可行手术治疗。保守治疗包括药物、针灸、推拿等。保守治疗以加快膝关节周围血液循环，增加滑膜通透性，促进关节液的产生与新陈代谢，保障关节软骨获取足够营养物质供给为目的，防止、延缓软骨衰老、退变，以防病、治本为目的。

保守治疗还可以及时纠正滑膜炎、滑囊炎、脂肪垫炎以及副韧带损伤、膝周肌腱损伤等，防止病情进一步加重，以消除症状、治标为目的。

大多数患者经过及时、系统、正规的治疗，配合功能活动锻炼及饮食调理，Ⅰ期能达到解剖学痊愈，Ⅱ期可以达到临床学痊愈，Ⅲ期可以在一定时间内减轻、消除临床症状，但不能达到解剖学痊愈，Ⅳ期建议手术治疗。

1.药物治疗

关节软骨和软骨下骨都需要营养物质的补给，一旦缺乏营养，就会加快软骨的退变。关节软骨所需的营养物质主要是水和糖胺聚糖，软骨下骨主要需要无机质（如钙离子）及有机质（胶原蛋白）等。

（1）钙离子

钙离子是软骨下骨不可或缺的营养物质之一，服用含钙制剂是首选，需注意含钙制剂的吸收问题。一般而言，源自动物的钙比矿物含有的钙更容易被人体吸收、利用。可选用钙片、中成药金天格胶囊，中药龙骨、牡蛎等。

（2）氨基葡萄糖

是关节液和软骨基质的主要成分之一，软骨细胞从关节液中汲取氨基葡萄糖生成基质，若关节液中氨基葡萄糖含量不足，软骨基质自然缺少。常用药物有硫酸氨基葡萄糖、盐酸氨基葡萄糖等。氨基葡萄糖可以刺激软骨细胞产生含有正常多聚体结构的蛋白多糖，提高软骨细胞的修复能力，抑制可损害关节软骨的酶的作用，从而缓解关节疼痛，改善关节功能。

（3）维生素D

能促进人体对钙离子的吸收。

（4）中药

多选取具有补益肝肾、温经散寒、行气活血、通络止痛功效的药物。内服药多选用补肝肾、强腰膝之品，常用中成药如健步强身丸（健步虎潜丸）、肾骨胶囊、六味地黄丸等等。外用药多选用腰膝方、复方大青盐敷药等温经通络散寒止痛之类。

①腰膝方（护国寺中医院协定方）

组成：骨碎补20g、透骨草20g、伸筋草20g、牛膝20g、桑寄生30g、川断20g、海桐皮20g、川椒15g、红花15g、鸡血藤30g、大黄15g、羌活20g、独活20g、乳香15g、没药15g、木瓜15g、黑附片15g、生杜仲20g、大青盐100g。

煎煮及用法：上药入锅，加水没过药物，先浸泡10分钟，然后大火煮开，改文火煎煮20分钟即可。待水温下降至合适时，熏洗患处。适病情需要，每天使用2~3次。

②复方大青盐敷药

组成：大青盐500克、川椒100克、小茴香50克、姜丝20克。

用法：微火在锅中先干炒大青盐至温热，再投入川椒、小茴香等翻炒至药味发出，装入布袋后置于患处热敷，至药袋温热感不足为止，每付药可反复使用10次左右，每天使用3~5次。

2.宫廷理筋术治疗

遵循"急则治标、缓则治本"的原则。急性期治标，以活血散瘀、利水消肿、通络止痛为主；缓解期治本，以软坚散结、解痉止痛为主。

（1）急性期

手法以掌振（颤）法为主。患者仰卧，下肢自然伸直。如果膝关节不能伸直，腘窝处可以垫枕头等软物支撑，防止膝关节由于过伸而诱发疼痛。

医者面对患者而坐，一手以掌心扣按在患者髌骨之上，指尖朝向患者肩部方向，掌心微微用力下压，使髌骨下沉，关节囊松弛，施用掌振法15分钟。用以增加关节周围血液循环，增加关节腔内压力，使关节液得以充分震荡，刺激关节滑膜做功，加快关节液新陈代谢，消肿止痛。

可配合中药活血散瘀、利水消肿。推荐使用消积液汤外洗，每次20分钟，每天3次。

（2）慢性期

1）Ⅰ期

治疗以"点"为主，点指关节软骨、滑膜、滑囊、脂肪垫等，重点解除软骨炎、滑膜炎、滑囊炎和脂肪垫炎。

①掌揉法

保持足够的按压力，以髌骨稍下沉，关节囊松弛，患者感觉舒适为度，做揉法（环转运动）10分钟，使膝关节内有温热感为佳。目的在于温经通络，散寒除痹，加快关节囊的血液循环，促进关节液生成及软骨新陈代谢，为关节软骨提供足够的营养物质。

②指揉法、指按法、指推法

如果患者伴有脂肪垫炎、髌上滑囊炎等，可以在压痛点以得气之力度，行指揉法，施术3~5分钟；配合指按法（长按法）1分钟为佳，向关节囊方向用力，反复施术3次；最后向关节囊内方向用指推法，反复施术3次。如果局部肿胀明显可以配合指颤法，施术15~20分钟，以利水消肿，活血止痛。

③脂肪垫牵旋法

患者正坐床上，患肢屈膝屈髋，医者面对患者坐于床边，臀部压住患者足背。

医者双手分别于内、外两侧握持住患膝胫骨上端，拇指分别按压住内外膝眼，在保持足够向前的牵拉力下，使小腿做轻度内、外旋动作，拇指下压力不放松，反复施术两次。目的在于促进脂肪垫回纳，减少髌韧带和关节面对脂肪垫的持续挤压，有利于现有炎性反应的消散、吸收。

④膝关节总法

患者仰卧床上，患侧尽量靠近床边，屈膝屈髋。一助手立于床边，面朝患者踝部方向以丁字步站好，双手分别自内、外两侧握持住患者膝关节上方（股骨下端）。医者与助手相对而立，两手分别自内、外踝方向握持住患者踝关节并保持踝关节稳定。医、助相对用力，在使膝关节间隙被拉大但没达到极限的情况下，先牵拉小腿内、外旋，反复施术两次，然后在保持中立位的状态下，使膝关节在牵拉状态下尽量屈曲至极限，再慢慢牵直至极限。反复施术两次。

目的在于降低关节腔内的压力，减轻关节滑囊、脂肪垫所承受的压力，有利于炎性消除，并可防止膝关节周围韧带、肌肉肌腱挛缩。经过上述综合治疗，一般在1月左右症状可消失。

如果能够坚持做到食物调理、药物补充、避免膝关节过度运动但保证适当运动，且注意避寒保暖、加强股四头肌等肌肉的力量锻炼，可在3个月左右达到解剖学痊愈，即除临床症状消失外，MRI检查软骨病理改变消失，并可以有效防止复发。

2）Ⅱ期

治疗过程中强调"点""线"结合，"线"指韧带、肌肉肌腱。在Ⅰ期治疗的基础之上，重点解除膝周侧副韧带及肌肉肌腱的劳损。

①弹拨法、按推法等基础手法松解粘连

如果患者伴有侧副韧带损伤、膝旁肌腱周围炎（小滑囊炎），可在上述手法的基础上，于痛点筋结之处施用弹拨法、按推法、牵旋法等，注意体现"治筋十取其一""治筋喜柔不喜刚"的原则。目的在于软坚散结、松解粘连、恢复功能。

②膝关节内侧副韧带损伤合法

患者仰卧床上，患肢在外，屈膝屈髋并外展外旋。医者立于床边，面朝患者健足方向，右脚在前，左脚在后，丁字步站好。医者右手握持患者踝关节上方小腿较细处，虎口向足尖方向，拇指位于内踝，余四指护住外踝；左手扶持膝关节，虎口向足，拇指指腹扣按痛点，余四指托持腘窝并使患者膝关节外侧贴靠在医者腹壁，以加强稳定性。

医者左手与腹壁固定患者膝关节，右手施加适度牵引力，在保持足够牵引力下，先以膝关节为轴，做外旋摇法8次，然后将患肢向外上方（医者右肩方向）尽量拔直。医者左手先离开膝关节（距腘窝尺许），然后再虚掌迅速扣击并固定在腘窝位置，右手同时牵拉小腿以膝关节为轴尽量屈曲（小腿外旋）至极限，使足近臀，并将医者左掌挤压在腘窝处；原左手按痛点之拇指回按痛点（患处），保持适度按压力，沿韧带走行向健侧方向做捋顺（推）法，右手同时牵拉小腿，使膝关节慢慢伸直。

③膝关节外侧副韧带损伤合法

患者侧卧，面朝外，患肢在上、屈膝屈髋。医者面对患者而立，左手握持患者踝部较细处，虎口向足尖，拇指在外踝、四指在内踝；右手拇指指腹按压痛点，余四指在腘窝；并使患者膝部抵于医者腹部以加强固定作用。医者左手在保持足够的牵引力下，先使小腿以膝关节为轴，做内旋摇法8次，然后牵拉小腿向远端尽量拔直，医者右手先离开膝关节距腘窝尺许，然后再虚掌迅速扣击腘窝处，左手同时使膝关节尽量屈曲至极限并将右手扶挤在腘窝，该步骤具有扩大关节间隙的作用，起到牵拉韧带的效果；右手原按痛点之拇指回按痛点，在保持适度的按压力下向健端反复做推法；左手同时牵拉小腿，使膝关节慢慢伸直。

合法具有松解粘连、牵拉韧带恢复固有长度、增加关节活动度的作用，使挛缩、粘连的纤维组织松解，使韧带逐步变软、变薄、变长。操作的要点是在做推法时，必须沿着韧带的解剖走向，从患侧向健侧运动。

被动运动法在慢性期使用时，每次治疗中都可以使用，每次反复施术两遍，以求到位。

④屈膝屈髋蹬空法

操作见"膝关节周围肌腱炎"。蹬空操作时，要注意体会肌腱的反作用力，既要保证最大限度的关节运动，牵拉开粘连的肌腱、韧带，又不能超出肌腱、韧带的耐受程度，避免造成关节软骨及肌肉、韧带的再次损伤。该法可滑利关节，恢复关节的正常功能。

⑤搓法、散法

在以上手法之后，配合搓法、散法以散瘀止痛，延续关节的温热度，目的在于促进炎性渗出的完全吸收、消散。

以上手法隔日治疗1次，10次为1个疗程。治疗过程中，特别强调对股四头肌功能的调理，尤其是股内侧肌，因其在伸膝最后15°的范围内受力最大，调整好股四头肌，对完成伸膝运动、维持膝关节稳定，防止膝关节炎加重具有重要临床意义。

一般经3个疗程左右的治疗，Ⅰ期患者可痊愈，满足临床症状消失、体征消失、影像学检查恢复正常等条件；Ⅱ期患者可以达到临床痊愈，即仅临床症状消失。

3）Ⅲ期

在前面手法的基础上，注意调整腰、臀、踝部受累的肌肉，体现"点、线、面"的完整结合，"面"包括同侧及对侧肌肉、韧带。寻找腰部、髋部、踝部受牵连的肌肉，寻找筋结及疼痛敏感点，按慢性肌肉劳损处理。使用被动运动法时，注意不能追求以生理极限为标准，只能以患者能耐受为唯一标准，防止出现肌肉、韧带不应有的再次损伤，防止软骨面由于受到过度冲击而出现碎裂甚至脱落，成为关节内的游离体。按照上述治疗方案，基本能恢复膝关节的正常生理功能。

3.手术治疗

目前主要采取膝关节置换术。手术指征为Ⅲ期以上，且保守治疗无效。

（六）调养

1.食疗增加营养

适当选择含有丰富钙、磷等微量元素及胶原蛋白的食品，如蹄筋、肉皮、鸡爪、大骨等，保障软骨及软骨下骨能有足够的营养来源。

2.药物补充

根据个人具体情况，选择合适药物补充身体所缺，如钙片、维生素片及促进维生素、钙、磷吸收的药物等。

3.避寒保暖

防止因受寒导致局部微循环障碍，保证滑膜能有足够的血液来源，保障滑膜细胞有充足的原材料补充，保障关节液的生成。

4.运动

（1）应该尽量避免的动作

1）引发膝关节半屈曲的动作

引发膝关节半屈曲的动作，尤其是大腿与小腿角度在130°左右时，如上下台阶、负重蹲起、长距离骑自行车等动作，膝关节在半屈膝（半蹲）角度时，髌骨软骨面与股骨滑车部软骨面距离最近，挤压相对较大，在患有髌骨软化症时可以加重损伤。

2）膝关节完全下蹲动作

膝关节完全下蹲时，尤其是维持较长时间，股骨下端（后侧）与胫骨上端关节软骨承受的挤压力相对较大，膝关节骨关节炎（尤其骨质增生）时可加重损伤。并且下蹲的时间越长，肌肉承受的拉力越大，关节液运动越缓慢，不利于关节软骨的养护。

3）膝关节剧烈运动

如打乒乓球、打网球、跳街舞等运动，由于动作幅度及强度相对较大，容易造成关节软骨面的相互碰撞，加重软骨损伤甚至出现软骨破裂、脱落。

（2）适宜的锻炼方法

1）能保证关节软骨得到适度挤压并增加关节囊血液循环的运动

①股四头肌收缩、放松训练

患者站立、坐位或平卧，做单一的收紧及放松股四头肌的动作，既能增加股四头肌力量，又能增加髌骨与股骨之间的软骨挤压，还可以加快关节囊的血液循环。

②空蹬自行车锻炼

患者仰卧床上，双下肢做蹬自行车动作。由于没有负重，此动作既可以使关节软骨之间产生足够挤压力，又不会造成软骨损伤，同时还可以使关节囊血液循环加快，有利于关节液产生并促进关节液在软骨内置换，完成新陈代谢。

③游泳

游泳是较好的膝关节锻炼方式，在水中浮力的作用下，既可以使膝关节产生适当运动以挤压关节软骨，又可以增加肌肉力量，降低膝关节的承重力。需要注意的是水温要合适，不能太凉，因不利于血液循环。

④搓膝关节

患者坐在床上，下肢伸直，膝关节放松。双手置于膝关节两侧行搓法，至膝关节温热。以上运动可以加快局部血液循环，可以使关节软骨面得到足够的适度挤压，有利于关节液的生成及其在软骨中的置换，保证关节软骨营养供给及新陈代谢。

2）股四头肌、臀大肌、阔筋膜张肌等肌肉力量锻炼

这些肌肉都有伸膝作用，肌肉力量越强，关节承受的压力越小。要想锻炼好肌肉，必须注意以下方面。

①正确的运动方向

抗阻力收缩是肌肉力量得到迅速增强的正确运动方向。以股四头肌为例，肌肉抗阻力收缩是伸膝、屈髋或维持膝关节稳定的动作，只有进行这三个动作的锻炼，才能真正锻炼到股四头肌。

膝关节炎锻炼时最好是膝关节伸直（如负重直腿抬高），既能锻炼肌肉力量，又能防止膝关节损伤加重。

②合理的锻炼强度

锻炼身体不是为了向生理极限挑战，而是为了增强体质，强度不足见效慢，强度太过又容易造成肌肉肌腱及韧带损伤，反而"欲速不达"。正确的锻炼强度应该保持在个人体能极限的70%~80%，如果能坚持做10个，那么只做7~8个。并且每天的锻炼可以存在强度不一致，不可勉强，防止肌肉损伤。只要能持之以恒并循序渐进，肌肉力量一定能够增强。

③适宜的运动速度

以自我感觉舒适、能把控为最好，避免运动速度太快造成肌肉的不协调收缩而出现损伤。

3）其他

经常晒太阳，促进维生素D的转换和人体对钙的吸收。适时增减衣物，注意膝关节保暖，避免膝关节微循环障碍。运动时注意保护膝关节，提前做好热身运动，适当佩戴护膝等防护装置，防止膝关节滑膜、韧带、肌肉等损伤。

十二、小儿胫骨粗隆骨骺炎

（一）定义

指发育期儿童由于股四头肌过度强力收缩，引起髌韧带下附着点胫骨粗隆部位出现无菌性炎症及轻度牵拉伤，本病又称胫骨粗隆骨软骨病。

（二）大体解剖

儿童发育期，骨骺尚未完全骨化，骨骺线依然存在（图6-12-1）。

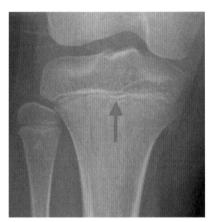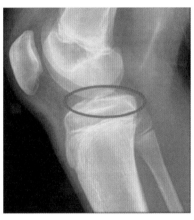

图6-12-1　骨骺线

股四头肌上部有四个头，分别起于髂前下棘（股直肌）和股骨上部的内、中、外侧（股内侧肌、股间肌、股外侧肌），下部以髌韧带的形式抵止于胫骨粗隆。股四头肌的功能主要是伸膝及维持膝关节稳定。

（三）病因病理

18岁以前胫骨粗隆发育尚不完全，仍为骨骺形式（X线片存在骨骺线），骨皮质尚未完全牢固，承受牵拉能力较弱。此时，如果股四头肌收缩过频、收缩力过大，可以造成其下附着处胫骨粗隆部位由于外力牵拉而形成局部无菌性炎症或轻度撕裂伤。

（四）临床特征

该病仅见于发育期少年，平时身体缺钙且运动较多者易发。明显可见胫骨粗隆处肿大、疼痛，按之疼痛加重，运动后疼痛更明显，足够休息后减轻。

X线片检查可以明确诊断，多表现为髌韧带肥厚、肿胀，胫骨粗隆结构紊乱或密度增加，亦可表现为胫骨粗隆与骨干分离或髌韧带钙化，整个胫骨粗隆较对侧粗大。偶尔可见骨折撕裂，碎裂后的骨片不会坏死，撕脱后仍然可以接受髌韧带或周围组织的营养，体积反而可以增大，碎裂的骨片可被髌韧带牵拉发生移位，形成髌韧带内骨化。有时胫骨粗隆的前上缘尚可见到骨质增生。

（五）治疗对策

避免股四头肌过度强力收缩，适当补充促进骨骼生长的药物。配合局部外固定以促进愈合，消除局部无菌性炎症。

十三、伸膝装置外伤性粘连

（一）定义

伸膝装置外伤性粘连，是指股四头肌及其扩张部和髌骨、髌韧带等组织，由于外伤后局部渗出或出血处理不当或不及时、不彻底，造成伸膝装置与周围组织粘连，导致膝关节屈伸活动受限的一种病症。

（二）大体解剖

伸膝装置是由股四头肌及其肌腱扩张部、髌骨、髌韧带等参加的具有伸膝功能的组织结构。股四头肌的股直肌、股内侧肌、股外侧肌的肌腱扩张部分别在髌骨表面的中部及内外侧附着并形成髌韧带，抵止于胫骨粗隆。

髌韧带极坚韧，本身不能伸缩，在屈伸膝关节时，看似髌骨在上下移动，位置在发生改变，但实际上是髌骨与股骨关节面的相对位置在发生变化，髌骨下缘与胫骨粗隆之间始终保持一定距离。

在髌骨与股骨两髁之间，有内外两条纵行凹陷，称为内、外髌旁沟，如皮下脂肪过多，此沟即消失。用力伸膝或被动屈膝时，内、外侧沟与髌上缘形成马蹄形。

在髌骨及髌韧带两侧，有髌内、外侧支持带（亦称髌副韧带）分布，它使髌骨两侧（近髌尖处）与胫骨平台边缘及副韧带坚强连接，能够加强髌骨的稳定性，并保持髌尖固定。在伸膝活动中，股四头肌在神经系统的支配之下，主动收缩变短，牵拉伸膝装置，以膝关节为轴，以股骨、胫骨为杠杆，完成伸膝运动。伸直膝关节的最后10°~15°主要由股内侧肌完成。

此外，由于阔筋膜张肌可以牵拉髂胫束向上，臀大肌可以牵拉髂胫束向后上，所以可以通过髂胫束牵拉胫骨沿大腿纵轴上移，具有伸膝功能。

膝关节伸直装置与后方的股骨下端、滑囊、关节囊联系紧密，膝关节屈伸活动的完成，除依赖伸膝装置作为动力源以外，与屈膝肌肉是否能正常放松、是否存在挛缩，关节囊内是否有粘连或嵌顿、骨骼是否正常关系密切。

（三）病因病理

伸膝关节动作的完成，除依靠伸膝装置提供的动力以外，关节功能的正常和骨杠杆的完整同样重要。

1.伸膝装置粘连（主动肌乏力）

由于外伤、手术等原因，造成局部组织渗出或出血，治疗不正确、不及时或不彻底，致使伸膝装置与深层组织之间产生粘连，原本两者之间可以相对自由运动，导致屈伸膝关节功能障碍。

2.拮抗肌不放松

由于负责屈膝的腘绳肌、小腿三头肌不放松或挛缩，导致屈伸膝关节的功能受限。

3.关节灵活度下降

由于关节囊内关节液粘连、半月板损伤、十字韧带损伤、关节软骨损伤等原因，导致关节灵活度下降而影响膝关节的屈伸功能。

（四）临床特点

膝关节有明显外伤史或手术史，之后又有较长时间的外固定史或缺乏适当运动史。膝关节伸膝装置周围出现广泛疼痛及压痛点，多在肌肉肌腱或韧带位置上，可以触及明显筋结或条索状物，屈伸膝关节功能明显受限。

（五）治疗对策

以松解粘连、恢复功能为主要目的。使用膝关节被动运动法如膝关节总法、屈膝屈髋蹬空法、盘膝法等。在疼痛能耐受的程度下，主动进行膝关节屈伸运动。可配合骨科熥洗药外洗。

十四、膝部压痛点的诊断作用

膝部筋伤时，在膝关节周围仔细触摸可以找到明确的压痛点或者筋结（阳性物），这些固定不变的压痛点所相对应的肌肉、肌腱、滑囊、韧带的解剖学部位，在筋伤病的诊断及鉴别诊断中具有重要意义，分述如下。

1.压痛点在髌骨上缘，首先考虑股四头肌病变及髌上囊炎。

2.压痛点在髌骨，伴研磨试验阳性，考虑髌骨骨折及髌骨软化症（髌股关节软骨炎）。

3.压痛点在髌骨下缘及内外膝眼，位于胫骨平台以上，考虑存在脂肪垫炎及髌韧带损伤。

4.压痛点在髌韧带深层，胫骨平台以下，胫骨粗隆以上，考虑存在髌韧带损伤及髌下浅囊炎和髌下深囊炎。

5.压痛点在胫骨粗隆，局部肿大，并且患者正处于生长发育期，注意排除小儿胫骨粗隆骨骺炎或者轻微撕脱骨折。

6.压痛点在髌骨边缘软骨部位，髌周抠痛阳性，或者在股骨滑车部有压痛阳性，首先排除髌骨软化症（髌股关节软骨炎）。

7.压痛点在髌骨边缘，环髌缘推之有隆起样条索，结合髌骨左右移动范围，注意排除髌骨支持带损伤。

8.压痛点在膝关节内外侧、副韧带分布区，结合伸膝抗阻试验，注意排除膝关节侧副韧带损伤。

9.压痛点在股骨外侧髁外侧，髂胫束循行部位，结合屈伸膝关节时有无弹响，注意排除弹响膝。

10.压痛点位于股骨外侧髁后方，注意排除腓肠肌外侧头损伤（滑囊炎）。

11.压痛点在股骨内侧髁后方，注意除外腓肠肌内侧头及比目鱼肌内侧头损伤（滑囊炎）。

12.压痛点在腓骨小头后侧，注意排除股二头肌下附着点及比目鱼肌外侧头损伤（滑囊炎）。

13.压痛点在胫骨内侧髁下内侧，注意排除半膜肌、半腱肌、股薄肌、缝匠肌损伤（鹅足囊炎）。

14.压痛点在腘窝（委中），注意排除腘肌损伤（滑囊炎）。

15.压痛点在腘窝，可触及肿胀样隆起，注意排除腘窝（滑囊）囊肿。

第七章　踝（足）部筋伤

一、概述

踝部与足部筋伤的范围相对宽泛，它实际包含了踝关节（距小腿关节）、跗骨间关节、跗跖关节、跖趾关节和趾间关节周围部的筋伤。从解剖学角度（由内而外）分析，踝部主要包括了关节软骨、关节囊、关节韧带、关节周围肌肉肌腱以及腱鞘、滑囊等结构。

因此，足踝部筋伤主要发生在关节软骨、关节囊（纤维层与滑膜层）、关节韧带、肌腱与腱鞘、踝管、滑囊、跖腱膜等结构。疾病的性质主要包括软骨炎、滑膜炎、韧带损伤、腱鞘炎、滑囊炎、肌腱炎、筋膜（腱膜）炎等。常见疾病如下。

足踝部筋伤
1. 关节软骨炎
2. 滑膜炎与滑膜嵌顿（关节错缝）
3. 关节囊纤维层及周围小韧带松弛、损伤
4. 踝关节内、外侧副韧带损伤
5. 屈伸肌损伤及腱鞘炎
6. 跟腱周围炎
7. 跟腱滑囊炎及皮下滑囊炎
8. 踝管综合征
9. 跖腱膜炎与跟骨骨刺
10. 跗跖关节损伤（错缝）及第5跖骨基底部骨折
11. 跖趾关节狭窄性腱鞘炎
12. 踝外翻

二、踝关节软骨炎

（一）定义

指单纯因外力因素或生理退变引起的关节软骨炎及伴发的疼痛、功能活动受限。

（二）大体解剖

胫骨下端扩大，形成四面，内侧有一个凸起，称内踝。后方也有一

凸起，称后踝或"第三踝"。腓骨下端外侧膨隆，形成外踝，其平面低于内踝约1cm（图7-2-1）。

1.关节

（1）踝关节

也称距小腿关节，主要由胫骨、腓骨下端共同形成的关节软骨面（窝）与距骨上面及内外侧的关节软骨面构成。

（2）跗骨间关节

为7块跗骨之间的关节。

（3）跗跖关节

为跗骨与跖骨之间的关节。

（4）跖趾关节

为跖骨与趾骨之间的关节。

（5）趾间关节

为趾骨之间的关节。

这些关节的表面，都附着有关节软骨，都可能发生关节软骨炎。

2.关节软骨

关节无论大小，表面都附着有一层软骨。关节软骨属于透明软骨，本身没有血管，也没有末梢神经，靠关节液滋养。软骨一旦出现损伤，恢复起来所需要的时间相对较长（与病因、年龄等相关），有时甚至无法复原。

3.韧带

两骨之间由韧带连结，这些韧带分别是外踝前韧带、外踝后韧带、骨间韧带和胫腓横韧带等。

（1）外踝前韧带

也称胫腓下前韧带，是一条坚韧的三角形韧带，由胫骨下端的边缘向

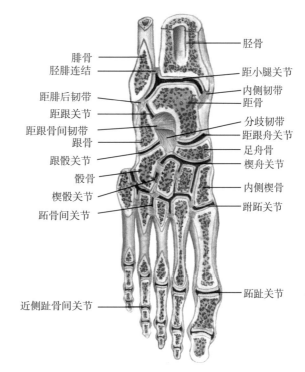

图7-2-1　踝部关节及韧带

腓骨
胫腓连结
距腓后韧带
距跟关节
距跟骨间韧带
跟骨
跟骰关节
骰骨
楔骰关节
跖骨间关节
近侧趾骨间关节

胫骨
距小腿关节
内侧韧带
距骨
分歧韧带
距跟舟关节
足舟骨
楔舟关节
内侧楔骨
跗跖关节
跖趾关节

下外，附着于外踝的前面及附近的粗糙骨面，覆盖胫骨和腓骨的前结节，其纤维与胫骨骨膜融合并向上延伸2.5cm，使胫骨、腓骨联系紧密。如果切除此韧带，胫、腓两骨之间的距离可以大于4mm。

（2）外踝后韧带

也称胫腓下后韧带，与前韧带位置基本相对，由胫骨下关节面的后缘到达腓骨内侧后部。

（3）骨间韧带

为短而坚韧的韧带，由内上胫骨向外下腓骨走行（也有部分纤维反向走行），实际是骨间膜的延续。使胫、腓下端紧紧联系在一起。

（4）胫腓横韧带

呈索状，位于胫骨后面的下缘与外踝内侧面的三角间隙内，能防止胫、腓骨在距骨上面向前移位。

这些韧带协同作用，使胫、腓两骨下端之间的距离稳定保持在4mm左右。如果这些韧带的某一条或者全部出现不同程度的损伤，约束两骨的作用将下降，导致胫腓骨下端分离。胫腓骨下方分离时，软骨可以同时受到损伤。分离后，共同形成的关节窝结构改变，关节失稳，软骨受到撞击的机会上升，损伤概率增加。

（三）病因病理

依据病因的不同，可以简单分为外伤性软骨炎、退行性软骨炎、病理性软骨炎。

1.病因

（1）外力

单纯外力因素引起的关节面骨折、胫腓骨下端分离及相邻关节面相互撞击，直接造成软骨损伤。

（2）退化

单纯退行性改变引起的关节软骨变化。

（3）其他疾病

如风湿、类风湿、肿瘤、结核及尿酸盐结晶（高尿酸血症）等引起的关节软骨病理性损伤。

2.病理

各种原因引起软骨损伤，导致原本质地柔软、光滑的软骨面变得粗糙不平甚至出现裂隙、破损，使原本可以自由滑移、运动在关节软骨面上的关节囊滑膜与之摩擦，引起炎性反应（滑膜炎）。

（四）临床特征

1.病史

多数有明显急、慢性外伤史或慢性进行性加重病史。

2.疼痛、肿胀

通常是由于软骨面损坏或粗糙不平而诱发的滑膜炎引起，疼痛的同时可以伴有程度不同的肿胀。

3.压痛点

病位在关节缝内，根据软骨破坏（病变）的不同位置，有时可以摸到，有时摸不到。

4.功能障碍

由于软骨损伤及滑膜炎的程度不同，功能活动受影响的程度也不一样，与软骨及滑膜炎症的程度成正比，走路（受力）时疼痛加剧。

5.检查

X线片可以见到软骨面粗糙不平等特征性改变。B超检查可以发现损伤关节内积液、滑膜肥厚等。MRI检查同样可以发现软骨损伤及滑膜改变、关节积液等（图7-2-2）。

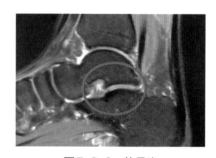

图7-2-2　软骨炎

（四）治疗对策

积极治疗原发病，如肿瘤、结核、高尿酸血症、骨质疏松等。制动，防止软骨损伤加重及滑膜炎加剧。积极治疗滑膜炎，方法参照"膝关节滑膜炎"一节。适当补充关节软骨需要的营养物质，如氨基葡萄糖、钙制剂等。中药泡浴效果良好，选择活血散瘀、消肿止痛类药物，如消积液汤、骨科熥洗药等。

三、踝关节创伤性滑膜炎与滑膜嵌顿

（一）定义

创伤性滑膜炎又称外伤性滑膜炎，是指滑膜由于受到急、慢性单纯外力冲击而出现无菌性炎症，并可继发滑膜肥厚、粘连。滑膜嵌顿是指由于关节运动不协调导致滑膜嵌塞在关节缝内、引起关节内疼痛及功能活动受限。踝关节滑膜炎也可以继发于其他疾病，如类风湿性关节炎、高尿酸血症、结核、肿瘤等，滑膜炎症只是疾病诸多症状中的一个，不在本节讨论范围内。

（二）大体解剖

踝关节又称距小腿关节，主要由胫腓骨下端与距骨上端的关节面构成。踝关节缝最高处大致位于外踝尖端上方2.5cm处。

踝关节的关节囊松弛，来自于纤维层的关节囊自身稳定性较差，因纤维层只有极少的纤维组织，有利于关节运动但不利于关节稳定，踝关节的稳定性主要依靠关节囊周围的肌肉和韧带。在肌肉、韧带的协同作用下，踝关节作为屈戌关节，仅能完成背伸与跖屈运动，踝关节的运动范围，背伸在20°~30°，跖屈在40°~50°。足的内翻与外翻运动主要发生在跗骨间关节、跗跖关节。

（三）病因病理

踝关节的滑膜宽阔，衬于关节囊内面，上面行至胫、腓骨间约0.6cm，下面达于距骨颈。

1.病因

（1）外力

由于踝关节关节囊纤维层薄弱、关节囊松弛，自身稳定性比较差，在遭受外力撞击或踝关节过度运动时，滑膜可以因受到外力撞击或相邻结构摩擦、挤压而产生炎症。

（2）不协调运动

在关节不协调运动时，松弛、宽阔的滑膜容易失去原有的正常解剖位置，自身出现折叠、扭曲，甚至与周围相邻结构的相对位置关系发生改

变，被卡压在相邻组织之间（关节缝），出现滑膜损伤和滑膜嵌顿。

2.病理

（1）滑膜炎

滑膜受到来自直接暴力（外伤、崴脚）及间接暴力（过度运动）的撞击与摩擦，产生急性或慢性无菌性炎症。

（2）滑膜嵌顿

在踝关节的不协调运动中，关节缝忽大忽小，导致滑膜运动与周围结构不同步，出现折叠、扭曲或被卡压在相邻结构的缝隙中，形成滑膜嵌顿，同时可伴有滑膜炎。由于踝关节滑膜面积比较宽阔，且纤维层薄弱，关节囊比较松弛，所以与膝关节相比，卡压的程度一般不是很重。

（四）临床特征

1.病史

多数患者有急性或陈旧性外伤史，为直接暴力或间接暴力所致。

2.疼痛

损伤后立即出现疼痛，疼痛程度轻重不一，发生于间接暴力时疼痛一般相对较轻，而出现在急性扭伤时相对较重，与滑膜损伤程度成正比。

如果出现滑膜嵌顿，踝关节在做运动时会感到关节内有酸胀感或疼痛感，但一般不是很严重，有些人仅感觉运动时关节内有别扭、不舒服感，不动不痛，动则加剧。

3.肿胀

必然存在肿胀，只是程度轻重不一，与滑膜损伤程度成正比，多数情况下肉眼可见。

4.压痛点

单纯急性滑膜损伤、嵌顿，多数情况下是发生在关节缝内，往往触摸不到压痛点。滑膜损伤时多数情况下多同时伴有周围韧带损伤，可以在韧带损伤处触及压痛点，该压痛点与滑膜炎无关，局部有时可以触及到肿胀感。

陈旧性损伤伴有纤维层受累时，循关节缝仔细触摸，多数情况下可以在关节缝边缘找到压痛点，可以触摸到局部肥厚、筋结或囊性肿胀。肥厚增生来自于纤维层，囊性肿胀是由关节囊内积液、内压增高而经纤维层薄弱处凸出而成。

5.功能活动

功能活动受限的程度差别较大，轻者可能感觉不出来，重者可能丧失活动能力，与滑膜炎的程度及是否存在滑膜嵌顿相关。

6.其他检查

（1）X线片

单纯滑膜炎时X线片检查无明显征象，但外伤较重或年龄较大（骨质疏松）时必须行X线检查，以除外骨折（图7-3-1）。

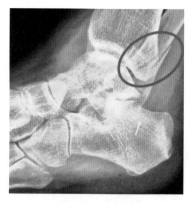

图7-3-1 骨折

（2）B超

B超检查可以明确是否存在关节积液，是否有滑膜肥厚。

（3）MRI

MRI检查可以发现程度不同的关节积液，同时排除是否伴有骨折、软骨炎、周围韧带损伤等。

（五）治疗对策

1.急性损伤

活血散瘀、利水消肿，消除无菌性炎症。

（1）药物

如果有条件，建议自损伤时起2小时以内，每间隔30分钟外用利多卡因氯己定气雾剂局部喷涂，效果显著。也可喷涂云南白药喷雾剂，或者外涂双氯芬酸二乙胺乳。

（2）冷敷

以冰水混合物（冰水混合物1∶2最佳）冰敷，可以刺激毛细血管收缩，减少出血；可以抑制神经传导，降低疼痛程度，并能降低局部自身代谢水平，减轻炎性反应。

理论上讲急性软组织损伤48~72小时以内都可以采用冰敷，每次冰敷时间不超过15分钟，间歇5分钟左右可以继续冷敷，防止一次冰敷时间过久造成局部冻伤，反复进行2小时左右。可以使末梢血管收缩，防止继续出血。

但实际情况是，软组织损伤出血在达到一定量，即出血点周围血管内、外压力持平时，出血即停止（但未凝固），这个时间很短，一般不超过2小时，有时可以瞬间完成。所以，急性损伤的出血期建议冷敷，超过8小时即建议热敷，因人体内血液在8小时左右便成为不可逆固态，所以溶栓需要在8小时以内进行。

（3）制动

损伤后立刻采取有效的外固定，如夹板、石膏等，防止任何细微牵拉使损伤加重。

（4）手法

此时不可以使用任何可以使纤维组织之间间距出现相对变化的手法，如揉、拨、推法等，防止影响血液凝固、组织修补，以免造成再次出血，可以选择压痛点颤法，每次施术15~20分钟，消肿止痛。

（5）药浴

出血期过后采用热敷，以利水消肿、散瘀止痛。推荐消积液汤药浴，每次20分钟，每天使用3次，直到肿胀消失、疼痛减轻。

2.滑膜嵌顿

确认有滑膜嵌顿时，采用宫廷理筋合法复位，滑膜嵌顿合并滑膜炎时，先解除滑膜嵌顿，再处理滑膜炎。以压痛点为参照物使用拔戳法，时刻遵循"欲合先离，离而复合"的原则。

（1）踝关节背屈法

患者坐于床上，小腿伸出床外，足尖向上。医者左手虎口向患者膝关节方向，自外侧握住踝关节，拇指指腹扣按痛点（解溪穴），其余四指握足跟部；右手虎口向趾尖方向，自内侧握住跖趾骨，拇指在足底，其余四指在足背。

医者左手固定踝关节，右手握紧患足，在保持足够的牵引力下，以踝关节为轴，先做适度晃（摇）法6~7次，以医者之腕带患者之踝运动，幅度极小，因为踝关节自身只有屈伸运动，没有环转运动，使踝关节间隙逐渐增大至极限，然后在中立位牵拉足部慢慢跖屈至极限，使踝关节背侧间隙增大，利用嵌顿的滑膜滑出、回纳，再保持牵引力迅速背屈至极限，左手按痛点之拇指指腹同时适力按压，扩大关节间隙，迫使嵌顿的滑膜弹出，关节复位。

整个操作过程中，医者右手始终保持足够的牵引力，不能泄力。该法适用于踝关节前方的嵌顿，压痛点在解溪穴附近。

（2）踝关节、距舟关节内翻合法

患者坐于床上，小腿伸出床外，内踝向上。助手双手虎口向足部方向分别自前后两侧固定患者踝关节近端。医者左手虎口向患者内踝方向自足背侧握住踝关节（或距舟关节）缝远端，拇指指腹扣按痛点（商丘、照海或太溪），其余四指位于外踝下方；右手虎口向踝关节方向自跟骨后侧固定足跟，拇指在内侧，指腹按压痛点，其余四指在外侧。

助手固定患肢，医者两手同时用力，在保持足够牵引力下，以嵌顿的关节为轴，先做晃法6~7次，然后在保持足够的牵引力下，先做外翻（压痛点反方向）牵拉至极限，扩大内侧关节缝，再迅速内翻至极限。按压在关节缝上的拇指始终保持原有位置且按压力不变，扩大关节间隙并防止滑膜再次嵌顿此处，促进滑膜复位。该法适用于关节缝内侧嵌顿。

（3）踝关节、距骰关节外翻合法

患者坐于床上，小腿伸出床外，外踝向上。助手双手虎口向足部方向分别自前后两侧固定患者踝关节近端。医者左手虎口向患者外踝方向自足跟后侧握住踝关节（或距舟关节）缝远端，拇指指腹扣按痛点（丘墟、申脉或昆仑），其余四指位于跟骨内侧；右手虎口向踝关节方向自足背固定跖骨，拇指在外踝，指腹亦按压在关节缝压痛点上，其余四指在足背。

助手固定患肢，医者两手同时用力，在保持足够牵引力下，以嵌顿的关节（压痛点）为轴，先做晃法6~7次，然后保持足够牵引力，先做内翻（压痛点反方向）牵拉至极限，再迅速外翻至极限，按关节缝上压痛点之拇指同时做按压动作，扩大关节缝，迫使滑膜弹出，关节复位。适用于关节缝外侧嵌顿。以上方法广泛适用于踝关节、跗骨间关节、跗跖关节等。

3.陈旧性损伤

（1）手法治疗

多见于习惯性踝关节扭伤及陈旧性损伤之后，平时踝关节经常出现肿胀、疼痛，甚至出现不自主的足内翻。触诊发现关节囊纤维层出现裂隙，局部有条索或筋结，中间有囊性隆起（滑膜隆凸）。治以软坚散结、理筋复位、恢复功能。

首先在关节囊纤维层及外围小韧带上寻找压痛点，施用指揉法，遇有筋结，可以配合弹拨法、按推法，尽量将一个相对较大的慢性粘连（关节囊、韧带破损及松弛处）变成许多个小的能自行吸收、消散的急性损伤，期望通过水肿、渗出后继发的修补、粘连，修复损伤的关节囊纤维层及韧带，恢复其原有功能。

依据压痛点位置选取不同的合法，促进凸出的滑囊回纳。手法治疗后外固定，促进损伤部位（由手法诱发）的渗出、出血尽快继发粘连，修补韧带及关节囊纤维层的损伤。以上手法治疗每日1次，根据病情使用3~5次，之后配合以下疗法。

（2）功能锻炼

加强相关肌肉力量锻炼，增加肌肉对关节的稳定作用，减少关节囊及韧带负担，缩小原有损伤部位的关节缝，防止再次复发。

（3）中药外洗

于患处使用骨科熥洗药药浴。

四、踝关节侧副韧带损伤

（一）定义

指踝关节内、外侧副韧带由于受到外力牵拉而引起损伤，附着处出现无菌性炎症、牵拉伤或断裂。

（二）大体解剖

踝关节囊纤维层薄弱，关节囊松弛，自身稳定踝关节的力量较弱。踝关节的稳定主要依赖于分布在关节周围的韧带与肌肉，对于关节的稳定，肌肉是主动的，韧带属于被动的。

1.韧带

踝关节周围分布有许多韧带，对踝关节的稳定性起重要作用，这些韧带对关节的稳定虽然是被动的，但却至关重要、缺之不可。依据作用的不同，主要包括以下韧带（图7-4-1、图7-4-2）。

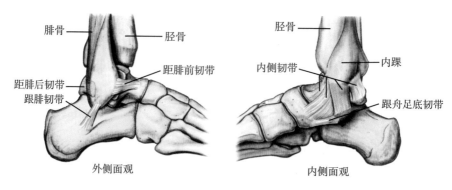

图7-4-1 踝部韧带

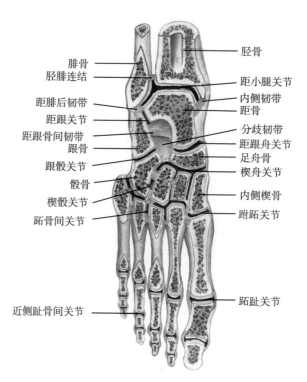

图7-4-2 踝部及脚部关节及韧带

（1）关节囊前后韧带

即关节囊的前、后部分，只有少量纤维组织，极薄，这种结构有利于关节的屈伸运动，但对关节的稳定作用极小。

（2）胫侧副韧带

呈三角形，故也称为三角韧带或内侧韧带。分深浅两层，极其坚韧，能够维持踝关节的稳定性并可有效限制踝关节外翻，在一定程度上弥补了内踝短于外踝的缺陷。由以下四束组成。

1）距胫前韧带

即三角韧带的前部纤维，起于内踝及其骨端，向下过踝关节缝止于距骨颈后部，与跟胫韧带融合。

2）胫舟韧带

起于内踝前面，斜向外下方，过踝关节缝及距舟关节、舟跖关节缝，止于舟骨粗隆及舟跖侧韧带内侧缘。

3）距胫后韧带

起于内踝内侧面，过关节缝，止于距骨的内侧面及后面的内侧结节，与距腓后韧带相对应。

4）跟胫韧带

即三角韧带的浅部，相当于跟腓韧带，与距胫前韧带融合，起于内踝，过关节缝后止于距骨颈，并向下附着于舟骨及跟舟跖短韧带。

三角韧带（内侧副韧带）是踝关节周围韧带中最坚韧的，纤维彼此连成一片，从内侧加强踝关节的稳定，限制踝关节过度外翻。三角韧带下部附着点受力分散，很少出现损伤。内踝部分受力相对集中，损伤概率相对较高，且以距胫前韧带多见。当内侧韧带完全断裂时，基本伴有内踝撕脱骨折。

（3）腓侧副韧带

由于外踝较长，所以相对于内侧副韧带而言薄弱一些，分为三束。

1）距腓前韧带（前束）

起于外踝前缘，几乎呈水平方向，向前方过踝关节缝后，止于距骨颈外侧面。

此韧带相当于三角韧带的距胫前韧带部分，紧贴在外踝关节前面，比较薄弱，在踝关节跖屈及足内翻时容易损伤，其损伤点多在上附着处，即外踝之前、距骨颈部位置。

2）跟腓韧带（中束）

起于腓骨外踝尖，纤维向后下方过踝关节缝后止于跟骨外侧的小突起。多数呈束状，直径4mm左右，也有些呈扇形，宽5mm左右，长12mm左右。此韧带较为坚韧，在踝关节背伸时紧张、跖屈时松弛。足内翻时，最容易损伤，上、下附着处都有可能。

此韧带松弛（如陈旧性损伤）时，容易引起踝关节活动度上升，出现习惯性内翻崴脚现象，同时可能存在使踝关节外翻肌肉无力或使踝关节内翻肌肉力量过强。

3）距腓后韧带（后束）

起于外踝内侧面的外踝窝，经过距骨后面，止于距骨的外侧结节及附近，是腓侧副韧带三束韧带中最坚韧的一条。

腓侧副韧带可以限制踝关节过度内翻并维持踝关节稳定，过度内翻容易造成其损伤。踝关节强力跖屈时，可以同时损伤距腓前韧带及距胫前韧带。

2.肌肉

踝关节周围肌肉主要分为两组，即背伸肌群及跖屈肌群。

（1）踝关节背伸（背屈）肌群

主要包括胫骨前肌、踇长伸肌及趾长伸肌（图7-4-3）。

1）胫骨前肌

起于胫骨前外侧上1/2前面的骨膜，肌纤维向下，过踝关节前面（解溪穴内侧），止于足背第1楔骨及跖骨背侧。受腓深神经支配，主要功能是伸踝（背屈）、使足内翻。这组肌肉无力，可引起足下垂。抗阻力背屈踝关节，可以加强这组肌肉力量。

2）踇长伸肌

起于腓骨前面骨膜及小腿骨间膜，肌纤维向下，过踝关节前面（解溪穴内侧），止于踇趾末节背侧。受腓深神经支配，主要功能是伸踝（钩脚尖）及伸（上翘）踇趾。

3）趾长伸肌

起于胫骨、腓骨上端前面的骨膜及之间的骨间膜，肌纤维向下，过踝关节前面（解溪穴外侧），分为5条肌腱，前4支分别止于除踇指末节以外的其余4趾末节背侧，第5短支止于第5跖骨底，称第3腓骨肌。

该肌受腓深神经支配，主要功能是伸踝（背屈）及伸趾。第3腓骨肌有维持足弓、使足外翻的功能。这组肌肉无力，可以引起足下垂。抗阻力背屈踝关节，可以加强这组肌肉的力量。

这组肌肉无力的同时伴有外侧副韧带损伤、腓骨长短肌萎缩，可以使踝关节稳定性下降，处于下垂及内翻状态，临床上经常出现的习惯性内翻崴脚就与此相关，偏瘫患者的足下垂并足内翻，即与这组肌肉乏力有关。这组肌肉的走向与中医经络足阳明胃经的小腿段走行基本一致，推拿足阳明胃经小腿段可以调整这组肌肉的功能及支配这组肌肉运动神经（腓深神经）的功能。

（2）使足内翻的肌肉

主要包括胫骨前肌、胫骨后肌、跗长屈肌及趾长屈肌（图7-4-3）。

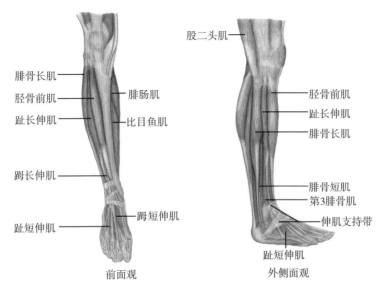

图7-4-3　小腿及脚背韧带及肌肉

1）跗长屈肌与趾长屈肌

分别起于胫骨、腓骨后侧的骨膜及骨间膜，肌纤维向下，过踝关节后内侧（昆仑穴），分别止于第1~5足趾末节底侧面。该肌受胫神经支配，主要功能是屈踝、屈趾并使足内翻。这组肌肉紧张、痉挛或挛缩时，可以使踝跖屈、使足内翻（"马蹄足"）。临床上经常出现的习惯性内翻崴脚现象，有可能是这组肌肉太紧造成。强力外翻踝关节可加强腓骨长短肌的肌肉力量，可以同时牵拉、放松这组肌肉，增加这组肌肉的延展性（韧性），预防习惯性足内翻崴脚。

其走向与足太阳膀胱经小腿段一致，推拿足太阳膀胱经小腿段可以有效调整这组肌肉的功能及支配这组肌肉运动神经（胫神经）的功能。

（3）踝关节跖屈肌群

主要包括小腿三头肌、胫骨后肌、腓骨长肌、腓骨短肌以及姆长屈肌、趾长屈肌等。

1）小腿三头肌

起于股骨内、外侧髁（腓肠肌）及胫骨、腓骨后侧（比目鱼肌），肌纤维向下，在小腿中部后侧合为粗大的肌腹，再向下延展为跟腱，过踝关节后侧，止于跟结节。该肌受胫神经支配，主要功能是使踝关节跖屈。抗阻力屈膝、屈踝，可以锻炼该肌肌肉力量；强力背伸踝关节，可以增加该肌肌肉的韧性、长度。

2）胫骨后肌

起于胫骨、腓骨后面的骨膜及骨间膜，肌纤维向下，过踝关节后内侧（太溪穴），止于足底舟骨及3块楔骨。受胫神经支配，主要使踝关节屈及内翻。

抗阻力屈踝可以增加该肌肌肉力量，强力背伸踝关节并使足外翻，能牵拉肌肉缓解痉挛、增加肌肉肌腱韧性、长度，是足内翻时的锻炼方法之一。

这组肌肉与足太阳膀胱经在小腿段的走向一致，推拿足太阳膀胱经小腿段可以有效调整这组肌肉的功能及支配这组肌肉运动的神经（胫神经）功能。

（4）使足外翻的肌肉

主要包括腓骨长肌及腓骨短肌。腓骨长短肌分别起于小腿腓骨外侧，肌纤维向下，过踝关节后外侧（昆仑穴），分别止于足底第1楔骨、第1跖骨底（腓骨长肌）以及第5跖骨底（腓骨短肌）。

该组肌肉受腓浅神经支配，收缩时主要使踝关节跖屈并使足外翻，同时维持外侧足弓。这组肌肉无力主要可以造成足内翻，临床上经常出现的习惯性足内翻崴脚，就与这组肌肉无力有关。抗阻力使足外翻，可以加强这组肌肉的力量，预防习惯性足内翻崴脚。这组肌肉紧张、痉挛、挛缩，可以引起足外翻（少见）。这组肌肉的走向与足少阳胆经小腿段的方向一致，推拿足少阳胆经，可以调整这组肌肉及支配这组肌肉运动的神经（腓浅神经）的功能（图7-4-4）。

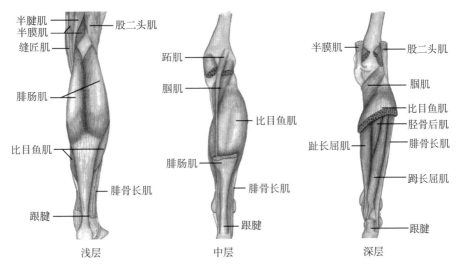

| 半腱肌 | 股二头肌 | | | 跖肌 | | | 半膜肌 | 股二头肌 |

图7-4-4　踝关节跖屈及足外翻肌群

浅层　　　　　　中层　　　　　　深层

（三）病因病理

韧带自身的特点是相对坚韧，但缺乏弹性，既不会主动收缩变短，也不会在外力的作用下无限延展变长。所以，当韧带失去肌肉的主动保护，遭遇反向牵拉的外力较大，超出耐受程度，或外力不大但踝关节活动范围超出生理极限时，很容易出现损伤（撕裂）甚至断裂。

1.无菌性炎症

力量不太大，仅在韧带附着处出现轻微损伤，局部水肿、渗出，形成无菌性炎症。

2.牵拉（撕裂）伤

力量偏大或运动范围偏大，在无菌性炎症的基础上，出现极少部分纤维组织断裂，剩余部分完全可以胜任正常生理需求，构成韧带牵拉（撕裂）伤。

3.断裂伤

力量过大或运动范围超出韧带耐受极限，可出现全部纤维完全断裂，形成韧带断裂伤。

4.撕脱骨折

外力较大或活动范围超出正常范围，导致韧带附着处出现骨质撕脱，形成撕脱骨折。

（四）临床特征

1.外伤史

多数有明确外伤史，急性或陈旧性，在踝关节内翻外翻或跖屈姿势（状态）下损伤的韧带各有不同。

2.疼痛、肿胀

疼痛必然存在，程度差异较大，与损伤的程度相关；局部可以伴有不同程度的肿胀，由韧带损伤引起。多数情况下伴有关节囊滑膜炎，踝关节肿胀。

3.压痛点

可以找到明确的压痛点，多位于韧带附着点（常见），其他部位（中间）偶可见到。急性期痛点拒按，适度触摸可以体会到有肿胀感，可能触摸到局部异常的凹陷与邻近部位的异常隆凸（撕裂），或出现明显的异常凹陷（断裂）。

慢性期痛点喜按并可以触摸到大小不一、软硬不同的筋结或感觉韧带萎弱松弛。

4.功能活动

急性期踝关节功能活动范围明显减小，不动痛轻，动则疼痛明显加剧。慢性期可出现活动范围变小，提示韧带及周围组织可能存在粘连；如果出现活动范围加大，提示韧带可能有陈旧性撕裂伤，或有相关肌肉、韧带萎缩。慢性期尤其是经常出现习惯性内翻崴脚现象时，需要仔细检查踝关节周围的肌肉，看是否出现挛缩或萎缩。

5.抗阻试验（反向牵拉试验）阳性

反向牵拉损伤的韧带，正常时无疼痛感，为阴性。如果压痛点出现疼痛加重，为阳性，提示韧带牵拉伤。如果出现异常活动，提示韧带断裂或韧带附着处撕脱骨折。

6.辅助检查

影像学检查可以明确诊断并排除其他骨科疾病，如骨折、肿瘤等。

（1）X线片

可以见到外踝下软组织影是否增厚，正常时小于1cm；关节间隙是否改变（患侧加宽），韧带附着处有无骨质撕脱（撕脱骨折时）等征象（图7-4-5）。

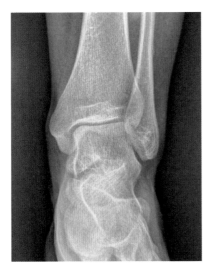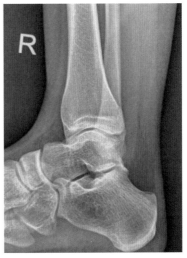

图7-4-5　踝关节正位、侧位片

胫骨的纵轴线通过跟骨关节面中点，胫骨纵轴线与胫骨下端关节面构成一个夹角，约为92°，称胫内角。正常情况下在足尽力内翻时，正位片提示踝关节外侧间隙小于2mm。

凡属踝关节急性扭伤、韧带受损时，此间隙增大（大于3mm），提示跟腓前韧带及距腓韧带有损伤或者断裂，间隙在4~5mm时提示中度损伤，间隙在5~8mm时提示重度损伤。正常情况下外踝皮下组织影厚度小于1cm，内翻损伤时如果此厚度大于1cm，提示可能存在外侧副韧带损伤。

跟腓韧带断裂后，跟骨旋转，距骨上关节面与腓骨下关节面呈向外开放的角，约15°左右。如果达到15°~30°，提示距腓前韧带及部分外侧关节囊撕裂，如呈30°~45°，提示腓侧副韧带全部断裂（图7-4-6）。

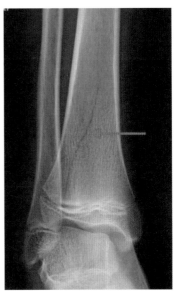

图7-4-6　发育期胫骨裂隙骨折

（2）B超检查

可以发现关节囊是否存在积液、滑膜是否增厚，滑膜增厚提示滑膜有慢性炎症。

（3）MRI检查

可以确认有无韧带损伤并确认损伤的具体程度，有无关节积液等。

（五）治疗对策

一个看似简单的内翻崴脚动作，轻的可以造成踝关节滑膜炎，重的可以造成韧带损伤、韧带断裂甚至软骨损伤、踝部骨折。临床必须诊断清楚，辨病施治。

1.韧带断裂伤与撕脱骨折

如果踝关节主动活动出现异常活动，反向牵拉试验出现异常活动，辅助检查确认韧带完全断裂或伴有撕脱骨折，建议及时采取手术治疗或外固定，按骨折处理。

2.急性牵拉伤

对于单纯局部炎症及小部分韧带纤维损伤、撕裂，牵拉试验阳性，采用理筋复位以消肿止痛，尽量复原韧带的正常位置，消除局部炎症，促进损伤纤维修补。

（1）理筋复位

采用相对应的合法理筋复位，以右侧跟腓韧带上附着点损伤为例。患者坐于床上，小腿伸出床外，外踝向上。助手双手分别自前后两侧固定患者踝关节近端，虎口向足部方向。医者右手虎口向患者外踝方向自足背侧握住踝关节缝远端，拇指指腹扣按痛点（外踝尖韧带附着处），其余四指位于足背；左手虎口向外踝方向自后侧固定足跟，拇指在外侧，指腹同样按压痛点，其余四指在足跟内侧。

医者缓慢用力，在保持适度牵引力下，以踝关节为轴，先做晃法6~7次，以医者之腕带患者之踝，极小幅度进行，然后在保持足够牵引力，先踝关节慢慢内翻至极限（不是正常情况下的生理极限，而是疼痛能耐受极限），医者按压痛点之指腹始终适力按压痛点，固定不移，防止在牵拉时使原本有损伤的韧带加剧损伤，使断裂、挛曲的韧带纤维凸出。

内翻牵拉至极限时，按痛点之拇指慢慢松开，移至韧带健侧同时适度按压，以上为晃开拔直阶段。医者双手同时发力，四指回牵、拇指前推，使患踝再尽量外翻至极限，按韧带健端之拇指同时顺韧带走行推至患端。以上为绰法屈回阶段，迫使断裂、离位的纤维归位，使断面尽量靠近，以利于修复。

其他韧带损伤均可据此举一反三。韧带急性损伤时，不管是韧带上哪一部分损伤，按痛点的指腹在晃开拔直阶段始终按压痛点不移，在戳法屈回阶段则从不伤端推向伤端，中段损伤时从两端推向中间，以理筋复位。

（2）制动

复位后立即采用外固定，绷带、夹板、石膏等均可，防止可能出现的踝部运动造成韧带再次损伤，保证韧带断端靠近，利于韧带修补，使韧带功能尽可能恢复、接近正常。

（3）药物

1）出血期

推荐尽早使用利多卡因氯己定气雾剂或云南白药喷雾剂，或者使用冷敷。

2）凝血期

推荐中药如七厘散、云南白药，西药如布洛芬、洛索洛芬钠等，促进炎症消散。外敷中药膏药效果良好，既有活血散瘀、消肿止痛作用，又有外固定作用，如701跌打镇痛膏，或可选择西药氟比洛芬凝胶贴膏。根据损伤的具体情况，治疗1~4周。

3.慢性期

（1）韧带挛缩或周围组织有粘连，关节活动度变小者

治疗以"点"为主，软坚散结，恢复功能，松解韧带与周围组织存在的粘连，恢复韧带的固有长度，解除相应肌肉的紧张、挛缩。

首先评估关节活动度，寻找压痛点或筋结。找到后即以此为腧，酌情使用㨰法、揉法、弹拨、按推、摇法、反向牵拉等慢性筋伤常用手法，注意"治筋喜柔不喜刚"及"治筋十取其一"的原则。

1）慢性期合法

同样以右侧跟腓韧带上附着点损伤为例。患者坐于床上，小腿伸出床外，外踝向上。

助手双手虎口向足部方向，分别自前后两侧固定患者踝关节近端。医者右手虎口向患者外踝方向，自足背侧握住踝关节缝远端，拇指指腹扣按痛点，其余四指位于外踝下方足背；左手虎口向踝方向自后侧固定足跟，拇指在外侧，指腹同样按压痛点，其余四指在跟骨内侧。

医者缓慢用力，在保持适度牵引力下，以踝关节为轴，以医者之腕带患者之踝先做晃法6~7次，幅度在患者可耐受范围内，然后保持足够牵引力，先使踝关节慢慢内翻至极限，按压痛点之指腹同时在保持足够按压力下从患侧（痛端）推至健侧（不痛端）。

内翻牵拉至极限后，原按压痛点之拇指改按于关节缝上，目的在于扩大关节间隙，加大对韧带的牵拉距离，医者双手再同时发力使患踝迅速外翻至极限，松解韧带与周围组织的粘连，恢复关节功能。

合法可以在运动中有效松解粘连，影响关节功能活动的粘连部分被关节的被动运动撕开，不影响关节活动的粘连部分依旧留存。注意不是所有的继发粘连都必须松解开，不影响关节运动的部分不用处理。

每次治疗时手法施术两遍，因为一次操作可能不足以分解足够多的粘连，影响疗效；而多次反复使用可能撕裂的粘连太过，造成渗出物不能完全吸收、消散，可能再次形成粘连。其他韧带的合法均可参考此手法操作，手法操作中时刻牢记"晃开拔直、绰法屈回""欲合先离，离而复合"的动作要领。

慢性期合法操作时，按压痛点的指腹在晃开拔直节段从痛端向不痛端推，既利于离断粘连，又可使其断口远离，防止复粘。在绰法屈回节段可扩大关节间隙，增加对挛缩韧带的牵拉力，利于粘连离断、分解。

此合法可以合理、有效的松解粘连，牵拉韧带恢复其原有长度，恢复关节功能。

2）药物

手法后及时配合药浴（骨科熥洗药），可加快炎性渗出物的吸收、消散，避免出现再次粘连。

（2）韧带松弛或有部分断裂，关节活动度变大者

1）手法治疗

首先触摸韧带上有无筋结及异常凹陷、缺损或萎缩，如果有筋结或缺损，即以此为腧行指揉法、弹拨法、按推法（由筋结向凹陷处或健侧方向），手法可稍重，刺激局部组织产生适量水肿、渗出甚至少量出血，为韧带出现继发性粘连提供条件。隔天治疗1次，治疗后按急性损伤固定，促进局部粘连，修复韧带功能。根据病情轻重情况不同，酌情使用3~5次。

2）肌肉力量锻炼

在韧带修补完成之后可配合肌肉力量训练，以腓骨长短肌为主，踇长伸肌、趾长伸肌等为辅，增加肌肉力量，提高肌肉对关节的稳定作用。关节周围其他小韧带损伤均可以参考此节治疗。

4.习惯性损伤

经常出现习惯性内翻崴脚时，在韧带慢性损伤的基础上，考虑是否存在骨折畸形愈合后遗留的关节失稳，评估保守治疗是否有效；是否存在关节软骨炎、滑膜炎，导致关节内稳定因素下降，有则及时处理；是否存在外侧副韧带较大部分的断裂，是否需要手术修补；是否存在使足跖屈、内翻的力量太强，是否存在胫骨前肌、胫骨后肌、踇长屈肌、趾长屈肌的僵硬、挛缩，如果存在必须及时松解，在治"点"的基础上治"线"；使足背屈及外翻的肌肉是否力量太弱，有则积极配合肌肉功能锻炼、增加足外翻肌肉力量，防止足内翻。

五、踝关节屈伸肌腱腱鞘炎

（一）定义

指踝关节周围肌腱在遭受外力或主动做功的过程中，肌腱上的滑膜鞘与相邻韧带摩擦，引起肌腱滑膜鞘出现的无菌性炎症。

（二）大体解剖

在踝关节周围，分布有许多负责牵拉踝关节运动的肌肉肌腱，在这些肌腱的浅层，同时分布着许多横韧带，对肌肉肌腱的运动起约束作用。这

些肌腱与相邻的横韧带之间，存在有滑膜鞘（腱鞘），用以避免、减少两者之间的摩擦，保护肌腱（图7-5-1）。

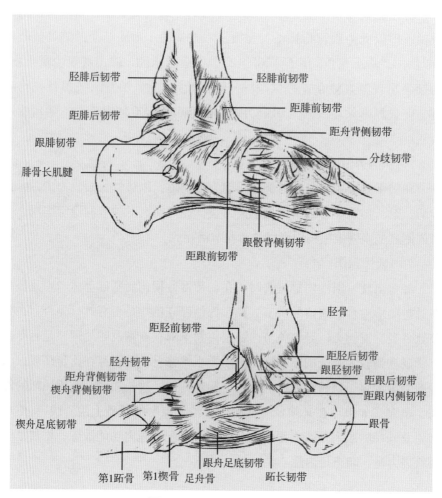

图7-5-1　踝关节周围韧带

1.横韧带（支持带）

在踝关节的前面、内侧和外侧，都有由深筋膜增厚演变而成的支持带。主要包括如下韧带。

（1）小腿横韧带

位于踝关节上方，又称伸肌上支持带，由胫骨前缘延伸至腓骨前缘。其下方有胫骨前肌、踇长伸肌、趾长伸肌肌腱通过。

（2）小腿十字韧带

位于踝关节远端（下方），呈X形或Y形，外侧附着于跟骨前面的上部，内侧近心支附着于内踝的前缘，远心支（下支持带）经足内侧与足底跖筋膜连续。约束其下方的胫骨前肌、踇长伸肌、趾长伸肌肌腱。

（3）腓骨肌支持带

腓骨肌支持带又称外侧支持带，连结外踝至跟骨，分为上、下两支。腓骨肌上支约束腓骨长、短肌于外踝；腓骨肌下支约束腓骨长、短肌于跟骨外侧面。当腓骨肌上支松弛、断裂或腓骨肌松弛时，腓骨长、短肌有可能滑过外踝到达外踝的前面而出现异常隆凸并伴有弹响，称为"弹响踝"，但该种情况较少见。

（4）屈肌支持带

又称分裂带、内侧支持带，分别附着于跟骨内侧及内踝。约束胫骨后肌、踇长屈肌及趾长屈肌。

（5）踝管

屈肌支持带筋膜局部增厚，与跟骨内侧面形成一个骨性纤维管，称为踝管。踝管内除屈肌肌腱通过外，还有血管及神经通过。踝管内径狭窄时，可能刺激、挤压行于其间的血管和神经，引发踝管综合征。

2.腱鞘（滑膜鞘）

在肌腱与横韧带之间，为了防止横韧带与肌腱的摩擦，肌腱上存在有腱鞘，也称滑膜鞘。滑膜鞘是套在长肌腱表面的管状滑膜鞘，由脏层、壁层两层组成，脏层为滑膜，紧紧包裹肌腱；壁层为纤维层，包裹、保护滑膜。两层之间有少量滑液，由滑膜产生，起润滑和减少脏层、壁层两层摩擦的作用。

腱鞘一般存在于活动度比较大的关节，如腕、掌、指、踝、趾等。踝关节周围的腱鞘主要包括如下。

（1）踝关节前侧腱鞘

包括胫骨前肌腱鞘、踇长伸肌腱鞘、趾长伸肌腱鞘，分别位于肌腱与小腿横韧带和小腿十字韧带之间。

（2）踝关节外侧腱鞘

即腓骨肌腱鞘，位于腓骨长、短肌腱与腓骨肌支持带（外侧支持带）

之间，起于外踝上5cm，随腓骨长、短肌止于其附着处。

（3）踝关节内侧腱鞘

位于胫骨后肌、踇长屈肌、趾长屈肌与分裂带（内侧支持带）之间。近端在内踝上2.5cm，远端接近肌腱附着处。

（三）病因病理

1.直接暴力

外力直接撞击肌腱腱鞘或横韧带，引起滑膜鞘无菌性炎症。

2.间接暴力

反复屈伸踝关节或长时间维持踝关节（跖屈），使肌肉肌腱处于持续性紧张状态，造成腱鞘与横韧带过度摩擦，产生无菌性炎症。

（四）临床特点

1.病史

有明显外伤史，呈急性或陈旧性，或有过度劳累病史。

2.疼痛

踝关节周围相应解剖学位置有程度不同的疼痛，程度多不重，可以伴有轻微肿胀感。

3.压痛点

在相应的解剖学位置如解溪穴内、外侧，昆仑、太溪等穴可以找到明确压痛点，并可以触摸到囊性肿胀感。

4.功能活动

踝关节功能活动基本正常，屈伸踝关节时疼痛加剧。

5.辅助检查

B超及MRI可以协助诊断。

（五）治疗对策

以消除腱鞘局部无菌性炎症为目的（参考"掌指关节腱鞘炎"部分）。

1.手法治疗

（1）治"点"

首先寻找压痛敏感点或囊性肿胀，确认腱鞘炎准确位置，找到后即以此为腧穴施以指揉法、推法，即"以痛为腧、不痛用力、得气为度"。

（2）治"线"

在治"点"的基础上，循经（肌腱）而上，触摸肌腹有无紧张、痉挛，若有即以揉法、推法解除之；如果病程较久，肌腹出现萎弱，手法宜稍轻且持久。

（3）治"面"

在"点""线"的基础上，检查对侧拮抗肌有无痉挛或萎弱，对症处理。

2.药物治疗

推荐使用骨科熥洗药，每日3次，每次20分钟左右。

3.调养

（1）不适宜动作

适当减少可以引起炎症加重的运动，如抗阻力屈伸踝关节或长时间维持踝关节背屈（勾脚尖）、跖屈（芭蕾立足尖动作）。

（2）适宜运动

在痛与不痛之间，适度加强萎弱肌肉的力量锻炼及挛缩肌肉的牵拉训练，减轻腱鞘压力。注意强度"十取其七"，持之以恒。

六、踝管综合征

（一）定义

各种原因导致踝管内径狭窄，摩擦、挤压行于其中的神经、血管，并引发相应临床症状的疾病。

（二）大体解剖

在内踝后下方与跟骨内侧面之间，有屈肌支持带存在，分裂韧带属于横韧带，具有约束行于其下方的肌腱运动的作用。屈肌支持带本身是深筋膜的局部肥厚部分，横张于内踝与跟骨内侧面之间，与跟骨内侧面形成一个管状结构，即踝管。

踝管内被三部分纤维分隔成四个纤维管，由前向后分别为胫骨后肌肌腱及其腱鞘，趾长屈肌肌腱及其腱鞘，胫后动脉、静脉及胫神经，蹈长屈肌肌腱及腱鞘。

（三）病因病理

当各种原因（直接暴力与间接暴力）导致分裂韧带肥厚，或出现腱鞘炎、腱鞘囊肿时，踝管内管径变小，刺激、压迫胫后动静脉及胫后神经，从而出现血管及神经刺激压迫症状，形成踝管综合征。也可以出现在骨折畸形愈合之后。所谓"管底不平、腔内占位、顶部肥厚"三大要素。

（四）临床特征

1.病史

多数为慢性进行性加重，以慢性腱鞘炎、腱鞘囊肿作为疾病表现方式，也有可能呈急性发作，如直接暴力或剧烈运动之后引起急性腱鞘炎或韧带肿胀。

2.症状

多数有腱鞘炎、腱鞘囊肿病史在先，逐渐出现血管及神经压迫症状，并慢慢加重。由于神经受到卡压，患者感觉足底麻木、疼痛，从内踝（太溪穴）放射至足趾。由于血管受到压迫，可以伴有足底寒凉感、皮肤颜色发白。

3.压痛点

在内踝后侧解剖学位置（太溪穴）可以触摸到明确的压痛点，可以感觉到肥厚的屈肌支持带或者肿胀的腱鞘。在压痛点上使用按揉、弹拨或按推动作，可以诱发足底部出现或加重麻木、疼痛的症状。

4.辅助检查

B超检查可以发现腱鞘积液、踝管内囊肿、韧带肥厚等。

（五）治疗对策

采用临床相应方法，如推拿、针灸、药浴、针刀等治疗，只要解除了周围组织（韧带、腱鞘）对血管神经的刺激和压迫，症状即可解除。推拿主要采取消除韧带肥厚与腱鞘炎的手法，可参考"韧带损伤与腱鞘炎"部分。

七、跟腱周围炎与跟腱断裂

（一）定义

指单纯由于外力因素引起的跟腱损伤，附着处出现无菌性炎症、部分腱纤维牵拉断裂及跟腱全部断裂。

（二）大体解剖

跟腱是人体上最长、最坚韧的肌腱，长约15cm。跟腱起于小腿中部，上端借助腓肠肌附着于股骨内外侧髁，同时有跖肌参与，起于股骨外侧髁上方，同时借助比目鱼肌与小腿骨（胫骨、腓骨）上端相连。跟腱全程不与小腿骨直接联系，在踝的后部最窄，但最厚，在跟结节上4cm左右展开并向下延伸，止于跟骨跟结节的后半部（图7-7-1）。

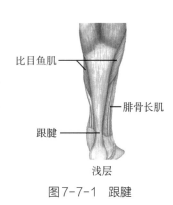

图7-7-1　跟腱

（三）病因病理

跟腱虽然是人体最坚韧的韧带，但是在超过韧带自身耐受力的直接暴力作用下，或较小的间接暴力的持续作用下，同样可以出现损伤。

1.跟腱周围炎

一次或多次的超长距离走路，或者在伸膝状态下强力背伸踝关节，或维持踝关节跖屈状态，均会造成跟腱负重超出自身耐受力，在跟腱与跟结节连结处周围产生无菌性炎症，局部水肿、渗出。此种情况最常见，压痛点一般在跟腱与跟骨结节的连接处。

2.跟腱牵拉伤

由于外力过大或肌腱受力时间过长，超过肌腱耐受程度，部分承力肌腱组织产生断裂。若程度小于10%，残存的肌腱组织仍可以胜任基本生理活动需求，只是力量相对减弱，耐力下降。此种情况较常见，压痛点不一定在跟腱附着点周围，可以出现在跟腱的任何部位，在跟腱上损伤部位可以触摸到异常的局部缺损，其上方出现异常隆凸。

3.跟腱断裂

力量超过生理极限，全部纤维组织断裂，跟腱脱离正常位置，小腿三头肌肌腹上移。

4.撕脱骨折

跟腱附着处骨皮质撕脱，跟腱脱离正常解剖位置，小腿三头肌肌腹上移。

（四）临床特点

1.病史

多数患者有明确的外伤史，但有些患者叙述不清楚，尤其是老年人，由于肌腱老化、变性，相对较小的外力（即使是一个转身）也可以引发损伤。

2.症状

跟腱位置或邻近部位有明显疼痛，活动后加剧或活动丧失，表现为患者不敢活动或不能活动。

3.压痛点

跟腱周围炎在跟腱与骨的连接处可以找到明确的压痛点，且压痛点一定是在跟腱上而不是其后方的滑囊，可以触及到不同程度的肿胀并拒按。跟腱牵拉伤时在跟腱损伤部位有明显压痛，拒按，仔细触摸可以感觉到有异常缺陷，凹陷上方部位通常有异常隆凸，小腿三头肌肌腹紧张，位置可能出现偏移。跟腱断裂与撕脱骨折时跟腱脱离正常解剖位置，小腿三头肌肌腹上移，踝关节处于背屈状态。

4.功能活动

跟腱周围炎与跟腱牵拉伤时，踝关节活动范围明显下降，能活动但疼痛加剧，多因疼痛而不愿动，疼痛点与压痛点位置一致，抗阻试验及牵拉试验阳性。跟腱断裂与撕脱骨折时踝关节处于背屈状态，跖屈动作不能完成。

5.辅助检查

X线、B超、MRI可以协助明确诊断。

（五）治疗对策

1.跟腱周围炎

（1）急性期

以活血散瘀、消肿止痛、修补损伤为目的。

1）制动

适当休息，两周内避免踝关节过度屈伸活动（尤其是跖屈动作）及维持踝关节稳定的动作（站立），避免跟腱受力增加而加重附着处损伤，可以适当采取跖屈位固定，以减少对腱纤维组织的牵拉，利于炎性组织的吸收、消散。

2）药物治疗

首选活血散瘀、消肿止痛的药物，中成药如七厘散、云南白药、701跌打镇痛药膏等，也可以选择能消除无菌性炎症的西药，如双氯芬酸钠、布洛芬、氟比洛芬凝胶贴膏等。中药外洗作用明显，推荐酌情使用消积液汤或骨科熥洗药外洗。

3）手法治疗

在患者同意的情况下，可以选择局部指颤法以消肿止痛。禁止使用揉捻、牵拉等能增加肌腱受力的手法及运动类手法，避免加重损伤甚至引起断裂。

（2）慢性期

以软坚散结、松解粘连、恢复功能为目的。

1）手法

以指揉法、弹拨法、按推法、摇法、反向牵拉法为主，以痛为腧，不痛用力，得气为度。在以点法为主的治疗基础上，注意查找有无肌腹的紧张、痉挛，并及时以揉法、推法、拿法、散法等松解之，配合使用踝关节背屈合法，以患者能耐受为度，点线结合。

2）药物

配合骨科熥洗药外洗。

3）功能锻炼

如果发现小腿三头肌出现萎弱，需要适度加强小腿三头肌力量（踝关节抗阻力跖屈）及韧性（踝关节被动背屈）锻炼。

2.跟腱牵拉伤

急性期以理筋续断、修补断裂为主，慢性期以松解粘连、增加肌肉力量为主。急性期首先采用跖屈位固定，使断端尽量靠近，促进断裂组织修补，尽可能最大限度保存跟腱功能。

慢性期主要是松解跟腱周围多余的粘连，恢复跟腱自身功能，可参考

"肌腱周围炎"慢性期的治疗；配合小腿三头肌功能活动锻炼，增加肌肉力量，增强其对踝关节的稳定作用。

3.跟腱断裂与跟腱撕脱骨折

建议尽快手术治疗。

八、踝周滑囊炎

（一）定义

指单纯外力因素引起的踝关节周围滑囊的无菌性炎症。

（二）大体解剖

滑囊，又称滑液囊，是一种结缔组织小囊。滑囊分内外两层。外层为纤维层，本身极坚韧，起保护滑囊的作用。内层为滑膜层，分布有丰富的小血管及末梢神经。滑膜能分泌少量黏液，充盈在滑膜腔内，使滑囊具有弹性。

滑囊多数位于肌腱与肌腱之间，或肌腱与骨之间，或肌腱与皮肤之间，具有缓冲压力、防止两者之间摩擦、保护肌腱的作用。在踝关节周围，主要存在两类滑囊，即腱下囊和皮下囊。

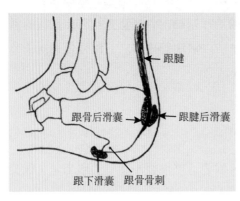

跟腱

跟骨后滑囊　→　←跟腱后滑囊

跟下滑囊　跟骨骨刺

图7-8-1

踝周滑囊有如下分布。跟腱下滑囊，位于跟腱与跟骨之间，属于腱下囊，防止肌腱与骨摩擦。跟后囊，位于跟腱与跟后皮肤之间，属于皮下囊。跟下囊，位于跟骨与皮肤之间，属皮下囊。内踝皮下囊，位于内踝与皮肤之间，属皮下囊。外踝皮下囊，位于外踝与皮肤之间，属皮下囊（图7-8-1）。

（三）病因病理

踝周滑囊受到过度挤压与摩擦时，如鞋不合脚或太硬，可以产生无菌性炎症，即滑囊炎。

（四）临床特征

多数有明确病史，多因一次过度运动而诱发，呈慢性进行性加重。局部解剖学位置如外踝、内踝、跟骨后、跟骨下、跟腱与小腿骨之间可以触及明确压痛点，并有囊性肿胀感，受到挤压时疼痛加重。皮下囊只在外力挤压下疼痛加重。

跟腱下（跟后）滑囊炎最常见，压痛点位于跟腱深层与跟骨（太溪穴与昆仑穴）之间，相对挤压时可以感觉到液态波动感，触摸一侧，按压另一侧，可以体会到有液态冲击感。主动跖屈踝关节或过度背屈踝关节时，滑囊因受到跟腱挤压而疼痛加剧，所以患者表述在走路时疼痛加重，休息后缓解。但如果走路时能保持踝关节不屈伸（如外固定之后），以髋关节、膝关节代偿踝关节，则疼痛不加重，证明疼痛是因为运动引起。

临床上应注意与跟腱炎相区别，踝周滑囊炎的压痛点在跟腱与跟骨连结处；跟腱炎的压痛点在跟腱与跟骨之间。跟腱周围炎手下触感以实性者居多，而滑囊炎是囊性感。

（五）治疗对策

适当制动，防止炎性反应加重。可行局部封闭治疗，疗效显著。手法治疗操作如下。使患足被动轻度跖屈，跟腱放松。首先找到压痛点，以判断是跟腱炎还是滑囊炎。首先选择局部指揉法，以痛为腧、不痛用力，滑囊炎时揉至局部温热即可，跟腱炎时揉至局部筋结柔软。

跟腱炎时在筋结上配合使用弹拨法、捋顺法，从痛处向不痛处，使用踝关节摇法、跟腱反向牵拉法、宫廷理筋术合法。以压痛点指颤法，施术15~20分钟，散瘀止痛。注意"十取其一"，以软坚散结、理筋复位。

药物使用方面，推荐骨科熥洗药泡浴，或外涂双氯芬酸二乙胺乳、外用氟比洛芬凝胶贴膏等。

九、跖腱膜炎与跟骨骨刺

（一）定义

指因劳损或退变等原因引起的跖腱膜无菌性炎症、牵拉伤及继发骨化、钙化。

（二）大体解剖

跟骨的后下部位叫跟结节，后上方附着跟腱，前下方附着跖长韧带、跖短韧带、跖腱膜等。

1.跖长韧带

后面附着于跟骨结节内、外侧突的前方，深部纤维向前抵止于骰骨；浅部纤维朝前抵止于第2~4跖骨底。深、浅两层纤维之间形成一个沟，有腓骨长肌肌腱通过。跖长韧带能维持外侧足弓。

2.跖短韧带

在跖长韧带深层，起于跟骨下面前端的隆起，向前止于骰骨沟之后。

3.跖腱膜

位于跖长韧带和跖短韧带浅层。跖腱膜是足底深筋膜的局部增厚部分，主要连结于足底部跟骨与跖趾关节之间。跖腱膜大致可以分为3部分，内侧部分位于跟骨结节与踇趾第1节趾骨底，中间部分自跟骨结节内侧突的跖面开始，向前分为5支，与足趾的屈肌纤维鞘及跖趾关节的侧面融合。外侧部分位于跟骨结节与小趾展肌之间，外侧有连接于跟骨结节内、外侧与第5跖骨粗隆的纤维带加强。

三部分之间有间隙，有足底内外侧神经的皮支及足底内外侧动脉的皮动脉穿过。跖腱膜可保护足底肌肉、肌腱，便于其运动，保护足底关节，是许多足底肌肉的起点，还起到支持足弓的作用。

（三）病因病理

跖腱膜除了维持足弓外，深层有趾短屈肌附着。正常走路时，是伸肌先使跖趾关节背伸，然后趾短屈肌再收缩，使跖趾关节跖屈。长时间的走路、站立，加之体重压力和足底肌肉力量的下降，使跖腱膜遭受长期、持续性的慢性牵拉，在跖腱膜与跟结节附着处发生慢性纤维组织无菌性炎症，因而产生疼痛。

由于跖腱膜承受的压力始终存在，导致跖腱膜和跟结节连接处的炎症反应长期不愈、反复发生，局部可慢慢骨化、钙化形成骨刺，并被包裹在跖腱膜内。骨刺可以使踇展肌、趾短屈肌等肌肉及跖腱膜张力增加，从而引起疼痛。骨刺尖端在足部屈伸运动时还可以直接刺激跖腱膜，引发局部无菌性炎症，引发疼痛并形成恶性循环。

（四）临床特征

1.病史

本病属于退行性病变，以老年人居多。

2.疼痛

一侧首先出现，慢慢涉及双侧。足跟周边（不同）部位出现疼痛，以前内侧居多。严重时疼痛可以沿着跖腱膜放射至跖趾关节底侧，以内侧多见。

3.压痛点

可以触摸到明确的压痛点，在跟结节周围可以触及到或多或少、大小不一、软硬不同的筋结。牵及跖腱膜时，在跟结节与跖趾关节之间（尤其内侧）可以触摸到紧张、僵硬的条索，即紧张的跖腱膜。

4.功能活动

影响行走，刚开始走路时尤其是足底刚落地的瞬间疼痛剧烈，走几步或一段距离后疼痛反而减轻。用力背伸跖趾关节时疼痛会加重，因此时腱膜受到牵拉。

5.X线片

X线可以协助诊断，可以看到大小不一的骨刺（图7-9-1、图7-9-2）。

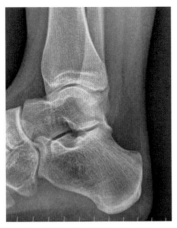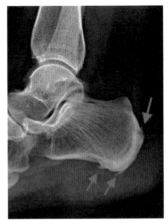

图7-9-1　正常跟骨（左）、跟骨骨刺（右）

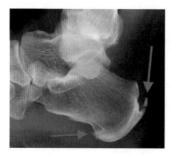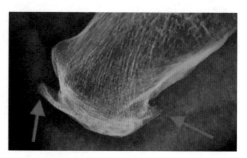

图7-9-2　跟骨骨刺

（五）治疗对策

消除局部无菌性炎症，松解紧张、僵硬甚至挛缩的跖腱膜。

1.长途走路

骨刺形成后，不但跖腱膜张力增加，而且其尖端在走路时会不断刺激跖腱膜，使其产生炎性反应，诱发疼痛。

超长距离走路，可以使位于跖腱膜起点（跟结节处）的骨刺从根部出现疲劳性断裂，变为被跖腱膜包裹的一部分（类似肌腱钙化），从而恢复跖腱膜的固有长度，降低跖腱膜张力而缓解疼痛；同时可以消除其尖端对跖腱膜的刺激而避免炎症反应发生。

2.封闭治疗

局部封闭治疗可以迅速消除局部无菌性炎症，消除疼痛。

3.针刀治疗

主要是松解紧张的跖腱膜。

4.中药治疗

内服药以补肾壮骨药物为主，如健步强身丸；熏洗药以活血散瘀、消肿止痛药物为主，如骨科熥洗药。

5.手法治疗

参考"跟腱周围炎"处理。

十、跗跖关节错缝与第5跖骨基底部骨折

（一）定义

是指发生于跗跖关节的小关节对位失衡或滑膜嵌顿，第5跖骨基底部

骨折是指骨皮质不连续。

（二）大体解剖

中医骨伤科常说的小关节错缝及关节半脱位，与西医骨科的脱位不是一个概念。在中医骨伤科的概念当中，脱位是指在外力的作用下，构成关节的上、下骨端相对应的关节面脱离原有正常位置，即关节头脱离关节臼。如肱骨头脱离肩盂位于肩盂之外，出现关节功能障碍，病变的位置是关节囊内与骨端之间。

半脱位通常是指维持关节稳定的关节囊及周围肌肉萎缩、松弛，导致关节间隙增大；或由于一条或一组肌肉肌腱挛缩、粘连，与拮抗肌力量不平衡，导致关节间隙偏歪，引起关节面相对位置的改变，出现功能障碍。病变的位置是关节囊与周边肌肉，或者关节面的球窝结构，相对应关节面的凹凸结构表浅，在运动中出现相对位置的细微变化，如骶髂关节半脱位。

错缝是指各种原因导致关节滑膜失去了原有的正常解剖位置，与周围组织结构的相对位置关系发生变化，从而影响了关节正常活动度的一种解剖学变化，病变的位置是滑膜。

（三）病因病理

1.关节囊及韧带损伤

跗骨间关节、跗跖关节、跖趾关节与趾间关节参与各种足部运动，直接暴力及间接暴力均可以引起关节旁小韧带及关节囊损伤，引发无菌性炎症，并可继发纤维化、粘连，导致关节活动障碍。

2.肌肉力量失衡

外力造成小关节旁肌肉肌腱损伤，与拮抗肌力量失衡，造成原本相互对应的关节面位置改变，影响关节运动。

3.滑膜嵌顿

不协调运动导致关节囊滑膜与相邻组织运动不同步，失去原有正常对应关系，出现折叠、扭曲甚至卡压在相邻组织之间，引起滑膜炎及滑膜嵌顿。

（四）临床特征

1.外伤史

多数有明显外伤史。

2.疼痛

可以出现在任何一个关节，受损关节部位出现程度不同的疼痛，可以伴有轻度肿胀。

3.压痛点

压痛点明确，固定不移。

4.功能活动

关节可以活动，但活动时有疼痛感或不舒服感、别扭感，不活动时没有不适感。

5.X线片

关节错缝、韧带损伤时无阳性征象。

6.第5跖骨基底部骨折

如果在足内翻的情况下发生，且疼痛出现在第5跖骨与骰骨之间（即跗跖关节），尤其压痛点位于第5跖骨基底部，需要拍X线片除外骨折（图7-10-1）。

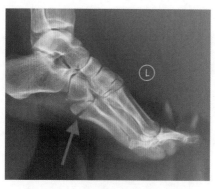

图7-10-1　第5跖骨基底部骨折

（五）治疗对策

1.第5跖骨基底部骨折

按骨折处理。

2.滑膜嵌顿

复位，选择相适应的合法（参考"踝关节扭伤"部分）进行治疗，效果通常立竿见影。

3.肌腱、韧带损伤

参考肌腱、韧带的急慢性损伤处理，可配合药浴及肌肉功能锻炼。

十一、跖趾关节狭窄性腱鞘炎

（一）定义

指单纯由于屈趾肌腱腱鞘炎或相对应的横韧带肥厚引起的跖趾关节、

趾间关节疼痛及屈伸功能障碍。

（二）大体解剖

跖骨及趾骨均属于长骨，分别由底（基底部）、体、小头3部分组成。跖骨、趾骨底部横切面两缘高，中间低，呈凹型。在两缘高的部位，有横韧带联系。横韧带与跖骨、趾骨的凹面形成管状，内有屈肌肌腱通过，具有约束肌腱运动的作用。在屈肌腱周围与横韧带之间，有腱鞘包裹，防止肌腱与横韧带之间的摩擦，保护肌腱。

（三）病因病理

1.外伤

直接外力造成关节周围骨折、韧带损伤或腱鞘损伤。

2.劳损

直接压迫（久站）或反复屈伸跖趾关节（行走），造成横韧带附着处或腱鞘产生无菌性炎症。迁延日久可以出现横韧带局部肥厚，使横韧带与骨之间形成的鞘管直径变小，肌腱通过障碍，除屈伸时疼痛外，还可兼见关节屈伸不利甚至不能完成，形成"弹响趾""扳机趾"。

（四）临床特征

1.病史

急性发作或缓慢进行性加重，后者多见。

2.疼痛

一个或几个跖趾关节足底侧疼痛，久站及走路时明显。

3.压痛点

疼痛部位可以触及到明确的压痛点，有时可以触摸到大小不一、软硬不同的筋结，以横韧带附着处为主，也可以出现在腱鞘部位。

4.功能活动

屈伸患病的关节，可以诱发疼痛。严重时关节屈伸活动不利甚至不能完成，需借助外力施压或牵拉方可继续完成屈伸活动，同时可以伴有弹响，形成"弹响趾""扳机趾"。

5.影像学检查

无阳性表现。偶尔可以见到关节变形，但是是因关节炎、骨折等其他原因导致（图7-11-1、图7-11-2），与单纯狭窄性腱鞘炎无关。

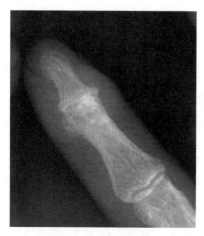

图7-11-1　关节变形

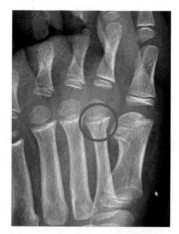

图7-11-2　跖骨骨折

（五）治疗对策

1.急性期

以迅速消除局部无菌性炎症为主。可进行局部封闭治疗，保持制动。

2.慢性期

以软坚散结、恢复功能为治疗目的。

（1）手法治疗

先以揉法、弹拨法、按推法施术于压痛敏感点或筋结（横韧带为主），注意"不痛用力，十取其一"的原则；配合牵法、宫廷理筋术合法，在患者能耐受的范围内进行治疗。时刻注意保持足够的牵引力，欲合先离，离而复合。

跖趾关节（压痛点位于足底部）合法操作如下。一手握关节近心端，拇指扣按痛点，另一手握持关节远心端。

两手反向用力，以关节为轴，在保持足够的牵引力下，先做晃法6~7次，然后在中立位先使关节远端趾骨慢慢背屈至极限，然后再迅速跖屈至极限，按压痛点之拇指同时适力按压或循肌腱按推。反复施术两遍。

（2）药物治疗

配合骨科熥洗药外洗，每天两次。可以外用双氯芬酸二乙胺乳或贴敷膏药。

（3）其他治疗

可以采用封闭、针刀、针灸等方法治疗，消除肥厚的韧带或肿胀的腱鞘，恢复两者之间的间隙，消除炎症。

十二、踇趾外翻

（一）定义

是指踇趾在第1跖趾关节处出现畸形，向外偏斜移位并引起疼痛、功能活动受限。

（二）大体解剖

1.踇趾外翻角

正常情况下，在人体第1跖骨和近节趾骨的骨干中线之间存在夹角，一般小于15°。

2.跖骨间夹角

在第1~2跖骨中线之间也存在夹角，正常小于9°。

3.踇外翻程度分级

1）轻度：踇外翻角小于30°，跖骨间夹角小于13°。

2）中度：踇外翻角为30°~40°，跖骨间夹角13°~20°。

3）重度：踇外翻角大于40°，跖骨间夹角大于20°。

（三）病因病理

该病与遗传因素有关，也与穿鞋不合适有关，如鞋跟太高或前端太窄，挤压跖趾关节。此外也与其他能引起关节软骨改变的疾病有关，如类风湿性关节炎。

（四）临床特征

呈慢性进行性加重，以老年多见，女性多发。主要表现为第1跖趾关节内侧隆凸，踇指向外侧偏斜。轻者除局部畸形外无不适感，严重时骨赘处软组织由于受到鞋子的长期摩擦、挤压可以产生炎症反应，引发踇囊炎，导致局部红肿、积液并伴有疼痛，走路时尤甚。

畸形引起的关节结构长期不正常，可以继发软骨炎，引起疼痛。畸形严重时可以出现踇趾骑跨第2趾，其他足趾偏斜。X线片可以见到关节内侧出现骨赘。

（五）治疗对策

1.保守治疗

适合只有畸形但没有症状或症状轻微的患者，以消除无菌性炎症为主，只是临时减轻症状，不能根本治愈。此外还可以使用矫正鞋、理疗、封闭、推拿、针灸等方法治疗。

2.手术治疗

疾病程度较重者可行手术治疗。

十三、踝部压痛点的诊断作用

临床上利用好压痛点，对诊断有很大帮助。为了避免漏诊，通常采用由里及外、由后向外、再向前及内的逆时针方向寻找压痛点。

1.压痛点位于踝关节缝内，感觉有但触摸不到，考虑关节软骨炎及滑膜嵌顿，后者伴有一定程度的功能活动受限。

2.压痛点在关节缝上，非横韧带及腱鞘区域，并可触及阳性反应物，提示关节囊滑膜炎或纤维层损伤。

3.压痛点位于跟腱与跟骨连结处周围，牵拉及抗阻试验阳性，考虑跟腱周围炎。

4.压痛点位于跟腱上，牵拉及抗阻试验阳性，考虑是否存在跟腱部分或全部断裂，注意触摸有无异常缺陷与隆凸。

5.压痛点位于跟腱与小腿骨之间（太溪透昆仑），提示跟腱下滑囊炎。

6.压痛点位于外踝后方，考虑腓侧支撑带肥厚或腓骨长短肌腱鞘炎。

7.压痛点位于外踝上，提示外踝皮下囊炎或外侧副韧带损伤，后者需配合检查抗阻试验，并观察是否出现异常活动，要注意检查韧带另一端附着处及整个韧带的情况。

8.压痛点位于解溪穴外侧，考虑横韧带、十字韧带肥厚或踇长屈肌及趾长屈肌腱鞘炎。

9.压痛点位于解溪穴内侧，考虑横韧带、十字韧带肥厚或胫骨前肌腱腱鞘炎。

10.压痛点位于内踝，考虑内踝皮下囊炎及内侧副韧带损伤，配合韧带抗阻试验检查。

11.压痛点位于内踝后侧，考虑内侧支撑带肥厚或胫骨后肌、踇长屈肌及趾长屈肌腱腱鞘炎，或踝管综合征，后者通常伴有足底麻木、疼痛、发凉、发白。